儿童急危重症救治技术

侯 建◎著

吉林科学技术出版社

图书在版编目（CIP）数据

儿童急危重症救治技术/ 侯建著. -- 长春 :吉林
科学技术出版社,2021.7
ISBN 978-7-5578-8469-7

Ⅰ.①儿… Ⅱ.①侯… Ⅲ.①小儿疾病–急性病–诊
疗②小儿疾病–险症–诊疗 Ⅳ.①R720.597

中国版本图书馆CIP数据核字(2021)第157214号

儿童急危重症救治技术

著	侯 建	
出 版 人	宛 霞	
责任编辑	李 征　李红梅	
排 版	山东道克图文快印有限公司	
封面设计	山东道克图文快印有限公司	
开 本	185mm×260mm　1/16	
字 数	353千字	
印 张	14.875	
印 数	1-1500册	
版 次	2021年7月第1版	
印 次	2022年5月第2次印刷	

出 版　吉林科学技术出版社
发 行　吉林科学技术出版社
地 址　长春市净月区福祉大路5788号
邮 编　130118
发行部电话/传真　0431-81629529　81629530　81629531
　　　　　　　　　81629532　81629533　81629534
储运部电话 0431-86059116
编辑部电话 0431-81629518
印 刷　保定市铭泰达印刷有限公司

书 号　ISBN 978-7-5578-8469-7
定 价　98.00元

前　言

　　儿科急救医学是儿科学领域近年来发展迅速的一门重要学科,如果危重症在很短时间内不能确诊就会影响治疗,可导致患儿致残或死亡。而不少危重症的临床表现、病理生理 变化有类似处,但也有各自的特征,故在临床工作中及时对危重症进行充分地鉴别诊断十分重要。

　　本书共十章,分别对儿童重症监护病房的监护技术,脓毒症,深部真菌感染,休克,水、电解质及酸碱平衡失调,心肺复苏术,脑死亡,中毒及意外伤害,危重患儿生命支持技术等做了详细的阐述,同时对新生儿的各种危重症情况也进行了介绍。本书突出实用性和易读性,思路清晰,内容丰富、新颖,方便各级医师在临床上参考使用。

　　儿童重症医学技术日新月异,鉴于编者的经验、水平有限,时间仓促,书中可能有错误或遗漏,恳请各位同人及广大读者批评指正。

编　者

目　录

第一章　儿童重症监护病房的监护技术

重症监护技术包括对人体信息及各种医疗仪器运转的监护,按监测方法可分为无创监测和有创监测两种。重症监护的目的在于最大可能地监护危重症患儿,通过有效的干预措施,为危重症患儿提供及时、系统、规范的医学监护和生命支持等救治技术。现已证明,ICU 内重症监护设备和治疗技术的应用,以及儿科危重症专业医疗队伍的工作,大大地降低了危重患儿的病死率,促进了儿科医学的发展。

一、体温的监测

体温平衡是受体温调节中枢所调控,并通过产热和散热过程实现的。ICU 内危重患儿病情复杂多变而且不易控制,患儿体温等重要生命体征的监测,对于观察和了解病情变化并及时采取救治措施甚为重要。目前,临床上多采用传统的水银温度计或电子温度计测温。

（一）正常体温

正常体温为 36℃～37℃,因测温方法不同而有所差异。口腔温度 36.3℃～37.2℃,直肠温度一般比口腔温度高 0.3℃～0.5℃,腋窝温度比口腔温度低 0.2℃～0.4℃。正常体温在不同个体间有所差异。在 24 小时内,体温可有轻微波动,但一般波动范围不超过 1℃。

（二）测温方法

可根据患儿的年龄和病情选用不同的测温方法。

(1)腋测法最常用。将腋窝擦干,将体温计汞柱端放在患儿一侧腋窝中央顶部,将上臂紧压腋窝,保持 5～10min 后取出读数。

(2)口测法。将体温计汞柱端置于舌下,紧闭口唇,放置 3～5min 后取出读数。用于神志清楚且配合的 6 岁以上患儿。

(3)肛测法。患儿取侧卧位,下肢屈曲,将已涂满润滑剂的肛表的汞柱端轻轻插入肛内 3～4cm,放置 3～5min 后取出读数,1 岁以内小患儿,不配合的患儿以及昏迷、休克患儿可采用此法。

（三）发热的分度

按发热的高低(以口腔测量为准)可分为:

(1)低热:37.3℃～38℃。

(2)中等度热:38.1℃～39℃。

(3)高热:39.1℃～41℃。

(4)超高热:41℃以上。

（四）发热的临床过程及特点

急性发热的临床经过一般分为体温上升期、高热期及体温下降期三个阶段。高热持续期的热型有稽留热、弛张热、间歇热、回归热、波状热和不规则热。

(五)皮温与中心温度差

选择肛门、口腔、鼻咽部、食管、鼓膜为测温点所测的温度为中心体温。选择指、趾、腋下、皮肤为测温点所测的温度为体表温度。计算肛指(趾)温差可间接反映外周血管有无收缩及周围组织灌注情况。正常时温差应<2℃,温差3℃~6℃提示外周微循环差或存在低心排血情况,>7℃则提示血液集中化。

二、心血管功能的监测

(一)临床观察

(1)应注意脉搏、心率、心律、心音,有无奔马律、心脏杂音、心包摩擦音等。

(2)需观察患儿意识、呼吸、面色、指(趾)颜色和温度、皮肤色泽,有无大理石样花纹,皮肤毛细血管再充盈时间、肢端温度、肛指温差,有无水肿,尿量多少,肝的大小等。

(二)心电监护

普通心电图只能简单观察描述心电图当时短暂的心电活动情况。而心电监护可持续监测心率及心律的变化,属监测心脏电活动的一种无创性监护手段。心脏监护系统一般均包括心电示波屏、记录、心率报警和心律失常报警等几个部分,可持续监测心率及心律的变化,为医务人员提供可靠的、有价值的心电活动指标,对发现严重心律失常、预防猝死及指导治疗有重要价值。心电监护的目的是及时发现心律失常和(或)心动过缓、过速、心脏停搏等情况,不作为详细的心电图分析,故并不要求电极放置部位精确。

1.电极安放原则

(1)P波清晰、明显(如为窦性节律)。

(2)QRS波幅足以触发心率计数及报警。

(3)不妨碍抢救操作(如电除颤等)。

(4)放置操作简单、对患儿皮肤无损害。

2.心电监护三导联的连接

(1)正极(黄):左腋前线第4肋间。

(2)负极(红):右锁骨中点下缘。

(3)接地电极(黑):剑突下偏右。

3.心电监护五导联的连接

(1)白线(RA):右锁骨中线与第2肋间之交点。

(2)黑线(LA):左锁骨中线与第2肋间之交点。

(3)红线(LL):左下腹。

(4)绿线(RL):右下腹。

(5)棕线(C):贴胸电极的任一个位置。

4.监护

背垫由泡沫橡胶制成,其上有4块导电塑料,各与一条电极线相连,相当于标准分别为肢体导联的 RA、LA、RL 和 LL。使用时只需将此背垫放在背部,由两条垫片上的带子固定即可。具有方便快捷、不影响患儿胸部检查及胸部 X 线检查等优点。

5.主要观察指标

(1)心率和心律。

(2)是否有 P 波,P 波是否规则出现,形态有无异常。

(3)QRS 有无"漏搏",波形是否正常。

(4)ST 段有无抬高或者降低。

(5)T 波是否正常。

(6)有无异常波形出现。

(7)设置报警范围,出现报警时及时明确原因并及时处理。

对于一些循环衰竭的患儿,心电监护只能提供心电活动情况,心电图基本正常,故常需要同时加用指(趾)脉搏监测,以判断有无脉短绌及周围循环障碍。同时应注意结合血流动力学及临床来判断心脏泵功能。

(三)血流动力学监测

血流动力学监测是了解心脏功能及采集混合静脉血不可缺少的手段,是重症监护的重要内容之一,对临床治疗具有极高价值,可分为无创伤性和创伤性两大类。无创伤性血流动力学监测是应用对机体组织没有机械损伤的方法,经皮肤或黏膜等途径间接取得有关心血管功能的各项参数,具有安全、并发症少的特点。创伤性血流动力学监测通常是指经体表插入各种导管或监测探头到心腔和(或)血管腔内,利用各种监测仪或监测装置直接测定各项指标,可深入、全面地了解病情,但有时也会发生严重并发症。

1.动脉压监测

动脉血压是血流对大动脉的侧压力,是推动血液在动脉血管内向前流动的动力,是反映循环功能的重要生命体征。它取决于有效循环血量、周围血管阻力及心肌收缩力等因素,是反映心脏后负荷、心肌耗氧量与做功及循环血流的指标。收缩压由心排血量及心肌收缩力决定,其重要意义在于克服各个脏器的临界关闭压,以保证各脏器血流的供给。舒张压反映动脉系统的血流流速和动脉壁的弹性,对于维持冠状动脉灌注尤为重要。舒张压降低是血容量减少的一个重要标志。脉压为收缩压与舒张压之差值,代表每搏量和血容量,在低血容量休克时最先改变。平均动脉压标志着组织灌注的指标,常用于计算脑灌注压与血流动力学和各项参数。

血压的监测方法可分为两类:无创伤性测量法和有创伤性测量法。

(1)无创性血压监测:①普通血压计袖带测量法:听诊法是临床上使用最普遍的方法,利用柯氏音的原理。触诊比听诊更敏感。如低血压或低温时,血压虽然听不清,但还可以用手指触及收缩压。触诊法读数的血压值较听诊法低。用袖带测量法时,小儿袖带宽度应覆盖上臂长度2/3,婴儿适合使用 2.5cm 的袖带。②自动测压法:利用振荡技术、Penaz 技术、动脉张力测量法、动脉推迟检出法及多普勒超声测量法等自动测压技术可间断或连续进行血压监测,无创伤性,相对安全。

(2)创伤性血压监测:在动脉内放置短导管直接测压或通过换能器把机械性的压力波转变为电子信号,经放大由示波屏直接显示收缩压、舒张压、平均动脉压等的数值,还可观察到动脉压力波形。周围动脉插管常以桡动脉为首选,此外,肱、股、足背和腋动脉均可采用。创伤性血压监测属侵入性监护手段,但可持续监测血压,比间接测压法准确。无创方法不能测到血压时,通过动脉穿刺可直接连续监测动脉压。直接测压和间接测压之间有一定差异。一般认为直接测压所测压力较间接测压法高2~8mmHg(1mmHg=0.133kPa)。在休克、低血压和低体温状态下可能高10~30mmHg。随着急诊医学、心血管外科发展的需要,动脉内直接测压法已是危重患者血流动力学监测的重要手段。并发症有血栓、栓塞、出血、感染、皮肤坏死、假性动脉瘤等。为避免或减少并发症的发生,在放置导管前,需做Allen试验,确定尺动脉的代偿能力,以防发生手部缺血坏死;注意无菌操作;减少动脉损伤;经常肝素盐水冲洗;导管针不宜太粗;末梢循环欠佳时需要及时拔除动脉导管。

2.中心静脉压监测

中心静脉压(CVP)是测定上、下腔静脉或右心房内的压力,主要反映右心室前负荷,是衡量右心搏出回心血量效率的指标,与右心室功能、静脉血容量及张力有关,可用于指导输血、输液治疗,临床应用广泛。通过不同部位的周围静脉均可插入导管至中心静脉部位,目前临床上多数采用经皮穿刺锁骨下静脉或颈内静脉进行插管,也可经股静脉置管,新生儿还可经脐静脉置管。置管成功后可连接水压力计直接测压,也可应用换能器连续记录静脉压和描记静脉压力波形。中心静脉压的正常值为6~12cmH$_2$O,右心室射血功能、体循环血容量、静脉血管张力、胸腔、腹腔内压变化或静脉回流血量均可影响中心静脉压。如果动脉血压低,中心静脉压低,无尿,提示血容量不足;如果动脉血压低,中心静脉压高提示心功能差,心排血量减少;如果动脉血压正常,中心静脉压低,尿少,表明血容量轻度不足;若动脉血压低,中心静脉正常,尿少,表明心排血量下降,可能为血容量不足,或血容量已补足,心功能不良。临床上情况要复杂得多,应具体情况具体分析,同时结合临床症状、体征及血流动力学其他指标综合判断。测定中心静脉压常见并发症为出血、血肿、感染、空气栓塞、血栓栓塞、气胸、血胸、神经损伤、心脏压塞和心律不齐等。

3.肺动脉压(PAP)与肺毛细血管楔压(PCWP)的监测

肺动脉压反映右心室后负荷及肺血管阻力的大小。肺动脉病变如肺梗死、肺心病等可导致PAP升高。在肺实质及肺血管无病变情况下,肺动脉压在一定程度上能反映左心室前负荷。肺毛细血管楔压是评估肺毛细血管静水压和左心室前负荷的一项重要指标。PAP与PCWP的测量方法通常是应用Swan-Ganz气囊漂浮导管。患儿多由股静脉置管。正常时PAP收缩压为20mmHg,舒张压为10mmHg,平均15mmHg。PCWP为6~10mmHg。采用温度稀释法可测定心排血量,计算心脏指数、血管阻力等。

患儿左心室功能不全为主时,中心静脉压不能反映左心室的功能情况,此时应作PAP或PCWP监测。PAP或PCWP其影响因素同CVP可作为鉴别心源性、非心源性肺水肿的重要参考指标。PCWP为18~20mmHg时,提示开始出现肺淤血,21~25mmHg提示呈轻至中度肺淤血,26~30mmHg时,提示呈中至重度肺淤血,如果大于30mmHg则提示开始出现肺水肿。PCWP升高对于肺水肿的提示作用较临床和X线表现早。

插入中心静脉导管所引起的并发症,均可在插入肺动脉导管操作时发生。此外,常见的并发症还有:心律失常、气囊破裂、肺梗死、肺动脉破裂和出血及导管打结等。该项监测属有创监测,除了要求设备条件外,熟练操作同样重要。

4.心排血量监测和射血分数监测

(1)心排血量:指的是每分钟左心室或右心室射入主动脉或肺动脉的血量。左、右心室的排血量基本相等。心排血量是反映心脏泵功能的重要指标。它受心率、心肌收缩性、前负荷和后负荷等因素影响。常用测定方法有:①阻抗法:心阻抗血流图是利用心动周期于胸部电阻抗的变化来测定左心室收缩时间和计算出每搏输出量,然后再演算出一系列心功能参数,操作简单、安全,并可连续动态监测 CO 及与其有关的血流动力学参数。②超声:超声心动图是指利用超声波回声反射的方法显示心脏各部位的结构和功能状态,通过测定舒张末期和收缩末期左心室内径变化,计算出心排血量。多普勒原理是指光源与接收器之间的相对运动而引起接收频率与发射频率之间的差别。超声多普勒技术正是利用这一原理,测定心脏及大血管内任何部位的血流性质、方向和速度,从而判断心内分流和瓣膜狭窄处的排血量、心内分流量和瓣膜反流量。③指示剂稀释法:它的测定是某一方式将一定量的指示剂注射到血液中,经过在血液中的扩散,测定指示剂的变化来计算心排血量的。指示剂包括染料、放射性标记物、气体及冷液体等多种。以冷液体作为指示剂进行心排血量测定的方法称为温度稀释法。因其具有准确、可多次重复、操作简单、对机体无损害和创伤相对较小等优点,所以是儿科应用最普遍的方法。

(2)射血分数(EF):是指每搏输血量占心室舒张末期容积量的百分比,正常情况下大于55%,如果小于 50% 表示心功能减退。射血分数与心肌的收缩能力有关,心肌收缩能力越强,射血分数越大,临床上可通过有创伤性及无创伤性方法测定。心导管术及定量选择性造影术是 EF 测定的标准工具,最常用的方法有 Fick 方法和温度稀释法。常用的无创伤性方法有超声心动图、核素皿管造影、超速 CT 及门控磁共振成像(MRI)。

三、呼吸功能监测

在重症监护中最常用的是呼吸衰竭的监护,呼吸衰竭的发生率居各脏器衰竭之首位。

(一)临床观察

(1)应注意观察患儿呼吸运动强弱、呼吸频率、深度、节律和幅度,是否有呼吸困难、胸腹矛盾呼吸、潮式呼吸、间停呼吸、叹气样呼吸等。此外,还需观察患儿神志、面色、表情,有无发绀,有无三凹征。听诊双肺呼吸音强弱,有无异常呼吸音、湿啰音等。

(2)机械通气时的呼吸监护定期观察患儿面色、表情、胸廓起伏是否一致、有无发绀,认真做好呼吸道管理并定期对患儿的脉搏、血压、面色、自主呼吸情况、血气分析结果及呼吸机的各项参数做好记录。当患儿烦躁不安,呼吸急促并伴有发绀时应注意是否有通气不足、管道漏气或痰堵等情况。当排除上述因素后仍不能改善,应立即检查患儿病情是否发生变化以及呼吸机是否发生故障等。当出现呼吸压力明显增高,双侧胸廓起伏不对称伴心音明显移位时要考虑存在气胸的可能;若出现一侧呼吸音消失,另一侧呼吸音增强,则提示导管位置不当或有肺不张的存在。

定期检查和记录呼吸机运转情况,尤其注意无报警装置的容量转换型呼吸机,如监护不力.易发生生命危险。注意防止冷凝水误吸造成的感染与"溺水"。注意呼吸机相关疾病如呼吸机相关性肺炎、氧中毒等疾病的监测。

(二)阻抗法呼吸监测

阻抗法呼吸监测是一项无创呼吸监测,其借助放置于胸廓的电极,测定与呼吸动作变化相应的胸廓阻抗所形成的呼吸运动图或肺气流图。通过监护仪荧光屏可显示呼吸波形及频率,可储存、设置报警上限及抗心律干扰。性能良好的心肺监护仪与呼吸机配套使用,可对插管患儿的呼吸频率、潮气量、分钟通气量、呼气末二氧化碳分压、气道阻力、气道无效腔、肺顺应性等进行监测。

(三)经皮氧分压($TcPO_2$)监测

经患儿完整皮肤表面监测氧分压,用以反映动脉血氧分压变化的方法称为经皮氧分压($TcPO_2$)监测。它是一种相对无创的血氧监测方法,可连续观察血中PaO_2变化。它的原理是放置于皮肤的电极将皮肤加温到$42℃\sim44℃$,使其充血,局部灌流增加,使氧能扩散到皮肤。$TcPO_2$仪电极中含有与血流测氧相同的装置。大量研究表明本方法可以准确地反映出新生儿、婴幼儿和儿童的动脉氧分压,应用比较广泛。电极需放置于有良好毛细血管循环、皮下脂肪少,且其下及附近无大血管及骨骼的部位,如上胸部、腹部、大腿或上臂内侧等。在皮肤温度$42℃\sim44℃$时,$TcPO_2$与PaO_2高度相关。使用时应按规定选择加热预设值,每$3\sim4$小时更换测定部位,以免烫伤局部皮肤。但本法不宜用于皮肤灌流差时,如严重水肿、低体温(T$<35℃$)和休克,此时$TcPO_2$下降,与PaO_2的相关性差。

(四)经皮二氧化碳分压($TcPCO_2$)监测

$TcPCO_2$与$TcPO_2$一样属于无创性连续监测法。将电极直接放置于皮肤上连续测定二氧化碳张力,能反映患儿病情的动态变化,指导用药与调整呼吸机参数。电极加热能加速二氧化碳弥散至皮肤表面,但加温也可使局部组织代谢增强,由此使二氧化碳产生增加,从而使$TcPCO_2$读数高于$PaCO_2$。一般温度每升高$1℃$,可使$TcPCO_2$提高4.5%。研究表明,在电极加热至$37℃\sim44℃$时,$TcPCO_2$与$PaCO_2$的相关系数为$0.8\sim0.9$。与$TcPO_2$不同,在极度低血压的患儿中,$TcPCO_2$与$PaCO_2$仍很接近。

(五)经皮血氧饱和度($TcSO_2/SaO_2$)监测

经皮血氧饱和度监测系利用脉搏血氧测定仪监测血氧饱和度及脉率,是一种无创性监测方法,能连续监测血液的氧合状态及氧含量水平。其原理是根据光电比色的原理,利用血红蛋白与氧合血红蛋白对光的吸收特性不同,用可穿透血液的红光和红外光分别照射,并以光敏二极管对照射后的光信号处理得出$TcSO_2$的数值。探头分为指套形、夹子状或扁平样,可置于指、趾、鼻尖或耳垂皮肤进行测定。使用方便,对局部皮肤不会造成热损伤,并且在严重低血压、低血容量和应用扩血管药物后等情况下,检测结果比较$TcPO_2$准确。根据氧解离曲线,当$TcSO_2$在$70\%\sim100\%$范围测定时,所测出的$TcSO_2$与PaO_2密切相关。但在PaO_2大幅度增加时$TcSO_2$改变却极小。脉搏血氧饱和度仪对高氧血症测定不敏感,因此,为防止氧中毒,保持$TcSO_2$在$90\%\sim95\%$为宜。

(六)呼气末二氧化碳分压($EEPCO_2$)监测

呼气末二氧化碳浓度($EETCO_2$)或分压($PETCO_2$)监测具有方便快捷、无创及可连续监测的特点。使用时将传感器接头直接置于患儿鼻前庭,应用呼吸机时则可直接连接于气管导管上(主流式或旁流式)采集患儿呼出气,经红外线二氧化碳分析仪测定和计算机处理,即可得到时间-二氧化碳图波形,呼气末二氧化碳分压和其他参数,并以数字和图形的形式显示于荧光屏上。PETCO$_2$的正常范围是35~15mmHg。通过对结果的分析可对患儿代谢、循环功能及呼吸功能进行监测,指导机械通气及其他治疗。目前已逐渐成为常用的监测手段。

四、脑功能监测

神经系统危重症主要包括意识障碍、精神障碍、颅内高压和癫痫持续状态等。神经系统危重症主要见于脑血管病、中枢神经系统感染、脊髓神经肌内疾病和中毒等。对脑功能进行监测可准确判断脑损伤的程度和早期预测脑损伤预后。目前对中枢神经系统监测方法有:临床体检、Glasgow评分、脑细胞功能监测如脑电图、脑干诱发电位等项目及脑的解剖学监测,如B超、CT、磁共振等,直接连续的颅内压监测是颅内高压诊断的金标准。

(一)临床观察

临床观察是重要的监测手段,需注意患儿意识状态(清醒、嗜睡、昏睡、昏迷、谵妄),姿态,有无不自主运动、肢体运动障碍、脑干反射(瞳孔反射、角膜反射、头眼反射、前庭反射)、肌力、肌张力、病理反射、眼底、瞳孔(大小、形状、对光反射)、呼吸(节律、异常呼吸等)。还须注意其他生命体征(如体温、脉搏、血压等)。

(二)Glasgow评分

国际通用Glasgow昏迷评定量表对意识障碍的程度进行较准确的评价。它有助于判断患儿意识状态,观察病情进展,估计预后。最佳者得分15分,最差者得分3分,分数越低病情越重。Glasgow昏迷评分可对昏迷程度做出量化评价,但也具有一定的局限性。例如,对气管插管或气管切开的患儿不能评价其言语活动,因此必须认识到,量表评定结果不能替代对患儿神经系统症状和体征的细致观察。

(三)神经电生理监测

1.脑电图监测

脑电图(EEG)是通过电极放大并记录下来的脑细胞群的自发性、节律性电活动。脑电图对脑的病理生理变化异常敏感,能捕捉细胞内或细胞间微小的代谢变化,可敏感反映脑缺氧和脑功能障碍情况。动态实时的脑电监测可了解患儿昏迷、麻醉程度,是否有脑缺血、缺氧、异常放电及脑死亡。然而麻醉药物和镇静催眠药物以及低体温等情况容易对EEG监测产生影响,因此观察中要排除外低温与药物影响。

2.诱发电位监测

诱发电位(EPS)是中枢神经系统在感受外在或内在刺激过程中产生的生物电活动,与特定的脑组织解剖结构密切相关,具有解剖定位的准确性和生理代谢的恒定性。对诱发电位的监测,可了解中枢神经系统的完整性及评价神经系统功能。有时诱发电位的异常比神经系统体征出现更早,它不受麻醉药物影响,也很少受代谢因素影响,因此,对判断脑损伤、脑昏迷的预后具有重要意义。但当病变未累及EPS监测的神经通路时,其结果可完全正常。因此具有一定局限性。常用的EPS监测技术包括体感诱发电位和脑干听觉诱发电位。

(四)脑血流量监测

各种创伤、休克、感染以及呼吸、心搏骤停等都可以影响脑的灌注。短时间的缺血、缺氧都可能对脑组织及脑功能造成损害。脑组织氧供与脑血流量密切相关,因此,通过监测脑血流量就可以间接了解脑组织氧供及脑功能状况。

脑血流量监测包括直接法和间接法。放射性核素清除技术为直接测定方法,通过扩散和清除放射性核素速率完成监测。其优点是准确可靠,缺点是不符合床旁、连续和简便等监测要求。经颅多普勒超声为间接测定方法。经颅多普勒超声技术是将脉冲多普勒技术与低发射频率相结合,从而使超声波束能够穿透颅骨较薄的部位,直接投射到颅底大血管干上,从而获得颅内血管的多普勒信号,进行血流速度、方向、血管阻力、频谱形态及声音等血流动力学的测定。其优势在于床旁操作简便快捷.在危重患儿监测中应用最为广泛。缺点是测量结果易受颅骨密度、声窗大小、待测部位、探头方向、取样密度、操作者熟练程度及血流信号强弱的影响,判定结果应慎重。

(五)神经影像监测

神经影像技术可准确地显示脑损伤形态学变化。电子计算机 X 线断层扫描(CT)和磁共振成像(MRI)协助诊断中枢神经系统病变部位及性质已成为常规监测手段而用应用于临床。缺点是不能在床旁实施。

(六)颅内压监测

颅内压系指脑、脑膜、颅内血管、脑脊液等颅腔内容物所产生的压力。凡使大脑容积增加、脑血容量增多或脑脊液生成过多的因素均可引起颅内压增高,临床出现一系列症状,如头痛、呕吐、意识障碍、甚至脑疝危及生命。因此,监测颅内压,及早发现颅内高压是预防脑疝的重要手段。脑未受损伤的情况下,脑灌注压(CPP)=平均动脉压(MAP)-颅内压(ICP),正常 CPP 为 40~50mmHg,即足以维持正常脑血流量。颅内压正常值因患儿年龄、测压部位及测压方法不同而有所差异。一般认为小儿 ICP>10~15mmHg 为颅内高压。>15~20mmHg 持续30 分钟不降或 CPP<40~50mmHg 均应给予降压处理。

颅内压监测的方法有:

1.腰椎穿刺

测压人体侧卧位时侧脑室与终池内脑脊液相等(梗阻时例外),故腰穿测压在一定程度上可代替直接颅内测压。但当颅内压增高时,采用此法有导致脑疝危险,故腰穿前半小时应先用甘露醇一次,穿刺时针芯不可完全拔出,放液量不宜过多。当压力超过 10cmH₂O 时应考虑存在颅内高压的可能。

2.脑室穿刺

测压系用腰穿针刺入侧脑室直接测定脑室压。此法比腰穿测压安全可靠。同时在颅压监测下可行控制性脑脊液引流治疗颅内高压。前囟已闭合的患儿需钻颅穿刺。

3.颅压监测仪

测压为非损伤性测压法。将传感器置于新生儿、婴儿未闭合的前囟处,直接读数测压。

4.持续直接颅压监测

持续直接颅压监测是损伤性颅压监测法。系将特别探头放入脑室、硬膜外、蛛网膜下隙,通过传感器与有压力监测的监护仪或与专门的颅压监测仪相连,荧光屏上可持续显示收缩压、舒张压、平均颅内压及颅压波形。

五、肝功能监测

肝功能繁多,参与糖、蛋白质、脂肪、维生素及激素的代谢,还可生成与排泄胆汁。此外,肝尚具有解毒、免疫、生成凝血因子等功能。在危重病救治的病例中,监测肝功能状况有助于判断预后。

(一)肝损害的监测

1.血清转氨酶

以丙氨酸氨基转移酶(ALT)和天门冬氨酸氨基转移酶(AST)最为重要。ALT 广泛存在于机体组织细胞内,但以肝细胞含量最多。在肝细胞中,ALT 主要存在于肝细胞质中。AST 主要分布于心肌,其次为肝。在肝细胞中,AST 大部分存在于线粒体。正常时,ALT 和 AST 的血清含量很低;当肝细胞等损伤时,ALT 和 AST 释放入血,使血清转氨酶显著上升。

意义:任何原因所致肝损害均可使转氨酶升高,如急、慢性病毒性肝炎及药物性肝炎、脂肪肝、肝硬化、肝癌、胆汁淤积等。除此之外,急性充血性右心力衰竭时,由于肝小叶中央细胞淤血性坏死,转氨酶升高明显,心力衰竭得到控制后则降至正常;休克时肝细胞缺氧,转氨酶也升高。急性重症肝炎病情恶化时,出现黄疸加重,胆红素明显升高,但转氨酶降低,即"胆酶分离"现象,提示肝细胞严重坏死,预后效果不佳。

2.谷氨酸脱氢酶(GDH)

谷氨酸脱氢酶是仅存在于细胞线粒体内的酶,以肝含量最多。在肝中主要分布于肝小叶中央区肝细胞线粒体内。正常人血清 GDH 活力很低,肝细胞线粒体受损时活性升高,其活性测定是反映肝实质损害的敏感指标,反映肝小叶中央区的坏死。

3.乳酸脱氢酶(LDH)

乳酸脱氢酶主要是同工酶的测定,肝病时 LDH5 升高,且比转氨酶更敏感地反映肝病的存在。LDH5 升高常表示有肝细胞坏死。

4.碱性磷酸酶(ALP)测定

碱性磷酸酶主要存在于肝、骨、肾中。在肝 ALP 主要分布于肝细胞的血窦侧和毛细胆管侧的微绒毛上。当胆汁排泄不畅,毛细胆管内压力升高时,可诱发 ALP 产生增多。因而 ALP 是胆汁淤积的酶学指标之一。ALP、ALT 及胆红素同时测定有助于黄疸的鉴别。

5.γ-谷氨酰基转移酶(γ-GT)

血清中 γ-GT 主要来源于肝胆系统,肝中的 γ-GT 主要分布于肝细胞的毛细胆管侧和整个胆管系统。因此,胆管系统病变胆汁排泄受阻可能会引起血清 γ-GT 升高。

6.胆红素测定

胆红素测定是肝功能监测的指标之一。临床通过对血清总胆红素、结合胆红素、非结合胆红素、尿胆红素和尿胆原的测定并结合患儿的临床表现,可对黄疸进行诊断和鉴别诊断。当肝细胞病变时,胆红素摄取、结合和排泄功能发生障碍,使血清非结合胆红素升高。同时因肝细胞损害和肝小叶结构破坏,使结合胆红素不能正常地排泄而反流入血,血清结合胆红素亦增高。

(二)肝储备能力的监测

1.血清总蛋白和白蛋白

由于肝有很大的代偿能力且白蛋白半衰期长达 20 天,故急性肝损害时并不能及时反映肝内蛋白合成状态,只有当肝损害达到一定程度或至一定病程后才能出现。因此,血清总蛋白和白蛋白的检测主要用于反映慢性肝损害以及肝实质细胞的储备功能。

2.血清前白蛋白

血清前白蛋白由肝合成,半衰期较短,故能反映近期发生的肝损害及其程度,比人血白蛋白敏感。

3.血清免疫球蛋白

肝损害时库普弗细胞功能降低,不能有效地清除肠道的抗原,因此刺激β细胞合成免疫球蛋白,使血清免疫球蛋白增高。球蛋白增高主要是γ-球蛋白增高。

4.凝血酶原时间(PT)

肝细胞损害时合成各种凝血因子的能力降低,PT延长,可引起出血、淤血等临床表现。

六、肾功能监测

肾对维持机体内环境起重要作用,与水、电解质及酸碱平衡密切相关,还参与内分泌系统调节血液循环,排泄代谢产物,因此,对肾功能监测具有重要意义。

(一)临床观察

注意观察患儿意识状态,有无水肿、高血压、腹水以及尿量变化、尿的性状等。

(二)监测方法及其评价

(1)尿量:肾功能正常时,正常婴儿尿量应大于 $10ml/(kg \cdot h)$;儿童大于 $20ml/(kg \cdot h)$。尿量少于 $1ml/(kg \cdot h)$ 为少尿。尿量减少应考虑是否存在血容量不足、休克或肾衰竭。

(2)尿渗透浓度及比重:均为检查每日尿中排出溶质量的手段。尿比重只能反映溶液中溶质的质量与密度。正常情况下尿比重总是大于1。尿渗透浓度是溶质浓度的精确指标。可利用渗透压计直接测定。正常饮食条件下,尿渗透浓度为 $400\sim800mmol/L$,最高浓度可达 $1200mmol/L$。

(3)血尿素氮(BUN)/肌酐(Cr)比值:肌酐是肌内中磷酸肌酸代谢产物,量恒定,不补肾小管重吸收,且少受肾外因素影响,是了解肾功能的可靠指标。正常人血 BUN/Cr 为 $10\sim15$,肾性肾衰竭时二者成上升比例,仍保持 $10\sim15$;小于 10 多由肾病变回吸收尿素减少造成,但应除外低蛋白饮食、肝功能不良引起的血尿素氮上升缓慢。若大于 15 则提示肾血流量减少、血尿素氮排出减少、血尿素氮升高而血肌酐不高,属肾前性因素,或高蛋白饮食、分解代谢增加,使血尿素氮生成增加所致。血尿素氮重吸收增加,也可使此值增高。

(4)尿钠:肾小管中 99% 的钠可重吸收,正常尿中很少。肾小管病变时回收减少,尿钠可明显增多。尿钠大于 $50mmol/L$ 提示有肾小管病变,小于 $20mmol/L$ 多为肾前因素所致。

(5)肾衰指数(RFI):RFI=尿钠(mmol/L)/[尿肌酐/血浆肌酐(mmol/L)],若大于 2,则提示急性肾小管坏死,存在肾性肾衰竭;小于 1 为肾前性因素。

七、凝血功能监测

正常情况下,凝血和抗凝系统保持动态平衡,平衡失调即导致异常的出血或血栓形成。出凝血功能的监测有助于及时了解病情变化,并采取有效的治疗措施。

(一)临床监测

应注意患儿有无出血情况,是否有皮肤黏膜出血点、瘀斑,咯血,呕血,便血以及血尿等,注意观察出血的部位、时间、频度以及严重性,同时密切观察患儿的生命体征。

(二)实验室检查

1.血小板计数

正常值$(100\sim300)\times10^9/L$。若低于正常值,则表示血小板减少,常见于原发性或继发性血小板减少症。

2.血浆凝血酶原时间(PT)

主要反映外源性凝血系统功能。PT延长主要见于先天性凝血因子Ⅱ、Ⅴ、Ⅶ、Ⅹ缺乏及纤维蛋白原缺乏。获得性凝血因子缺乏,如DIC、原发性纤溶亢进、严重肝病、维生素K缺乏、使用抗凝药物等。PT缩短主要见于血液高凝状态,如DIC早期、血栓性疾病。

3.活化的部分凝血活酶时间(APTT)

是内源性凝血因子缺乏最可靠的筛选试验。APTT延长主要见于血友病、DIC、肝病等;APTT缩短见于血栓性疾病和血栓前状态。

4.血浆纤维蛋白原测定(Fg)

降低见于DIC消耗性低凝血期及纤溶期、重症肝炎和肝硬化等。增高见于血液高凝状态。

5.血浆凝血酶时间(TT)

延长见于低或无纤维蛋白原血症和异常纤维蛋白原血症,血中FDP增高(常见于DIC),血中有肝素或类肝素物质存在(如肝素治疗中、SLE、肝疾病等)。

6.纤维蛋白降解产物(FDP)和D-二聚体检测(DD)

FDP增高见于原发性或继发性纤溶、溶栓治疗及尿毒症等。DD是继发性纤溶症的标志,正常为阴性;阳性是诊断DIC的辅助条件。

八、血气分析

维持酸碱和电解质平衡是危重患儿救治过程中的重要环节。血气分析特别是动态血气监测对于了解患儿呼吸功能和酸碱失衡类型及指导治疗和判断预后都有重要作用。现将血气分析常用参数及临床意义做简要介绍。

(一)pH值

pH值是反映体液酸碱度的指标。血液pH值受呼吸和代谢因素共同影响,由PCO_2及HCO_3^-决定,正常范围动脉血pH值在$7.35\sim7.45$,静脉血比动脉血低$0.03\sim0.05$。pH值<7.35时为酸血症,pH值>7.45时为碱血症。临床上最常见的是酸中毒。严重酸中毒时pH值可降至7.20以下,严重干扰细胞代谢及心、脑等重要脏器的功能,应紧急处理。

(二)动脉血氧分压(PaO_2)

PaO_2是血浆中物理溶解的氧分子所产生的张力。正常成人PaO_2为$80\sim100mmHg$,7岁以下小儿PaO_2偏低,婴幼儿PaO_2平均仅为$70mmHg$,7岁后渐达成人水平,通常PaO_2在$60mmHg$以下才会对患儿有不利的临床影响。PaO_2测定的临床意义是判断有无低氧血症及其程度。

(三)动脉二氧化碳分压($PaCO_2$)

$PaCO_2$是血浆中物理溶解的二氧化碳所产生的张力。正常成人$PaCO_2$为$35\sim45mmHg$,平均 40mmHg,静脉血较动脉血高 5～7mmHg。小儿 $PaCO_2$ 偏低,至 18 岁后达到正常成人的水平。$PaCO_2$ 是反映肺泡通气是否正常的指标,增高表示肺泡通气量不足,降低表示通气过度。

(四)动脉血氧饱和度(SaO_2)

SaO_2 指单位血红蛋白含氧的百分数,代表动脉血氧与血红蛋白结合的程度。SaO_2=氧合血红蛋白/全部血红蛋白×100%。SaO_2 与 PaO_2 的相关曲线即是氧解离曲线。SaO_2 不但能反映肺情况,还反映血液运输氧的能力,成人 SaO_2 约为 96%,婴幼儿为 93%～95%。

(五)标准碳酸氢盐(SB)与实际碳酸氢盐(AB)

SB 指动脉血液标本在温度 37℃,$PaCO_2$ 40mmHg,血红蛋白完全饱和的条件下测得的 HCO_3^- 浓度。它排除了呼吸因素的影响,是反映酸碱平衡代谢的指标。AB 是隔绝空气的血液标本在实验条件下所测得的 HCO_3^- 浓度。正常情况下,AB=SB,为 22～27mmol/L,平均 24mmol/L。其临床意义为:AB=SB,两者均小于正常值,提示为代谢性酸中毒;AB=SB,两者均大于正常值,提示为代谢性碱中毒;AB>SB,提示为呼吸性酸中毒或代谢性碱中毒。AB<SB,提示为呼吸性碱中毒或代谢性酸中毒。

(六)剩余碱(BE)

BE 是在 38℃,氧分压 100%,$PaCO_2$ 40mmHg 的条件下,将血液标本滴定至 pH 值 7.40 时所消耗的酸或碱的量,表示全血或血浆中碱储备增加或减少的情况。用酸滴定者表明血中有多余的碱,BE 为正值;相反,用碱滴定者表明血中碱缺失.BE 为负值。正常范围:−3mmol/L 至 +3mmol/L,平均为 0mmol/L。BE 是判断代谢性酸、碱中毒的重要指标。BE 增多:代谢性酸中毒 BE 负值减少,代谢性碱中毒 BE 正值增大,呼吸性酸中毒代偿时 BE 正值略增加;BE 减少:BE 负值增大,提示血液中碱性物质不足,见于代谢性酸中毒或代偿后的慢性呼吸性碱中毒。

(七)缓冲碱(BB)

BB 是指血液中所有具有缓冲作用阴离子总和,包括 HCO_3^-、HPO_4^-、血红蛋白、血浆蛋白。它不受呼吸因素和二氧化碳改变的影响。其临床意义是 BB 增高常见于代谢性碱中毒;BB 降低常见于代谢性酸中毒,若此时 AB 正常,则有可能为贫血或血浆蛋白低下。

第二章　脓毒症

一、概述

脓毒症是指感染（可疑或证实）引起的全身炎症反应综合征（SIRS）；严重脓毒症是指脓毒症导致的器官功能障碍或组织低灌注；脓毒性休克是指脓毒症诱导的组织低灌注和心血管功能障碍。脓毒性休克主要为分布异常性休克，在儿童常同时伴低血容量性休克。儿童脓毒性休克早期可以表现为血压正常，休克晚期呈难治性低血压。

二、病因

脓毒症、严重脓毒症及脓毒性休克是机体在感染后出现的一系列病理生理改变，以及临床病情严重程度变化的动态过程，其实质是全身炎症反应不断加剧、持续恶化的结果。2012年严重脓毒症/脓毒性休克国际指南有关儿童脓毒症、严重脓毒症诊断相关的指标参考表2-1。

表 2-1　与脓毒症、严重脓毒症诊断相关的指标

感染（可疑或已证实）伴以下情况考虑脓毒症或严重脓毒症

一般指标

　　体温变化：发热（肛温>38.5 ℃）或低体温（肛温<35 ℃）

　　心动过速：超过正常年龄相关值的2个标准差，低体温者可以无心动过速

　　伴以下至少一个脏器功能异常：意识改变、低氧血症、血清乳酸增高或洪脉

炎性指标

　　白细胞增多（>12×10^9/L），白细胞减少（<4×10^9/L），白细胞计数正常，未成熟白细胞>10%

　　血浆C反应蛋白水平超过正常值的2个标准差

　　血浆前降钙素水平超过正常值的2个标准差

血流动力学指标

　　低血压：低于正常年龄相关值的2个标准差

器官功能障碍指标

　　低氧血症：PaO_2/FiO_2<300mmHg

　　急性少尿：足量液体复苏后仍尿量<0.5ml/(kg·h)，持续至少2h

　　血肌酐>44.2μmol/L（0.5mg/dl）

　　凝血功能异常：INR>1.5 或 APTT>60s

　　肠梗阻：肠鸣音消失

　　血小板减少：血小板<100×10^9/L

　　高胆红素血症：血浆总胆红素>70μmol/L（4mg/dl）

组织低灌注表现

　　高乳酸血症（乳酸>1mmol/L）

　　CRT延长（≥3s）或花斑

脓毒症诊断：发热（肛温>38.5 ℃）或低体温（肛温<35 ℃）、心动过速（低体温者可以无心动过速），伴以下至少一个脏器功能异常：意识改变、低氧血症、血清乳酸增高

严重脓毒症诊断：脓毒症诱导的组织低灌注或器官功能障碍

(一)脓毒性休克诊断

脓毒症患者出现组织灌注不足和心血管功能障碍即可诊断为脓毒性休克,表现为:

(1)低血压:血压低于该年龄组第5百分位,或收缩压低于该年龄组正常值2个标准差以下。

(2)需用血管活性药物始能维持血压在正常范围[多巴胺>5μg/(kg·min)]或任何剂量的多巴酚丁胺、去甲肾上腺素、肾上腺素。

(3)具备下列组织低灌注表现中三条:

1)心率、脉搏变化:外周动脉搏动细弱,心率、脉搏增快,见表2-2。

表 2-2 各年龄组儿童心率变量

年龄组	心率(次/min)	
	心动过速	心动过缓
≤1周	>180	<100
>1周~1个月	>180	<100
>1个月~1岁	>180	<90
>1~6岁	>140	<60
>6~12岁	>130	<60
>12~18岁	>110	<60

注:低值取第5百分位,高值取第95百分位

2)皮肤改变:面色苍白或苍灰,湿冷,大理石样花纹。如暖休克可表现为四肢温暖、皮肤干燥。

3)毛细血管再充盈时间(CRT)延长(>3s)(需除外环境温度影响),暖休克时CRT可以正常。

4)意识改变:早期烦躁不安或萎靡,表情淡漠。晚期意识模糊,甚至昏迷、惊厥。

5)液体复苏后尿量仍<0.5ml/(kg·h),持续至少2h。

6)乳酸性酸中毒(除外其他缺血缺氧及代谢因素等),动脉血乳酸>2mmol/L。

(二)脓毒性休克分期

1.代偿期

儿童脓毒性休克的诊断与成人不同之处在于不一定具备低血压。当患儿感染后出现上述三条或以上组织低灌注表现,此时如果血压正常则诊断脓毒性休克代偿期。

2.失代偿期

代偿期灌注不足表现加重伴血压下降,则进展为失代偿期。不同年龄低血压标准参考表2-3。

表 2-3　各年龄组儿童心率变量

年龄	收缩压(mmHg)
≤1 个月	<60
>1 个月～1 岁	<70
>1～9 岁	<[70+(2×岁)]
≥10 岁	<90

注:取第 5 百分位,1mmHg=0.133kPa

(三)休克分型

1.冷休克

低排高阻或低排低阻型休克,除意识改变、尿量减少外,表现为皮肤苍白或花斑纹,四肢凉,外周脉搏快、细弱,CRT 延长。休克代偿期血压可正常,失代偿期血压降低。

2.暖休克

高排低阻型休克,表现为意识改变、尿量减少或代谢性酸中毒等,但四肢温暖,外周脉搏有力,CRT 正常,心率快,血压降低。在急诊室判断冷休克与暖休克的简单方法见表 2-4。

表 2-4　暖休克与冷休克的临床特点不同之处

特征	暖休克	冷休克
毛细血管再充盈时间(s)	≤2	>2
外周脉搏搏动	有力	减弱
皮肤花斑	无	有

三、发病机制

脓毒症的根本发病机制尚未明了,涉及复杂的全身炎症网络效应、基因多态性、免疫功能障碍、凝血功能异常、组织损伤以及宿主对感染不同病原微生物及其毒素的异常反应等多个方面,与机体多系统、多器官病理生理改变密切相关。

1.宿主自身免疫性损伤

脓毒症主要是由宿主炎症反应失控引起的。全身炎症反应可以是自限性的,也可以进展成严重脓毒症和脓毒性休克。当革兰阴性菌或阳性菌、真菌、病毒及细菌毒素等病原侵入机体时,会引起机体免疫应答反应,当免疫炎症反应失控时,就会引起细胞因子风暴和炎症介质瀑布,并同时激活了神经-内分泌反射及血浆蛋白级联系统如凝血、纤溶和补体系统。在这些机制共同作用下,最终引起机体损伤。当组织恢复灌流后,可能会引起缺血再灌注损伤,释放大量的氧自由基,导致组织损伤。

2.肠道细菌或内毒素移位

20 世纪 80 年代以来,人们注意到应激发生时会导致的机体最大的细菌及内毒素储存库——肠道发生功能失调,进而引起的肠道细菌或内毒素移位所致感染与随后发生的脓毒症及多器官功能不全密切相关。研究表明,严重损伤后的应激反应可造成肠黏膜屏障破坏,肠道菌群生态失调及机体免疫功能下降,从而发生肠道细菌或内毒素移位,触发机体过度炎症反应与器官功能损害。

3.凝血功能紊乱

凝血系统在脓毒症的发病过程中起着重要作用,它与炎症反应相互促进、共同构成脓毒症发生、发展中的关键因素。内毒素和 TNF 通过诱发巨噬细胞和内皮细胞释放组织因子,可激活外源性凝血途径,被内毒素激活的凝血因子Ⅻ也可进一步激活内源性凝血途径,最终导致弥散性血管内凝血(DIC)。

4.微循环和线粒体功能障碍综合征

脓毒症本质上是微循环功能障碍。各种病因可引起微循环功能障碍,迁延可引发线粒体功能障碍,这种发生在微循环和线粒体水平的功能障碍称为微循环和线粒体功能障碍综合征,最终引起机体损伤、器官衰竭。

5.基因多态性

临床上常见受到同一致病菌感染的不同个体的临床表现和预后截然不同,提示基因多态性等遗传因素也是影响人体对应激打击易感性与耐受性、临床表现多样性及药物治疗反应差异性的重要因素。

四、临床表现

1.原发病及诱因

原发感染灶的症状和体征,及各种可能的诱因如中毒、窒息、炎症、低氧血症、低灌注、再灌注损伤等。

2.SIRS 的表现

SIRS 的表现有发热或体温不升、心动过速、呼吸急促、外周血白细胞增加或减少等。

3.其他

脓毒症进展后出现的休克及进行性多器官功能不全的表现。

五、辅助检查

1.病原学检查

血液、尿液、脑脊液、支气管分泌物等培养是脓毒症感染诊断最确定的方法。但脓毒症病原菌培养的阳性率仅为 50% 左右。并且至少需要 48 小时化验时间。即使这样,它仍然是诊断及观察抗菌药物疗效的有效方法。

2.生物学标志物的检查

(1)急性期反应蛋白(CRP):CRP 作为非特异性炎症标志物被广泛应用。CRP 作为 G^+ 对抗吞噬作用的调理素,在脓毒症患者的浓度在 $12\sim159mg/L$ 和 SIRS 患者的 CRP 浓度 $13\sim119mg/L$ 重叠,ROC 曲线分析显示,CRP 诊断脓毒症感染的敏感度和特异性均不高。

(2)降钙素原(PCT):PCT 在宿主免疫应答中的作用机制尚不清楚。PCT 与感染和炎症明显相关。脓毒症期间 PCT 浓度 $8\sim24$ 小时达到高峰,半衰期为 $22\sim29$ 小时。G^+ 和 G^- 菌引起的 PCT 浓度增加没有显著差异。但肝功能障碍、创伤、抗 T 细胞治疗、烧伤、心源性休克、真菌感染等也可导致其增加。脓毒症白细胞减少时患者 PCT 浓度则显著降低。提示虽然 PCT 是脓毒症感染的重要标志物,但它不能提供确定性诊断。但 PCT 降低可作为经验性抗生素治疗过程中的停药依据。

（3）其他：如细胞因子、化学增活素、黏附调节子、可溶性受体、急性期蛋白等，这些蛋白标志物的测定对了解脓毒感染所致炎症与宿主应答有重要意义，但均非特异性标志物，不能作为脓毒症的标志物。

3.凝血功能检查

DIC与炎症级联反应在严重脓毒症的发病过程中是密不可分的，并发DIC时可有相应的凝血功能的改变。

4.各脏器功能评估

严重脓毒症时合并有多脏器功能障碍、低灌注等，如肝、肾功能检查、血气分析、乳酸测定等有助于评价脏器功能状态及循环灌注情况。

七、治疗措施

（一）初期复苏治疗目标

脓毒性休克的早期识别、及时诊断、及早治疗是改善预后、降低病死率的关键。一旦诊断脓毒性休克，在第1个6h内达到：CRT≤2s，血压正常（同等年龄），脉搏正常且外周和中央搏动无差异，肢端温暖，尿量1ml/(kg·h)，意识状态正常。如果有条件可进一步监测如下指标并达到：中心静脉压（CVP）8～12mmHg(1mmHg=0.133kPa)，中央静脉混合血氧饱和度（ScvO$_2$)≥70%，心脏指数（CI）3.3～6.0L/(min·m^2)，初始液体复苏时血乳酸增高者复查血乳酸至正常水平，血糖和离子钙浓度维持正常。

（二）呼吸、循环支持

为便于记忆采用ABC治疗法则：开放气道（A）、提供氧气（B）、改善循环（C）。

1.呼吸支持

确保气道畅通（A），给予高流量鼻导管供氧或面罩氧疗（B）。如鼻导管或面罩氧疗无效，则予以无创正压通气或尽早气管插管机械通气。在插管前，如血流动力学不稳定应先行适当的液体复苏或血管活性药物输注，需避免插管过程中加重休克。如果患儿对液体复苏和外周正性肌力药物输注无反应，应尽早行机械通气治疗。

2.循环支持

通过液体复苏达到最佳心脏容量负荷，应用正性肌力药以增强心肌收缩力，或应用血管舒缩药物以调节适w的心脏压力负荷，最终做到改善循环和维持足够的氧输送。

（1）液体治疗

①液体复苏：首剂首选等渗晶体液（常用0.9%氯化钠）20ml/kg（如体重超重患儿，按理想体重计算），5～10min静脉输注。然后评估体循环灌注改善情况（意识、心率、脉搏、CRT、尿量、血压等）。若循环灌注改善不明显，则再予第2、3次液体，可按10～20ml/kg，并适当减慢输注速度，1h内液体总量可达40～60ml/kg。如仍然无效或存在毛细血管渗漏或低蛋白血症可给予等量5%白蛋白。接近成人体重的患儿液体复苏量为：每次等渗晶体液500～1000ml或5%白蛋白300～500ml，30min内输入。液体复苏期间严密监测患儿对容量的反应性，如出现肝大和肺部啰音（容量负荷过度）则停止液体复苏并利尿。如有条件可同时监测CVP数值的动态变化，当液体复苏后CVP升高不超过2mmHg时，提示心脏对容量的反应性良好，可以

继续快速输液治疗;反之,机体不能耐受快速补液。也可采用被动抬腿试验评估患儿的容量反应。第1小时液体复苏不用含糖液,若有低血糖可用葡萄糖0.5～1.0g/kg纠正。

不推荐脓毒性休克液体复苏使用羟乙基淀粉,因有致急性肾损伤(AKI)和需要肾替代治疗的风险。

液体复苏时血管通路的建立尤为重要,应在诊断休克后尽早建立静脉通路(2条静脉),如果外周血管通路难以快速获得,尽快进行骨髓腔通路的建立。条件允许应放置中心静脉导管。

②继续和维持输液:由于血液重新分配及毛细血管渗漏等,脓毒性休克的液体丢失和持续低血容量可能要持续数日,因此要继续和维持输液治疗。继续输液可用1/2～2/3张液体,根据血电解质测定结果进行调整,6～8h内输液速度5～10ml/(kg·h)。维持输液用1/3张液体,24h内输液速度2～4ml/(kg·h),24h后根据情况进行调整。在保证通气前提下,根据血气分析结果给予碳酸氢钠,使pH>7.15即可。根据患儿白蛋白水平、凝血状态等情况,适当补充胶体液,如白蛋白或血浆等。继续及维持输液阶段也要动态观察循环状态,评估液体量是否恰当,随时调整输液方案。

(2)血管活性药物:经液体复苏后仍然存在低血压和低灌注,需考虑应用血管活性药物提高和维持组织灌注压,改善氧输送。

①多巴胺:用于血容量足够和心脏节律稳定的组织低灌注和低血压患儿。多巴胺对心血管作用与剂量相关,中剂量[5～9μg/(kg·min)]增加心肌收缩力,用于心排血量降低者。大剂量[10～20μg/(kg·min)]使血管收缩血压增加,用于休克失代偿期。根据血压监测调整剂量,最大不宜超过20μg/(kg·min)。

②多巴酚丁胺:正性肌力作用,用于心排血量降低者。剂量5～20μg/(kg·min)。多巴酚丁胺无效者,可用肾上腺素。

③肾上腺素:小剂量[0.05～0.30μg/(kg·min)]正性肌力作用。较大输注剂量[0.3～2.0μg/(kg·min)]用于多巴胺抵抗型休克。

④去甲肾上腺素:暖休克时首选去甲肾上腺素,输注剂量0.05～1.00μg/(kg·min),当需要增加剂量以维持血压时,建议加用肾上腺素或肾上腺素替换去甲肾上腺素。

⑤米力农:属磷酸二酯酶抑制剂Ⅲ,具有增加心肌收缩力和扩血管作用,用于低排高阻型休克。可先予以负荷量25～50μg/kg(静脉注射,>10min),然后维持量0.25～1.00μg/(kg·min)静脉输注。

⑥硝普钠:当血流动力学监测提示心排血量降低、外周血管阻力增加、血压尚正常时可给予正性肌力药物加用扩血管药物,以降低心室后负荷,有利于心室射血和心排血量增加。一般使用短效制剂,如硝普钠0.5～8.0μg/(kg·min),应从小剂量开始,避光使用。

血管活性药物输注应通过中心静脉通路或骨髓腔通路,未获得中心静脉前可采用外周静脉输注,避免为获得中心静脉而延迟血管活性药物的应用。推荐脓毒性休克患儿建立有创动脉血压监测。

(三)积极抗感染治疗

诊断脓毒性休克后的1h内应静脉使用有效抗微生物制剂。需依据流行病学和地方病原流行特点选择覆盖所有疑似病原微生物的经验性药物治疗。尽可能在应用抗生素前获取血培养(外周、中央或深静脉置管处各 1 份)或其他感染源培养(如尿、脑脊液、呼吸道分泌物、伤口、其他体液等),但也不能因获取感染源培养困难而延误抗生素治疗。降钙素原(PCT)、C 反应蛋白(CRP)动态检测有助于指导抗生素治疗。积极寻找感染源,可选择合适的影像学检查。尽快确定和去除感染灶,比如采取清创术、引流、冲洗、修补、去除感染装置等措施。

(四)肾上腺皮质激素

对液体复苏无效、儿茶酚胺(肾上腺素或去甲肾上腺素)抵抗型休克,或有暴发性紫癜、因慢性病接受肾上腺皮质激素治疗、垂体或肾上腺功能异常的脓毒性休克患儿应及时应用肾上腺皮质激素替代治疗,可用氢化可的松,应急剂量 $50mg/(m^2 \cdot d)$,维持剂量 $3\sim5mg/(kg \cdot d)$,最大剂量可至 $50mg/(kg \cdot d)$ 静脉输注(短期应用)。也可应用甲泼尼龙 $1\sim2mg/(kg \cdot d)$,分 $2\sim3$ 次给予。一旦升压药停止应用,肾上腺皮质激素逐渐撤离。对无休克的脓毒症患儿或经足够液体复苏和升压药治疗后血流动力学稳定的脓毒性休克患儿,无须肾上腺皮质激素治疗。

(五)控制血糖

脓毒性休克可诱发应激性高血糖,如连续 2 次血糖超过 10mmol/L(180mg/dl),可予以胰岛素静脉输注,剂量 $0.05\sim0.10U/(kg \cdot h)$,血糖控制目标值 $\leqslant10mmol/L$。胰岛素治疗过程中需严密监测血糖以防止低血糖的发生,根据血糖水平和下降速率随时调整胰岛素剂量。开始每 $1\sim2$ 小时监测血糖 1 次,达到稳定后 4h 监测 1 次。由于小婴儿糖原储备及肌肉糖异生相对不足,易发生低血糖,严重低血糖者可给予 25% 葡萄糖 2~4ml/kg 静脉输注,并注意血糖检测。

(六)连续血液净化

脓毒性休克常因组织低灌注导致 AKI 或急性肾衰竭。在下列情况行连续血液净化治疗:①AKI Ⅱ期;②脓毒症至少合并一个器官功能不全时;③休克纠正后存在液体负荷过多经利尿剂治疗无效,可给予持续性血液净化治疗,防止总液量负荷超过体重的 10%。

(七)抗凝治疗

脓毒性休克患儿因内皮细胞损伤常诱发凝血功能异常,尤其易导致深静脉栓塞。儿童深静脉血栓的形成往往与深静脉置管有关,肝素涂层的导管可降低导管相关性深静脉血栓的发生风险。对高危患儿(如青春期前)可应用普通肝素或低分子肝素预防深静脉血栓的发生。如出现血栓紫癜性疾病(包括弥散性血管内凝血、继发性血栓性血管病、血栓性血小板减少性紫癜)时,给予新鲜冰冻血浆治疗。

(八)体外膜肺氧合

对于难治性休克或伴有 ARDS 的严重脓毒症患儿,如医疗机构有条件并患儿状况允许可行体外膜肺氧合治疗。

(九)其他

1.血液制品

若血细胞比容(HCT)<30%伴血流动力学不稳定,应酌情输红细胞悬液,使血红蛋白维持 100g/L 以上。当病情稳定后或休克和低氧血症纠正后,则血红蛋白目标值 >70g/L 即可。血小板 $<10\times10^9/L$(没有明显出血)或血小板 $<20\times10^9/L$(伴明显出血),应预防性输血小板。当活动性出血、侵入性操作或手术时,需要维持较高血小板($\geqslant50\times10^9/L$)。

2.丙种球蛋白

严重脓毒症患儿可静脉输注丙种球蛋白。

3.镇痛、镇静

脓毒性休克机械通气患儿应给予适当镇痛镇静治疗,可降低氧耗和有利于器官功能保护。

4.营养支持

能耐受肠道喂养的严重脓毒症患儿及早予以肠内营养支持,如不耐受可予以肠外营养。

八、预后

脓毒症是目前重症监护病房首要的致死原因,病死率高达 30％～50％,一旦发生休克和多器官衰竭,病死率可达 80％～90％。

第三章　深部真菌感染

第一节　深部真菌感染

一、概念

深部真菌感染指真菌侵入内脏、血液、黏膜或表皮角质层以下深部皮肤结构引起的感染，包括局限性的单一器官感染（如肺念珠菌病、上颌窦曲霉病等）和两个及以上器官（组织）受侵犯的系统性真菌感染（如播散性念珠菌病、真菌血行感染等）。与深部真菌感染相对应的概念是浅部真菌感染，指真菌仅侵犯表皮的角质层、毛发和甲板。

局限性真菌感染是相对于全身感染而言的，仅仅感染特定的器官或组织，可以是浅部或深部真菌感染；若感染侵犯全身多脏器、组织则为全身性真菌感染或称系统性真菌感染。这种严重感染可以在疾病开始时就形成或因局部病变进一步发展所致。

二、真菌分类

1.根据侵犯人体的部位

真菌分为浅部和深部真菌两大类。浅部真菌主要侵犯皮肤表层角质层、毛发和指甲，深部真菌主要侵犯皮肤角质层以下、黏膜、深部组织和内脏器官，在一定条件下可扩散引起全身感染。其中肺部是最常侵袭的部位。

2.根据致病性分为致病性和条件致病性真菌

致病性真菌又称传染性真菌，属原发性病原菌，常导致原发性外源性真菌感染，可侵袭免疫功能正常宿主，免疫功能缺陷的患者易致全身播散；病原性真菌主要有组织胞浆菌、球孢子菌、副球孢子菌、皮炎芽生菌、足癣菌和孢子丝菌等。条件致病性真菌又称机会性真菌，如念珠菌属、曲霉属、隐球菌属、毛霉和青霉属、根霉属、犁头霉属、镰刀霉及肺孢子菌等。这些真菌多为腐生菌或植物致病菌，对人体的病原性弱，但在宿主存在真菌感染的易患因素时，会导致深部真菌感染，但临床上也可见到无明确宿主因素的病例。在深部真菌病中，条件致病性真菌占重要地位。

3.按病原菌生长形态特性分类

（1）酵母菌：单细胞真菌，呈圆形或卵圆形，酵母菌又分为念珠菌（假丝酵母菌）和非念珠菌，常见的念珠菌包括白色念珠菌、光滑念珠菌、克柔念珠菌、热带念珠菌、近平滑念珠菌、葡萄牙念珠菌、季也蒙念珠菌等，非念珠菌包括隐球菌属、毛孢子菌属和酵母属。

（2）真菌：菌落形态可产生分枝的丝状菌丝，可分为曲霉菌和非曲霉菌，其中曲霉菌又包括烟曲霉、黄曲霉、土曲霉、构巢曲霉、白曲霉等，非曲霉菌包括接合菌（如毛霉、根霉）、暗色孢霉属（如外瓶霉、德氏霉）、青霉属（如橘青霉、产黄青霉等）、镰刀霉属（如串珠镰刀霉、增生镰刀霉)、赛多孢霉属(如尖端赛多孢霉、多有赛多孢霉)、链格孢霉属(如交链孢霉)、拟青霉菌属(拟青霉)。

(3)双相型真菌:37℃试管或组织上生长,呈酵母菌样,22℃培养呈菌丝体生长。组织胞浆菌、球孢子菌、副球孢子菌、皮炎芽生菌等属于此群。

(4)类真菌:如肺孢子菌、奴卡菌、放线菌、葡萄状菌等。

三、流行病学

致病性真菌大多数呈地区性流行,南北美洲发病率相对较高。我国深部真菌病的病原体绝大多数为条件致病性真菌,并且发病率呈逐渐上升趋势。

四、真菌感染的发病机制

目前尚不清楚。条件致病性真菌一般不致病,机体抵抗力下降时才过度繁殖致病。发病因素有如下三个方面:①菌体方面:很多真菌具有保护自身不被破坏或易于致病的结构或成分,如白色念珠菌细胞壁含甘露糖,能增强白念菌的黏附力,从而引起感染;其次它在组织内常呈菌丝体,不易被吞噬,也增强了致病力。而新型隐球菌在体外无荚膜,但是在人体内很快形成荚膜,荚膜多糖保护菌体不易被破坏,并使中枢神经系统发生机械性损伤。皮炎芽生菌和球孢子菌的厚壁也有对抗白细胞吞噬作用等。②机体方面:患者的体液免疫和(或)细胞免疫功能低下,如患有白血病、淋巴瘤、糖尿病和 AIDS 病等。③过敏反应:也是发病因素之一,多数真菌病原的抗原经皮内注射后可有明显的局部反应或全身反应,如球孢子菌病的结节红斑和胸腔积液可能为过敏反应的一种表现。

五、真菌感染的危险因素

1.免疫抑制性治疗

如使用免疫抑制剂、皮质类激素、恶性肿瘤、器官移植、化疗、放疗的患者。

2.免疫抑制性疾病

如中性粒细胞减少(毛霉菌感染率高)、HIV(＋)等。

3.长期使用广谱抗生素抗生素

使用 7 天以上,联合使用三种或三种以上抗生素,会导致胃肠道菌群失调,念珠菌大量繁殖,并且导致宿主粒细胞吞噬功能下降。

4.体内留置导管

如中心静脉插管、气管插管、气管切开、机械通气、导尿管等。这些侵入性导管破坏了皮肤屏障的保护作用,损伤了血管内皮,增加念珠菌的附着机会,另外,输入营养液也会促进念珠菌生长。几乎所有与内置管有关的真菌感染均由念珠菌引起。

5.腹部手术

腹部大手术、严重创伤可以降低机体免疫功能,破坏胃肠道黏膜屏障,使真菌容易侵入血循环系统和器官。破坏肠道运动,导致肠道内念珠菌大量繁殖,增加念珠菌血症的发病机会。腹部大手术后 3 周内约有 25％的患者发生念珠菌血症。

6.长期住 ICU

长期住 ICU 的患者病情危重,机体免疫功能低下,常伴有侵入性导管置入等多种因素容易引起的真菌感染。

7.真菌定殖

真菌定殖是导致深部真菌感染的一个非常重要的高危因素。据报道,在同一部位两次或两次以上发现同一真菌,其发生真菌血症的危险性是30%～50%,这种危险性的增长随着真菌寄殖部位的增多或真菌生长密度增加而增加,对于没有真菌寄殖的患者,则很少发生真菌感染。

六、各部位常见的真菌

(1)肺:念珠菌、曲菌、隐球菌、毛霉菌、组织胞浆菌、球孢子菌、放线菌、奴卡氏菌。

(2)中枢神经系统:念珠菌、隐球菌、曲菌、球孢子菌、奴卡氏菌。

(3)消化系统:念珠菌、放线菌。

(4)泌尿生殖系统:念珠菌、芽生菌。

(5)心血管系统:念珠菌、曲菌、毛霉菌、放线菌。

(6)眼、耳、鼻:念珠菌、曲菌、毛霉菌、镰刀菌。

七、诊断

侵袭性真菌感染的临床表现缺乏特异性,容易与其他感染混淆,需要病原学的相关检查(详见下一节)才能确诊。早期容易漏诊,所以国内外专家提出了分级诊断的概念和标准(详见下一节),强调早发现、早治疗。

八、治疗

抗深部真菌的药物分为四大类,包括三唑类、吉他霉素类、多烯类和嘧啶类。

(一)三唑类

1.氟康唑

(1)抗菌谱:应用于酵母菌中念珠菌与隐球菌属感染,对白念珠菌与新生隐球菌效果较好,但对光滑念珠菌及克柔念珠菌基本无活性,对酵母菌以外的真菌无效。

(2)药代动力学:口服迅速吸收,进食对药物吸收基本无影响;血浆消除半衰期长,每日只需给药1次;氟康唑在脑脊液中的浓度约为其血药浓度的60%。

(3)临床应用:用于预防及治疗白念珠菌感染,对隐球菌病也有效。对曲霉属感染无效。

2.伊曲康唑

在体内其代谢产物羟基伊曲康唑与伊曲康唑有同等抗菌活性。

(1)抗菌谱:包括念珠菌属、曲霉、隐球菌和组织胞浆菌等致病真菌,对镰刀霉活性较低,对毛霉感染无效。

(2)药代动力学:为脂溶性,其口服溶液制剂生物利用度比胶囊制剂提高了约60%,应用伊曲康唑和环糊精复合物制成的静脉注射剂型可以进一步提高伊曲康唑的生物利用度,环糊精几乎均以原型从肾排泄,未发现在体内蓄积,伊曲康唑在脑脊液中浓度较低,伊曲康唑合并西沙必利或阿司咪唑可能出现致命性心律失常,应避免同时应用。

(3)临床可用于曲霉、念珠菌属、隐球菌属和组织胞浆菌等引起的真菌感染的治疗以及曲霉和念珠菌感染的预防。

3.伏立康唑

(1)抗菌谱:念珠菌属(包括光滑念珠菌及克柔念珠菌)、新生隐球菌、曲合菌(如毛霉等)无活性。

(2)药代动力学:口服生物利用度可达 90%,约 80% 由肝代谢,仅有 1% 以原型从尿中排泄。广泛分布于人体各组织和体液,可透过血脑-屏障;研究结果表明,伏立康唑与食物同服时,生物利用度约下降 20%。

(3)临床可用于治疗念珠菌病(包括氟康唑耐药念珠菌引起的感染)、侵袭性曲霉病、镰刀霉引起的感染。

(二)吉他霉素类

卡泊芬净

1.抗菌谱

包括念珠菌属和曲霉,但对新生隐球菌、镰刀霉和毛霉等无活性。

2.药代动力学

血药浓度和药时曲线下面积与剂量呈等比例增长,蛋白结合率高于 96%,不能透过血脑-屏障。

3.临床应用

侵袭性念珠菌病、念珠菌血症及侵袭性曲霉感染。

(三)多烯类

两性霉素 B 及其含脂制剂属于多烯类抗真菌药,一般加有一定量的脱氧胆酸钠助溶以便静脉注射。为降低肾毒性,现已研制了三种含脂尖的两性霉素 B 制剂:两性霉素 B 脂质分散体、两性霉素 B 脂质复合物和两性霉素 B 脂质体。

1.抗菌谱

对除土曲霉及放线菌属外的多数致病真菌敏感,包括念珠菌、新生隐球菌、曲霉属、毛霉、荚膜组织胞浆菌、申克孢子丝菌、厌酷球孢子菌、巴西副球孢子菌、马内菲青霉等。

2.药代动力学

脑脊液中浓度较低,几乎不被肠道吸收,血浆蛋白结合率高,可通过胎盘屏障,血浆半衰期为 24 小时。

3.其他

临床可用于曲霉、念珠菌、隐球菌、组织胞浆菌等引起的感染,主张从低剂量开始逐渐增加。

(四)嘧啶类

氟胞嘧啶,属于抑菌剂。

1.抗菌谱

对隐球菌和念珠菌包括非白念珠菌有良好的抗菌作用(其他真菌则多耐药);单独应用易导致耐药,多与两性霉素 B 联合使用。

2.药代动力学

口服生物利用度为 78%～90%,达峰时间 2 小时,血清蛋白结合率低,可广泛分布于各器官组织,脑脊液中浓度可达血液浓度的 50%～100%,清除半衰期为 2.4～4.8 小时,90% 以上以原形自尿中排出。

3.用法与用量

每天 100～150mg/kg,分 4 次口服,静脉滴注分为 2～4 次给药。成人一般每次 2.5g,滴速为 40～100mg/min。肾功能不全者需减量。注意监测血液和肝的不良反应。严重肾功能不全及对本品过敏者禁用,孕妇慎用,哺乳妇女更不宜使用。阿糖胞苷可使本品抗真菌作用失效。本品不宜与骨髓抑制药物同时使用。

第二节　侵袭性肺曲霉菌病

一、概念

1.肺真菌病

真菌引起的肺部疾病,主要指肺和支气管的真菌性炎症或相关病变,广义地讲可以包括胸膜甚至纵隔。虽然常与肺部真菌感染混用,但由于存在隐匿性感染,所以感染不同于发病,作为疾病状态,肺真菌病较肺部真菌感染定义更严格。真菌性肺炎(或支气管炎):指真菌感染而引起的以肺部(或支气管)炎症为主的疾病,是肺部真菌病的一种类型,不完全等同于肺真菌病。

2.侵袭性肺真菌病

侵袭性肺真菌病指真菌直接侵犯(非寄生、过敏或毒素中毒)肺或支气管引起的急、慢性组织病理损害所导致的疾病,不包含变态反应性支气管肺曲霉菌病。

3.播散性肺真菌病

播散性肺真菌病指侵袭性肺真菌病扩散和累及肺外器官,或发生真菌血症,与原发于肺的系统性真菌病大体同义。

二、临床表现

侵袭性肺部真菌感染的临床表现不特异,主要表现为咳嗽、发热、咳痰、咯血、呼吸困难、胸痛等呼吸道症状,查体可以有肺部啰音或干啰音,可出现胸腔积液,且经积极的抗生素治疗无效。支气管镜下的表现可以正常,部分患者可见支气管腔内多发结节,结节样或息肉样新生物,气管外压性狭窄或气管内大量白色干酪样物质。

三、实验室检查

1.G 试验和 GM 试验

(1)G 试验又称为 1,3-β-D 葡聚糖试验,是针对真菌表面的 1,3-β-D 葡聚糖抗原,1,3-β-D 葡聚糖是除了结合菌属外所有真菌(包括念珠菌属、曲霉菌属、镰孢菌属、酵母菌、毛孢子菌属、支顶孢属等)细胞壁的特有成分,而原核生物、病毒和人类细胞壁缺乏此多糖。因此,如果在血液或其他无菌体液中检测到 1,3-β-D 葡聚糖,则提示真菌感染很有可能存在。1,3-β-D 葡聚糖已经成为真菌感染的有效标识物。可用于对系统性真菌病的诊断筛查,该方法敏感性可达 1pg/ml,特异性高.缺陷在于容易引起假阳性,而且无法区分真菌种类。

需注意以下情况可出现假阳性:①使用纤维素膜进行血透、标本或患者暴露于纱布或其他含有葡聚糖的材料;②静脉输注免疫球蛋白、白蛋白、凝血因子或血液制品;③链球菌血症;

④操作者处理标本时存在污染。另外,使用多糖类抗癌药物、放化疗造成的黏膜损伤导致食物中的葡聚糖或定植的念珠菌经胃肠道进入血液等也可能造成假阳性。

假阴性的情况见于:①粒细胞缺乏。②不敏感菌:特殊真菌如接合菌(毛霉菌、根霉菌)细胞壁没有 1,3-β-D 葡聚糖成分,隐球菌细胞壁外有荚膜致使 1,3-β-D 葡聚糖释放不出,这些真菌无法检测到。有临床症状,但 G 试验阴性,临床医生便可以考虑这两种真菌感染的可能。③定植菌:多项研究显示,定植真菌不会引起 1,3-β-D 葡聚糖升高,即使是严重定植。因此 G 试验阴性可以区分定植菌和侵袭性感染。④标本放置时间过长,导致分解代谢。⑤试验操作过程中离心时间过长。

(2)GM 试验又称半乳甘露聚糖试验,检测的是血清中的半乳甘露聚糖,主要适用于侵袭性曲霉菌感染的早期诊断。曲霉菌特有的细胞壁多糖成分是 β(1,5)呋喃半乳糖残基,菌丝生长时,半乳甘露聚糖从薄弱的菌丝顶端释放,是最早释放的抗原。GM 释放量与菌量成正比,可以反映感染程度。连续检测 GM 可作为治疗疗效的监测。在造血细胞移植患者中的诊断敏感性高,可以用于曲霉菌的早期诊断及治疗的监测。而且阳性结果出现在临床症状或影像学特征之前。该试验还可以检测肺泡灌洗液和尿液标本,是目前国际上一致认可的一项侵袭性曲霉菌病的诊断方法。其缺点是某些药物和食物可以导致假阳性,假阳性率高达 18%。因为半乳甘露聚糖常为一过性,建议对于高危人群应进行动态监测,每周采集标本两次监测。

值得注意的是,以下情况可出现假阳性:①使用半合成青霉素尤其是哌拉西林/他唑巴坦;②新生儿和儿童;③血液透析;④自身免疫性肝炎等;⑤食用可能含有 GM 的牛奶等高蛋白食物和污染的大米等。

以下情况可出现假阴性:①释放入血循环中的曲霉 GM(包括甘露聚糖)并不持续存在而是会很快清除;②以前使用了抗真菌药物;③病情不严重;④非粒细胞缺乏的患者。

2.乳胶凝集试验

隐球菌乳胶凝集试验方法是以高效价抗隐球菌多糖抗体吸附于标准大小的乳胶上作为抗体,检测患者血清或 CSF 标本中的循环隐球菌荚膜多糖抗原,它以胶乳颗粒为载体,表面连接有抗新生隐球菌抗体,形成致敏胶乳悬液,如标本(血清、胸腔积液、支气管肺泡灌洗液或脑脊液)中含有一定量的隐球菌荚膜多糖抗原,则可产生肉眼可见的凝集反应颗粒,是一种简便、快速、有效诊断隐球菌感染的实验室方法。

3.微生物学检查

(1)真菌镜检:是最简单也是很有价值的实验室诊断方法。其优点在于简便、快速,无菌部位的阳性结果可直接确定真菌感染。由于阳性率较低,阴性结果亦不能排除诊断。直接镜检对于浅表和皮下真菌感染最有帮助。在皮肤刮屑、毛发或甲标本中发现皮肤癣菌、念珠菌和马拉色菌的成分可提供对相应真菌病的可靠诊断。如在无菌体液的直接镜检中发现真菌成分常可确立深部真菌病的诊断,例如在脑脊液中检测到带荚膜的新生隐球菌酵母细胞,或外周血涂片中检测到荚膜组织胞浆菌细胞。一般在有菌部位则只有发现大量真菌菌丝方才有意义,通过直接镜检一般可以区分念珠菌、隐球菌、暗色真菌、毛霉(接合菌)等菌的感染,进一步明确鉴定菌种需要通过培养鉴定来完成。

(2)真菌培养是实验室检查中的重要环节,培养出致病真菌是进一步鉴定菌种的前提条件,尤其是无菌体液或组织培养出致病真菌,意义更大,但目前培养的阳性率均较低。

4.影像学表现

侵入型肺曲霉菌病早期 CT 表现有单个或多个边缘模糊的炎性结节或肿块,有的聚集成簇,典型 CT 表现为"晕月征"——软组织密度结节或肿块周围环以浅淡的、磨玻璃样的晕,据认为,本征在侵入型肺曲霉菌病早期出现率高,对本病早期诊断具有高度提示性价值,其病理基础为出血性肺梗死,中央的结节或肿块为坏死的肺组织,周围的晕环则代表坏死周围出血区。有作者报道此征亦可见于巨细胞病毒性肺炎、疱疹病毒性肺炎、韦格纳肉芽肿、转移性血管肉瘤以及卡波济肉瘤等。本病另一特征性表现为"空气半月征"——圆形肺浸润伴有中心坏死和周围新月状或环形空洞。本征在普通 X 线片和 CT 像上均可见,多发生于白血病化疗后中性粒细胞恢复时,一般在初发浸润的 6～26 天(平均 15 天)后出现。病理上见空洞内为坏死组织及真菌成分,在坏死组织内均见受累的血管,则说明与肺梗死有关。其他 CT 表现不具有特征性,有多发小叶实变影或小叶融合性阴影、肺叶、肺段以及亚段实变影,结节或肿块状影以及薄壁和厚壁空洞或肿块内低密度区。真菌性脓肿可累及支气管,使其管腔不规则狭窄。

肺隐球菌病 CT 表现主要有三种类型:①肺炎样改变:表现为单侧或双侧肺段或肺叶突变,病变内有时可见支气管充气征。病变初期边缘模糊,进入亚急性期,病变边缘趋于清楚,较大病变常伴有纤维条索状影。②肺结节:为免疫功能正常患者的最常见表现,占 1/3～1/2。典型的结节位于胸膜下,可为孤立性或多发,直径大小从 0.5～4cm,边缘清楚或毛糙,空洞和钙化少见。③播散性病变:表现为粟粒结节影、弥漫性网状影。本病的 CT 表现为非特异性的,表现为孤立或多发结节或肿块者易误诊为肺癌、肺结核或非特异性炎性肉芽肿等。表现为肺实变者不能与其他感染性病变鉴别。播散性病变与肺结核、病毒感染以及其他真菌感染等许多病变过程有相似的表现。

肺念珠菌病的 CT 表现:不很特异,最多见的是结节影,有 70％患者出现,3～30mm 不等,多发,部分边缘清晰,部分模糊。29％的患者可见晕征。35％的患者出现不规则形空洞,空洞与出血性梗死灶或合并的细菌感染相对应。空洞周边的实变病理上与肺泡腔内的出血、渗出、肺泡间隔增宽一致;与镜下的组织坏死周围的出血、水肿相对应。

肺孢子菌肺炎:胸部 CT 检查可见毛玻璃样肺间质浸润,伴有低氧血症。

四、诊断和治疗

从临床实际和客观需要出发,现提出了侵袭性肺真菌病的分级诊断和治疗标准,具体见附录(儿童侵袭性肺部真菌感染诊治指南)。

五、预后

预后取决于诊断和治疗的早晚,拟诊即开始治疗的患者短期预后尚可,远期预后仍待进一步研究。

第四章 休 克

"休克"是外来词,是"shock"的译音,原意为震荡或打击。1731 年法国医学专家首次将法语 secousseuc 译成英语 shock,并将其应用于医学领域。休克是临床上常见的危重病症,是指患者遭受剧烈创伤后的一种危急状态。

休克是指机体在严重失血失液、感染、创伤等强烈致病因素作用下,有效循环血量急剧减少、组织血液灌流量严重不足,以致各重要生命器官和细胞功能代谢障碍及结构损害的全身性病理过程。临床上表现为烦躁,神志淡漠或昏迷,皮肤苍白或发绀,四肢湿冷,尿量减少或无尿,脉搏细速,脉压变小和(或)血压降低。

一、休克的病因

各种强烈的致病因子作用于机体均可引起休克,常见的病因有以下几种。

(一)失血与失液

大量快速失血可导致失血性休克,常见于严重创伤失血、消化道出血和 DIC 等。失血性休克的发生取决于失血量和失血的速度,一般地说,15 分钟内失血少于全血量 10%时,机体可通过代偿使血压和组织灌流量保持稳定,但若快速失血量超过全血量 20%左右即可导致休克,超过全血量 50%则会导致迅速死亡。此外剧烈呕吐或腹泻、肠梗阻、大汗等情况下大量的体液丢失也可因机体有效循环血量的锐减而导致休克。

(二)烧伤

大面积烧伤早期可引起休克称烧伤性休克,其发生主要与大量血浆、体液丢失以及剧烈疼痛有关,晚期则可因继发感染而发展为败血症休克。

(三)创伤

严重创伤常因疼痛和失血而引起休克称创伤性休克。

(四)感染

细菌、病毒、真菌、立克次体等病原微生物的严重感染可引起休克称感染性休克。感染性休克根据其血流动力学特点可分为两型:即高动力型和低动力型。前者因其心排血量减少、外周阻力增高的特点又称低排高阻型。相反,后者因其心排血量增加、外周阻力降低的特点又称低排高阻型。

(五)心力衰竭

急性心肌炎、心脏压塞及严重的心律失常等急性心力衰竭,均可引起心排血量明显减少,有效循环血量和灌流量下降而导致休克,称为心源性休克。

(六)过敏

具过敏体质的人经注射某些药物(如青霉素)、血清制剂或疫苗后可引起休克,称为过敏性休克。这种休克本质上属 I 型变态反应。发病机制与 IgE 及抗原在肥大细胞表面结合,引起组胺和缓激肽大量入血,造成血管床容积扩张,毛细血管通透性大大增加,导致机体有效循环血量相对不足有关。

（七）强烈的神经刺激

剧烈疼痛，高位脊髓麻醉或损伤可引起血管运动中枢抑制，阻力血管扩张，循环血量相对不足而导致休克，称为神经源性休克。这种休克微循环灌流正常并且预后较好，往往不需治疗而自愈。有人称这种状况为低血压状态，而并非休克。

二、休克的分类

休克可由不同致病因子引起。按前述病因分类，有利于及时认识并清除病因，是目前临床上常用的分类方法。

不同病因的休克都具有共同的发病基础，即有效循环血量减少，而机体有效循环血量的维持，是由三个因素共同决定的：①足够的循环血量；②正常的血管舒缩功能；③正常心泵功能。各种病因均通过这一个环节中的一个或几个来影响有效循环血量，继而导致微循环障碍，引起休克。因此，我们把血容量减少、血管床容量增加、心泵功能障碍这三个环节称为休克的始动环节。根据引起休克的始动环节不同，一般可将休克分为以下三类。

（一）低血容量性休克

低血容量性休克指各种病因引起的机体血容量减少所致的休克。常见于失血、失液、烧伤、创伤及感染等情况。

（二）血管源性休克

血管源性休克指由于外周血管扩张，血管床容量增加，大量血液淤滞在扩张的小血管内，使有效循环血量减少而引起的休克，又称分布性休克或低阻力性休克。

（三）心源性休克

心源性休克指由于心泵功能障碍，心排血量急剧减少，有效循环血量和微循环灌流量显著下降所引起的休克。其病因可分为心肌源性和非心肌源性两类。

三、休克的发生发展及病理生理机制

（一）微循环机制

根据微循环变化特点，一般可将休克病程分为三期：代偿期、失代偿期、难治期。

1.微循环缺血缺氧期（代偿期）

细胞层次的变化。

（1）微循环的变化：①毛细血管前后阻力增加（前阻力增加为显著）。②真毛细血管网关闭。③微循环灌流减少（少灌少流）。④动-静脉吻合支开放，使微循环缺血缺氧更为明显（灌少于流）。

（2）微循环障碍的机制

1）儿茶酚胺增多：与休克有关的各种致病因素通过不同途径导致交感肾上腺髓质系统兴奋，使血中儿茶酚胺增多。兴奋机制各不一致：①低血容量性休克、心源性休克：由于血压低，减压反射被抑制，引起心血管运动中枢及交感-肾上腺髓质兴奋，儿茶酚胺大量释放，使小血管收缩。②烧伤性休克：由于疼痛刺激引起交感—肾上腺髓质系统兴奋，血管收缩往往比单纯失血为甚。③败血症：可能与内毒素有拟交感神经系统的作用有关。休克时大量儿茶酚胺释放，既刺激α受体，造成皮肤、内脏血管明显痉挛，又刺激β受体，引起大量动静脉短路开放，构成微循环非营养性血流通道,使器官微循环血液灌流锐减。

2)血管紧张素Ⅱ增多。

3)血管加压素增多。

4)血栓素增多。

5)内皮素、心肌抑制因子、血小板活化因子、白三烯等缩血管物质。

(3)休克早期微循环变化的代偿意义

1)自我输血:休克时增加回心血量的"第一道防线"。由于容量血管中的肌性微动脉和小静脉收缩,肝储血库收缩,使回心血量迅速增加,为心排血量的增加提供了保障。

2)自我输液:休克时增加回心血量的"第二道防线"。由于微动脉、后微动脉和毛细血管比微静脉对儿茶酚胺更敏感,导致毛细血管前阻力比后阻力更大,毛细血管中流体静压下降,使组织液进入血管。

3)血液重新分布:由于不同脏器的血管对儿茶酚胺反应不一,皮肤、内脏、骨骼肌、肾的血管α受体密度高,对儿茶酚胺的敏感性较高,收缩更甚,而冠状动脉血管因α受体密度低而无明显改变,而脑动脉由于受舒血管代谢物影响舒张。其中冠状动脉可因β受体的作用而出现舒张反应;使心脏、脑血流增加。

2.微循环淤血缺氧期(可逆性失代偿期)

(1)微循环的变化:毛细血管的变化:①毛细血管前阻力降低(后阻力降低不明显),血管运动现象减弱。②真毛细血管网开放。③微循环灌多于流(多灌少流)。④血细胞(白细胞、红细胞和血小板)的黏附或聚集,使微循环淤血缺氧加剧。

(2)微循环障碍的机制

1)乳酸增多:微循环持续的缺血缺氧,无氧酵解增强可使乳酸堆积。在酸性环境中,微动脉和毛细血管前括约肌对儿茶酚胺耐受性较差,而微静脉对酸中毒耐受性较强而松弛不明显,且微静脉有血细胞的淤滞,最终引起多灌少流。

2)组胺增多:可扩张毛细血管前阻力,和收缩毛细血管后阻力,加重微循环的淤血状态。

3)激肽增多。

4)腺苷增多。

5)目前认为白细胞的附壁与嵌塞是使毛细血管后阻力增加的重要因素。

(3)休克期微循环失代偿的后果:①心排血量的降低;②动脉血压急剧下降;③心脑供血减少。

3.微循环衰竭期(不可逆转期)

(1)微循环的变化:①毛细血管前后阻力均降低;②真毛细血管内血液淤滞;③微循环麻痹(不灌不流);④广泛的微血栓形成。

(2)微循环障碍的机制

1)血液高凝状态:由于微循环严重淤血,毛细血管内压及微血管通透性增加,可使血浆外渗而引起血黏滞度升高,血液呈高凝状态。这些变化在休克期(淤血缺氧期)已发生,不过此期更为明显。

2)内源性凝血系统激活:严重酸中毒以及败血症休克时内毒素入血,可使血管内皮细胞受损,激活Ⅶ因子而启动内源性凝血系统。

3)外源性凝血系统的激活:组织创伤可使大量Ⅲ因子入血(白细胞内亦含大量Ⅲ因子)而激活外源性凝血系统。

4)血细胞受损:红细胞的破坏是由于其阻滞在微血管中的血栓纤维蛋白丝上,受到血流的冲击后破裂。抢救休克时,若输血错误(>50mL),由于红细胞大量破坏,释放出的红细胞素(主要是磷脂邗腺呋)可引起DIC。

(3)微循环变化的后果:出血、全身炎症反应综合征、微血管性贫血(MHAH)以及多器官衰竭。主要脏器衰竭体现在:

1)急性肾衰竭——休克肾

Ⅰ.功能性肾衰竭:见于休克早期,主要与各种缩血管物质增多使肾血管收缩有关。因未发生肾小管坏死,肾血流一旦恢复,肾功能也容易逆转。

Ⅱ.器质性肾衰竭:见于休克期,尤其是休克晚期,由于长时间缺血和毒素的作用可造成肾小管坏死,即使肾血流恢复,也较难在较短的时间内恢复肾功能。

2)急性呼吸衰竭——休克肺(ARDS之一)

发生机制:

Ⅰ.肺泡毛细血管上皮通透性增高:由于休克致病因子的直接作用和多种细胞因子的间接作用,可使肺泡-毛细血管膜损伤、通透性增高,引起渗出性肺水肿。

Ⅱ.肺泡表面活性物质减少:缺血缺氧使肺泡Ⅱ型上皮细胞受损,以致表面活性物质合成减少;同时肺泡腔的水肿液可加速表面活性物质的分解,结果是肺泡表面张力增高,肺顺应性降低引起肺不张。

Ⅲ.肺内DIC:DIC造成肺微血管的机械阻塞,以及来自微血栓的炎症介质对肺血管的收缩可导致无效腔样通气。

Ⅳ.脑功能障碍:休克早期脑供血未明显改变,患者表现为烦躁不安;休克期因脑供血减少,患者出现神志淡漠;休克晚期可因DIC而导致昏迷或意识丧失。

3)胃肠道和肝功能障碍

Ⅰ.胃肠功能障碍:休克时胃肠因缺血、淤血及DIC形成,使消化液分泌减少及胃肠蠕动减弱,消化功能明显障碍;持续的缺血,不仅可致胃黏膜糜烂而发生应激性溃疡.还可因肠道屏障功能受损和细菌的大量繁殖导致全身炎症反应综合征。

Ⅱ.肝功能障碍:休克时肝缺血、淤血可发生肝功能障碍,由于不能将乳酸转化为葡萄糖,可加重酸中毒;尤其来自肠道的内毒素可直接损伤肝细胞,从而促进休克的发展。

4)心脏:发生机制,①冠状动脉供血减少:休克时血压下降以及心率过快引起的心室舒张时限缩短,可使冠状动脉灌注减少。②酸中毒和高钾血症使心肌收缩性减弱。③心肌抑制因子抑制心肌收缩性。④心肌内DIC使心肌受损。⑤细菌毒素,尤其内毒素可直接损坏心肌。

(二)细胞分子机制

休克有关的细胞分子机制十分复杂。主要分四个方面:

1.细胞损伤

细胞膜结构和功能受损,是休克时最早发生损伤的部位。机制:缺氧、酸中毒、高钾及自由基形成。

(1)细胞膜变化:膜上离子泵功能改变,膜通透性改变;组织细胞水肿、内皮细胞水肿。

(2)线粒体受损:线粒体肿胀、破坏,影响呼吸链和能量生成。进一步影响细胞功能。

(3)溶酶体酶释放:缺血、缺氧、酸中毒可使溶酶体膜破坏,溶酶体酶释放,消化基底膜,血管通透性增加,加重微循环障碍。

(4)细胞坏死和凋亡:休克时血管内皮细胞、血液中的粒细胞及器官的细胞均可发生凋亡,这是重要器官衰竭的基础。

2.血管内皮细胞改变,微血管通透性增加

休克时产生的炎症介质、氧自由基、酸中毒可直接损伤内皮细胞,使其发生肿胀坏死脱落,使微血管壁通透性增加。微血管壁通透性增加是多种休克所共有的严重病理变化,与内皮细胞的功能障碍密切相关。

(1)内皮细胞收缩:内皮细胞内及细胞之间含有多种蛋白质.这些蛋白质的改变可影响VEC的形态结构和功能,而引起微血管通透性增高。

(2)内皮细胞损伤:休克时产生的炎症介质、氧自由基、溶酶体酶及缺氧、酸中毒等可直接损伤血管内皮细胞,使其发生肿胀、坏死、凋亡及脱落,进一步增加微血管通透性。

3.炎症介质的泛滥

严重感染及创伤等可激活单核-巨噬细胞及中性粒细胞,导致各种炎症介质的大量产生。其中有些炎症介质具有促炎作用,可引起发热,白细胞活化,血管通透性增加及组织损伤。而有些炎症介质则具有抑炎作用,在感染、创伤、烧伤性休克时,这些抑炎介质过多可使机体出现免疫抑制。休克时的大量炎症介质泛滥产生,与某些休克病因(如 G^- 菌内毒素)和继发产生的细胞因子激活细胞内信号转导通路、促进炎症因子的大量表达、产生正反馈瀑布效应有关,最终导致全身炎症反应综合征(SIRS)和多器官功能障碍综合征(MODS)的发生。

4.细胞内信号转导通路的活化

其中两条信号转导通路目前受到较多的关注。

(1)核因子-kappaB 信号通路的活化:正常情况下,NF-KB 以二聚体的形式与它的抑制蛋白家族 I-κB 结合形成复合物,存在于胞浆内而无活性。当上述休克病因或细胞因子激活细胞内 I-κB 激酶后,使 I-κB 的丝氨酸残基发生磷酸化,从 NF-κB 的复合物中解离出来并被蛋白酶降解,而 NF-κB 二聚体则迅速(数分钟)从胞浆向胞核移位,结合至多种促炎细胞因子(TNF-α、IL-1、IL-6 等)基因启动子区的 kappa B 位点而激活这些基因的转录活性导致炎症介质的泛滥。目前认为,NF-κB 信号通路的激活是急性炎症反应的中枢环节。

(2)丝裂原活化蛋白激酶信号通路的活化:细胞在静息时,MAPK 位于胞浆内,一旦被磷酸化而激活,即可迅速转移到细胞核内,直接激活多种转录因子,也可在胞浆内活化某些转录因子(如 AP-1,EIK-1),活化的转录因子再入核启动或关闭一些特定基因的转录。受 MAPK 调控的转录因子主要有活化子蛋白、血清反应因子、活化转录因子2、肌细胞增强因子2等,这些转录因子都可调控 TNF-α、IL-1β、IL-8、IL-10、IL-12、iNOS、MCP-1、ICAM-1 等炎症介质的表达。

休克时的复杂病理生理变化与上述两条细胞内信号转导通路的激活密切相关。此外,第二信使-蛋白激酶,酪氨酸蛋白激酶,小G蛋白等信号转导通路的活化也在休克的发生发展过程中发挥了一定作用。

四、几种常见休克的特点

由于休克的病因不同,始动环节各异,各型休克有各自的特点。

1.失血性休克

一般在15分钟内快速大量失血超过总血量的20％左右(约1000ml)时即可引起失血性休克。

特点:①分期明显.临床症状典型。②易并发急性肾衰竭和内毒素血症。

2.感染性休克

内、外毒素使细胞因子及其他挺累的管活性物质增多:①血管通透性增高,血浆外渗,血容量减少;②血管扩张,血管床容量增加;③毒素＋内源性生物活性物质可引起心肌细胞损伤,心泵功能障碍,心排血量减少。

感染性休克的特点体现在两方面:

(1)LPS可诱导多种细胞产生大量的细胞因子或炎症介质,引发全身炎症反应综合征,促进休克的发生发展。

(2)它的血流动力学的变化可表现为两种典型类型,即:①低动力型休克:低排高阻、冷休克;②高动力型休克:高排低阻、暖休克。

注意高动力型休克.虽然心排血量增加,但由于动静脉短路开放,真毛细血管血流仍然减少。②可以向①发展。

低动力型休克:因其心排血量减少,外周阻力增高的特点,故又称低排高阻型休克,临床上表现为皮肤苍白、四肢湿冷、尿量减少、血压下降及乳酸酸中毒故称冷休克。其发生与下列因素有关:①严重感染使交感-肾上腺髓质系统兴奋,缩血管物质生成增多,而扩血管物质生成减少。②LPS可直接损伤血管内皮,释放组织因子,促进DIC形成。③败血症时血液中 H^+ 浓度增高(酸中毒)可直接使心肌收缩力减弱,加上微循环血液淤滞,使回心血量减少,心排血量下降。

高动力型休克:因其心排血量增加、外周阻力降低的特点,又称为高排低阻型休克。临床表现为皮肤呈粉红色,温热而干燥,少尿,血压下降等故称暖休克。

其机制与LPS刺激机体产生 TNF、IL-1 等细胞因子,并介导 NO 或者其他扩血管物质(如 PGE2、PGl2、IL-2、缓激肽等)大量产生,使外周 10L 管严重扩张。

3.过敏性休克

过敏性休克又称变态反应性休克,它的发生主要与休克的两个始动环节有关:①过敏反应使血管广泛扩张,血管床容量增大;③毛细血管壁通透性增高,血浆外渗,血容量减少。

4.心源性休克

心源性休克的患儿存在心泵功能障碍的原因,包括各种心脏病史、心脏手术史或外伤史.所以遇到此类患儿应特别注意询问病史。

五、诊断及鉴别诊断

诊断包括休克的诊断及病因的诊断。

(一)休克的诊断

休克的诊断包括：①有发生休克的病因；②意识异常；③脉搏快超过 100 次/分,细或不能触及；④四肢湿冷,胸骨部位皮肤指压阳性(压后再充盈时间大于 2 秒),皮肤花纹,黏膜苍白或发绀,尿量小于 30ml/h 或无尿；⑤收缩压小于 80mmHg(10.64kPa)；⑥脉压小于 20mmHg(2.66kPa)；⑦原有高血压者收缩压较原有水平下降 30% 以上。凡符合①,以及②、③、④中的两项,和⑤、⑥、⑦中的一项者,即可成立诊断。

(二)病因诊断

1.心源性休克

诊断心源性休克需注意有无相关的原发病,如心肌炎、心律失常、心脏压塞及先天性心脏病等。有此类病史者出现休克症状时,需考虑此症。此时因血容量充足,多无脱水体征,但循环灌注差,脉搏明显减弱,X 线片心影增大,常有肺水肿征象,心电图、超声心动图检查常有阳性发现。

2.低血容量性休克

①继发于体内外急性大量失血或体液丢失,或有液体(水)严重摄入不足史；②有口渴、兴奋、烦躁不安,进而出现神情淡漠,神志模糊,甚至昏迷等；③表浅静脉萎陷,肤色苍白至发绀,呼吸浅快；④脉搏细速,皮肤湿冷,体温下降；⑤毛细血管充盈时间延长,尿量减少；⑥中心静脉压和肺动脉楔压测定有助于监测休克程度。

3.感染性休克

①有明确感染灶；②有全身炎症反应存在；③收缩压低于 90mmHg,或较原来基础值下降40mmHg,经液体复苏后 1 小时不能恢复或需血管活性药维持；④伴有器官组织的低灌注；⑤血培养可能有致病微生物生长。

4.过敏性休克

对某些特定物质敏感的人,只要在接触到这些物质数分钟后,就会出现反应。表现为唇、舌、咽喉发痒或灼热感,斑丘疹、肤色苍白、出汗、焦虑、眼睑、口唇和舌头肿胀、呼吸困难,有时出现恶心、呕吐或腹痛症状。若是婴儿,会有拒食症状,有时也有因吞咽困难而流涎的症状。可依据病史和临床表现来确诊。

5.神经源性休克

神经源性休克是动脉阻力调节功能严重障碍,血管张力丧失,引起血管扩张,导致周围血管阻力降低,有效血容量减少的休克。多见于严重创伤、剧烈疼痛(胸腔、腹腔或心包穿刺等)刺激,高位脊髓麻醉或损伤,起病急,诊断依据为：①有强烈的神经刺激,如创伤、剧烈疼痛；②头晕、面色苍白、出汗、疼痛、恶心；③胸闷、心悸、呼吸困难；④脉搏细速、血压下降。

六、休克的临床监测

(一)观察临床表现

1.精神状态

精神状态能够反应脑组织灌注情况。患者神志淡漠或烦躁、头晕、眼花或从卧位改为坐位时出现晕厥,常表示循环血量不足,休克依然存在。

2.肢体的温度、色泽

肢体温度和色泽能反应体表灌流的情况。四肢温暖、皮肤干燥,轻压指甲或口唇时局部暂时苍白而松压后迅速转为红润,表示外周循环已有改善。四肢皮肤苍白、湿冷、轻压指甲或口唇时颜色变苍白而松压后恢复红润缓慢,表示末梢循环不良,休克依然存在。

3.脉搏

休克时脉搏细速出现在血压下降之前。休克指数是临床常用的观察休克进程的指标。休克指数是脉率与收缩压之比,休克指数为 0.5,一般表示无休克;1.0~1.5,表示存在休克;在 2 以上,表示休克严重。

(二)血流动力学监测

1.血压

血压是休克诊断及治疗中最重要的观察指标之一。休克早期,剧烈的血管收缩可使血压保持或接近正常,以后血压逐渐下降。收缩压<90mmHg(11.97kPa),脉压<20mmHg(2.66kPa),是休克存在的依据。血压回升,脉压增大,表示休克好转。

2.心电监测

心电改变显示心脏的即时状态。在心脏功能正常的情况下,血容量不足及缺氧均会导致心动过速。

3.中心静脉压

对于需长时间治疗的休克患者来说,中心静脉压测定非常重要。中心静脉压主要受血容量、静脉血管张力、右心排血能力、胸腔和心包内压力及静脉回心血量等因素的影响。中心静脉压正常值为 5~12cmH$_2$O(0.49~1.18kPa)。在低血压的情况下,中心静脉压<5cmH$_2$O(0.49Pa)时,表示血容量不足;>15cmH$_2$O(1.49kPa)则表示心功能不全、静脉血管床过度收缩或肺循环阻力增加;>20cmH$_2$O(1.96kPa)时,提示充血性心力衰竭。

4.肺动脉楔压

肺动脉楔压有助于了解肺静脉、左心房和左心室舒张末期的压力,以此反映肺循环阻力的情况。肺动脉楔压正常值为 6~15mmHg(0.8~2kPa),增高表示肺循环阻力增高。肺水肿时,肺动脉楔压>30mmHg(3.99kPa)。当肺动脉楔压已升高,即使中心静脉压虽无增高,也应避免输液过多,以防引起肺水肿。

(三)肾功能监测

休克时,应动态监测尿量、尿比重、血肌酐、血尿素氮、血电解质等。尿量是反映肾灌注情况的指标,同时也反映其他器官灌注情况,也是反映临床补液及应用利尿、脱水药物是否有效的重要指标。休克时应留置导尿管,动态观察每小时尿量,抗休克时尿量应大于 20ml/h。尿量稳定在 30ml/h 以上时,表示休克已纠正。尿比重主要反映肾血流与肾小管功能,抗休克后血压正常,但尿量少且比重增加,表示肾血管收缩仍存在或仍存在血容量不足。

(四)呼吸功能监测

呼吸功能监测指标包括呼吸的频率、幅度、节律、动脉血气指标等,应动态监测,呼吸机通气者根据动脉血气指标调整呼吸机使用。

(五)生化指标的监测

休克时,应监测血电解质、血糖、丙酮酸、乳酸、血清转氨酶、氨等血液生化指标。血清转氨酶升高提示肝细胞功能受损严重,血氨增加提示出现肝衰竭。此外,还应监测弥散性血管内血的相关指标。

(六)微循环灌注的监测

微循环监测指标如下:

1.体表温度与肛温之差

正常时两者之间相差约 0.5℃,休克时增至 1～3℃,两者相差值愈大,预后愈差。

2.血细胞比容

末梢血比中心静脉血的血细胞比容大 3% 以上,提示有周围血管收缩,应动态观察其变化幅度。

3.甲皱微循环

休克时甲皱微循环的变化为小动脉痉挛、毛细血管缺血,甲皱苍白或色暗红。

七、休克的防治原则

(一)病因学防治

首先应积极处理引起休克的原发病,如止血、补充血容量、抗感染、镇痛等。

(二)发病学防治

1.改善微循环

这是休克治疗的中心环节,应尽早采取有效措施改善微循环,提高组织灌流量。

(1)补充血容量:各种休克都存在有效循环血量相对或绝对不足。因此,除了心源性休克外,应尽早及时补充血容量以提高心排血量、改善组织血液灌流。正确的输液原则是"需多少,补多少"。

(2)纠正酸中毒:休克时机体缺血缺氧,必然导致乳酸血症性酸中毒,如酸中毒不纠正,由于酸中毒 H^+-Ca^{2+} 之间的竞争作用,将直接影响活性药物的疗效,故临床应根据酸中毒的程度及时补碱纠酸。

(3)合理使用血管活性药物

1)扩血管药物选择:扩血管药物可以解除小血管痉挛而改善微循环,但可使血压出现一过性降低,因此,必须在充分扩容的基础上使用。

2)缩血管药物选择:缩血管药物因可能减少微循环的灌流量,加重组织缺血缺氧,目前不主张在休克患者中大量长期使用。但是,对过敏性休克和神经源性休克,使用缩血管药物则是最佳选择。

(4)防治 DIC

2.保护细胞功能,防止细胞损伤

休克时细胞损伤有原发性的,也有继发于微循环障碍之后发生的。去除休克动因,改善微循环是防止细胞受损的基本措施。

3.拮抗体液因子的作用

涉及休克的体液因子有多种,可以通过抑制某些体液因子的合成,拮抗其受体和对抗其作用等方式来减弱某种或几种体液因子对机体的有害影响。如用 TNF-α 单克隆抗体拮抗 TNF-α 的作用;用苯海拉明拮抗组胺;用抑肽酶减少激肽的生成等。

4.防治器官功能障碍与衰竭

休克时,如出现器官功能障碍或衰竭,除采取一般治疗外,还应针对不同器官衰竭,采取不同的治疗措施。如发生休克肾时,应尽早利尿和透析;如出现休克肺时,则应正压给氧,改善呼吸;当出现急性心力衰竭时,应减少或停止输液,并强心利尿,适当降低前后负荷。

第五章　水、电解质与酸碱平衡失调

第一节　水、电解质代谢紊乱

一、水、钠平衡失调

(一)脱水

脱水指体液,特别是细胞外液,总量减少。常伴有不同程度的电解质紊乱和酸碱平衡失调。

1.病因

包括:①摄入不足,如供应不足、吞咽困难或昏迷不能进食等。②出量过多,如呕吐、腹泻、胃肠引流等经胃肠道体液异常丢失;发热、高温环境、出汗、烧伤等经皮肤失水;持续过度换气、水杨酸中毒等经呼吸道失水;糖尿病、尿崩症、应用利尿剂等经尿中排出过多;大出血等。

2.脱水程度

根据丢失液体量占体重的百分比将脱水的程度分为轻、中、重度。

(1)轻度脱水:体重下降 3%~5%,相当于体液丢失 30~50ml/kg。患儿精神稍差,稍有烦躁不安;皮肤稍干燥,弹性尚可;眼窝和前囟稍凹陷;哭时有泪;口唇黏膜稍干;尿量略减少。

(2)中度脱水:体重下降 5%~10%,相当于体液丢失 50~100l/kg。患儿精神萎靡或烦躁不安;皮肤苍白、干燥、弹性较差;眼窝和前囟明显凹陷;哭时泪少;口唇黏膜干燥;四肢稍凉;尿量明显减少。

(3)重度脱水:体重下降>10%,相当于体液丢失 100~120ml/kg。患儿呈重病容;精神极度萎靡,表情淡漠,昏睡甚至昏迷;皮肤发灰或有花纹、弹性极差;眼窝和前囟深凹陷;眼闭不合,两眼凝视;哭时无泪;口唇黏膜极干燥;因血容量明显减少可出现休克症状,如心音低钝、脉搏细速、血压下降、四肢厥冷、尿量极少甚至无尿。

3.脱水的性质

反映了水和电解质的相对丢失量。临床上常根据血清钠及血浆渗透压水平对其进行评估,分为等渗性脱水、低渗性脱水和高渗性脱水。

(1)等渗性脱水:血清钠在 l30~150mmol/L。因细胞内外无渗透压梯度,细胞内容量保持原状,故临床表现视脱水程度而异。

(2)低渗性脱水:血清钠<130mmol/L。因水从细胞外进入细胞内,使循环容量进一步减少,因此,其脱水程度较其他两种脱水更明显,临床表现多较严重。初期可无口渴症状,除一般脱水表现如皮肤弹性降低、眼窝和前囟凹陷外,多有四肢厥冷、皮肤发花、血压下降、尿量减少等休克症状。南于循环血量减少和组织缺氧,严重低钠血症者可发生脑细胞水肿,因此,多有

嗜睡等神经系统症状,甚至发生惊厥和昏迷。

(3)高渗性脱水:血清钠>150mmol/L。水从细胞内转移至细胞外使细胞内外的渗透压达到平衡,其结果是细胞内容量降低,细胞外液得到了细胞内液体的补充,细胞外液减少并不严重,因此,临床上脱水体征不明显,循环衰竭和肾小球滤过率减少较其他两种脱水轻。临床常表现为皮肤温暖、有揉面感;神经系统可出现嗜睡,但肌张力较高,反射活跃;由于细胞内缺水,患儿常有剧烈口渴、高热、烦躁不安、肌张力增高等表现,甚至发生惊厥。

4.治疗

见液体疗法部分。

(二)低钠血症

血钠低于130mmol/L,称为低钠血症。

1.病因

(1)细胞外液钠过少(缺钠性低钠血症):①钠入量减少:见于低盐饮食;液疗时用葡萄糖液过多。②钠损失过多:包括胃肠道损失,如呕吐,唾液丢失过多,胃、胆囊、胰腺等引流,腹泻,用清水灌肠(巨结肠),离子交换树脂治疗等;泌尿道损失,如慢性肾炎、急性肾小管坏死(恢复期)、肾病综合征(利尿期)、急性肾衰竭(多尿期)等肾内原因,或应用利尿剂、肾上腺皮质功能不全、中枢神经系统疾患、肺疾患等肾外原因,或蜘蛛膜输尿管造口;皮肤损失,如正常出汗,或囊性纤维增生、肾上腺功能不全等异常出汗;穿刺液损失,如放胸腔积液、腹水;烧伤损失。③钠重新分布:如严重营养不良,钾缺乏,钠渗入细胞内;创伤。

(2)细胞外液容量扩大(稀释性低钠血症):①水入量过多:如口服量过多,同时出量减少;胃肠道外液体疗法,葡萄糖液输入过多。②水血量过少,入量正常:如肾炎、肾病、肾小管坏死、急性肾衰竭少尿期等肾内因素;抗利尿激素分泌过多(应激状态)、急性中枢神经疾患、手术后、垂体加压素治疗、心力衰竭、心血管手术、营养不良等肾外因素;早产儿在高湿度环境中,皮肤丢失减少等。

2.临床表现

本症临床症状与体征与血钠降低的程度及速度有关,且多为非特异性表现。新生儿及未成熟儿表现为呼吸不整或暂停、嗜睡,对周围环境无反应等。较大小儿多有视力模糊、疲乏、淡漠、定向力丧失、头痛、嗜睡,甚至抽搐。此外,临床上可有体重增加,皮肤潮红、温暖而湿润,唾液、泪腺分泌增多或出现腹泻,开始时尿量增多,但以后由于液量过多超过了肾的稀释功能出现尿量减少,甚至无尿。

3.实验室检查

(1)血钠测定:<130mmol/L。应注意排除以下两种情况下假性低钠血症的可能:①高脂血症(如肾病综合征时)或高蛋白血症(小儿罕见)时,脂肪或蛋白质代替了血浆中的水,是血浆含水量减少,此时血钠测定如仍以血浆含水95%来计算,所得结果必然降低,而实际血浆所含水的钠浓度属正常。②高血糖或血中输注有甘露醇时,血浆渗透压增高,细胞内液外流,血钠被稀释,血糖每升高5.6mmol/L,可使血钠降低1.6mmol/L。

(2)为进一步分析病因常需查血中其他电解质水平、血糖、尿素氮、血渗透压,以及尿渗透压、尿钠等。

4.诊断

关键是血钠测定。但要注意排除假性低钠血症的可能。此外尚应注意缺钠性低钠血症与稀释性低钠血症(水中毒)的鉴别(表5-1)。

表5-1 缺钠性低钠血症与稀释性低钠血症的鉴别

项目	缺钠性低钠血症	稀释性低钠血症
细胞外液量	减少	增多
体重	减少	增加
循环量	不足	尚足
休克	重	无
尿量	尿少或无尿	如由于应激所致:水潴留,故无尿如由于输液过多:先利尿,减少尿、无尿
肾功能	不良(循环不足)	正常
尿钠	无	多
血BUN、非蛋白氮	增高	正常
血红蛋白、红细胞	增高	降低
血浆蛋白	增高	降低

5.治疗

(1)去除病因。

(2)纠正低钠血症

1)单纯无症状低钠血症者,不需要补充钠盐,只在饮食中纠正水和钠的入量即可。

2)无症状低钠血症伴有血容量不足时,应先给予生理盐水恢复血容量。此时低钠血症的恢复经历两个阶段:首先血钠浓度逐渐升高,一旦血容量恢复,则抗利尿激素的释放受抑制而迅速排出过多的水,血钠浓度恢复。

3)对于有症状或严重低钠血症(血钠≤120mmol/L)者,则给予高张氯化钠液。补钠量计算公式如下:

所需钠(mmol)=(正常血钠-测得的血钠)×0.6×体重(kg)。

使用3%氯化钠溶液12ml/kg,约提高血钠10mmol/L。

治疗目标是使血钠恢复至120mmol/L以上。

应用高张氯化钠时应特别注意纠正速度不可过快,一般主张每小时使血钠上升0.5~1mmol/L.为宜,尤其是慢性低钠血症患者。血钠纠正过快可导致脑桥髓鞘脱失,表现为构语障碍、咽下困难,甚至瘫痪、假性延髓性麻痹等。注意检测血钠变化,及时调整用量。

4)对于低钠血症伴水肿者(如心力衰竭、肝硬化、肾衰竭等).如给予钠常使其液体过度负荷状态进一步恶化。对轻或中度低钠血症给予限水摄入,在紧急情况下可同时给予呋塞米及高张氯化钠。

（三）高钠血症

血钠＞150mmol/L 时称为高钠血症。血钠和体内总钠不一定平行,如有时总体钠正常甚或减少,而有绝对或相对水不足时,也可发生高钠血症。

1.病因

(1)钠入量过多或总体钠的增加多于总体水的增加:如误服食盐过量、输入过多等渗或高渗液体(如 3%NaCl、5%NaHCO$_3^-$)、海水溺水、补液盐口服过多等。

(2)体内总钠正常,但有水的丢失,见于:①不显性失水增加:如发热、环境温度过高、持续过度通气等经皮肤或呼吸道失水。②中枢性或肾性尿崩症:前者或为特发性或继发于颅脑外伤、颅内或蝶鞍处肿瘤(颅咽管瘤、松果体瘤)、中枢神经系统感染等;后者或为家族性、性联显性遗传性肾性尿崩症,或继发于肾小管疾病、低钾血症、高钙血症等。尿崩症患者如能自由摄水多不致发生高钠血症,但当摄水受限(如婴幼儿不能自由摄取,或意识不清者)则发生高钠血症。

(3)体内钠的丢失少于水的丢失:如某些胃肠炎或肾性失水(如应用渗透性利尿剂、葡萄糖、甘露醇等),此外也可见于发育不良、梗阻性肾病、糖尿病等。

(4)体内总钠和水正常,但中枢性水平衡渗透压条件异常:如原发性高钠血症,见于某些小儿有原发性中枢神经系统肿瘤或感染时。此时控制水平衡的渗透压感受器重建于较正常高的水平,故发生高钠血症。此种一般为轻度高钠血症。

(5)肾排钠减少:如充血性心力衰竭、急性肾小球肾炎时,肾排钠减退,而未限制食盐入量;过多地使用肾上腺皮质激素、去氧皮质酮及原发性醛固酮增多症或肾上腺皮质功能亢进,都可以引起激素性钠潴留而引起水肿。

2.临床表现

(1)水肿:高钠血症时,细胞外液渗透压增高,细胞内水分外移,细胞外液量增加,加之由于细胞外液渗透压增高,引起抗利尿激素分泌增加,从而使细胞外液容量进一步扩张,过多的细胞外液潴留在皮下、肺、腹腔、胸腔及血管床等组织间液内,造成全身水肿。

(2)中枢神经系统症状:是高钠血症主要临床表现。由于细胞外液渗透压增高,细胞内水分外移,致细胞内脱水,其中脑细胞最易受累。早期有神志改变,不安、嗜睡、应激性增高、烦躁、共济失调。重者有肌肉震颤、眼睑或面肌颤动,甚至周身肌紧张、颈强直,出现脑膜刺激征、角弓反张、深部反射亢进。再重者昏迷、惊厥。神经细胞脱水,脑组织皱缩,脑脊液压力下降,颅内毛细血管及小静脉充血,易产生血管破裂,导致颅内出血,有的留有严重后遗症,甚至死亡。

(3)其他系统症状:可有口渴、呼吸加快、鼻扇、呕吐、心率加快,严重者可出现心力衰竭。

3.实验室检查

主要是血钠和血渗透压增高。血尿素氮增高时反映肾灌注下降,尿渗透压多增高。

4.治疗

(1)尽可能去除病因或针对病因进行治疗。

(2)纠正高钠血症的原则:①根据不同临床情况有区别地补充低渗液体;②纠正高钠血症,尤其是治疗早期不宜过快,因快速矫正高血钠可引起脑细胞水肿而导致惊厥,永久性神经系统损害或死亡。具体包括：a.不能用低张液过快纠正高钠：使用 Na^+ 浓度在 50～90mmol/L 液体时，补液速度应根据患儿体重和病情进行调节，最快应控制在 6～7ml/(kg·h) 以下；使用 Na^+ 浓度在 30～50mmol/L，液体时，补入速度最快不超过 5ml/(kg·h)。b.血钠下降速度：以 0.5mmol/(L·h)，即每天下降 10～12mmol/L 左右为宜。c.补液中适当补钾：既可使体液渗透压不致下降过快，又不会增加钠负荷。

（3）不同临床情况高钠血症的治疗

1）单纯失水：轻者采用饮水治疗；较重的可静脉输入 5% 葡萄糖溶液和 1/4 张液。高钠血症时有发生高血糖倾向，故液体中葡萄糖浓度以 2.5% 为宜，通常不给予胰岛素。

2）高渗性脱水伴有循环衰竭时：因脱水严重有休克表现，所以不论血钠水平，应首先恢复血容量。开始治疗时应使用等张盐水（该溶液对于高钠血症患者来说是低渗液），还可给予血浆、白蛋白，尽快恢复循环功能，一旦血压上升，组织灌注恢复后再给予低张盐水（1/2 张盐水和 5% 葡萄糖各半），并放慢补液速度，使血钠降至正常状态，这一过程不少于 48～72 小时。

3）钠摄入过多致高钠血症：可给予利尿剂，如呋塞米，以促进体内钠的排出。但由于这类利尿剂排水作用强于排钠，故应及时补充水分，以免加剧高渗血症。补液速度应根据尿量而定，有肾衰竭时应借助透析矫正高钠状态。

（4）其他：如伴有低钙血症时，应给予葡萄糖酸钙；有酸中毒者以适量乳酸钠或碳酸氢钠代替盐水等。

二、钾代谢异常

（一）低钾血症

当血清钾浓度低于 3.5mmol/L 时，称为低钾血症。

1.病因

（1）钾的摄入量不足：如禁食或厌食，一般的饮食减少不容易发生低钾血症，但严重摄食不足，而静脉补液中又缺钾时则会发生，主要见于昏迷、手术后、消化道疾病等导致不能进食或严重进食不足的患者。慢性消耗性疾病患者，肌肉组织少，整体储钾量少，进食不足，也容易发生低钾血症。心功能不全、肝硬化、血液病、肿瘤疾病等容易发生严重进食不足。

（2）钾排出增加：①经消化道丢失过多：因各种消化液中的钾浓度几乎皆比血浆高，且分泌量又较大，因此，消化道的疾病非常容易发生低钾血症。如呕吐、腹泻、各种引流或频繁灌肠而未及时补钾。②经肾排出过多：如 a.重症脱水合并酸中毒患儿，若输入不含钾的液体后，由于血浆被稀释，钾随尿量增加而排出，同时酸中毒纠正后钾向细胞内转移，此外糖原合成时可消耗钾，故血钾下降并可出现低钾症状。b.肾上腺皮质激素分泌过多性 Cushing 综合征、原发性醛固酮增多症、糖尿病酮症酸中毒、低镁、甲状腺功能亢进、大量利尿、碳酸酐酶抑制剂的应用、原发性肾失钾性疾病如肾小管酸中毒等也可引起低钾。③过度出汗。

（3）钾在体内分布异常：如家族性周期性麻痹，患者的钾由细胞外液迅速地移入细胞内而产生低钾血症。此外，如碱中毒、胰岛素应用及静脉高营养时等。

2.临床表现

低钾血症的临床表现不仅取决于血钾的浓度，更重要的是缺钾发生的速度。起病缓慢者，体内缺钾虽达到严重的程度，而临床症状不一定很重。一般当血清钾低于 3mmol/L 时即可出现症状。包括：

（1）肌肉系统：神经肌肉兴奋性降低，表现为骨骼肌、平滑肌及心肌功能改变，如肌肉软弱无力，重者出现呼吸机麻痹及麻痹性肠梗阻、肠扩张；膝反射、腹壁反射减弱或消失。

（2）心血管：出现心律失常、心肌收缩力降低、血压降低、甚至发生心力衰竭；心电图表现为T波低宽、出现U波、QT间期延长，T波倒置及ST段下降等。

（3）肾损害：低钾使肾浓缩功能下降，出现多尿，重者有碱中毒症状。长期低钾可致肾单位硬化、间质纤维化，在病理上与慢性肾盂肾炎很难区别。

（4）慢性低钾可使生长激素分泌减少。

3.实验室检查

（1）血钾降低：正常血清钾 3.5～5.5mmol/L，低于 3.5mmol/L 即为低钾血症。一般低于 3.5mmol/L 时有心电图的改变；低于 2.5mmol/L 时可致软瘫；低于 1.5mmol/L 时易导致死亡。

（2）心电图检查：T波低宽、出现U波、QT间期延长，T波倒置及ST段下降，严重时甚至出现室性心动过速或心室颤动。

（3）其他：血氯通常偏低，而碳酸氢盐常偏高。

4.治疗

（1）积极治疗原发病，控制钾的进一步丢失。

（2）补钾：为低钾血症主要治疗方法。

1）补钾量：一般每天可给钾 3mmol/kg，严重低钾者可给 1～6mmol/kg。计算公式：

应补钾量（mmol）＝（4.5mmol/L-实测钾浓度 mmol/L）×0.3×体重（kg）＋估计继续失钾量。

2）补钾途径：可口服补钾或静脉补钾。如患者情况允许，口服补钾可能更安全，但血钾＜ 2.5mmol/L 时，有心律失常危险者，可静脉补钾。

3）静脉补钾浓度及速度：应精确计算补充的速度和浓度。一般输注速度应控制在 0.3mmol/（kg·h）（成人 20mmol/h），浓度不宜超过 40mmol/L（0.3%）。严重低钾时补钾的输注速度可达 0.5mmol/（kg·h），浓度可达 60mmol/L（0.45%）。

4）高浓度快速静脉补钾：ICU 经常遇到危及生命的严重低钾血症，甚至合并低钾血症需限制液体输入量及速度的危重患者，需快速补钾，文献报道在具有中心静脉微量泵入条件下，补钾浓度可高达 0.75%～5%。

5）注意事项：静脉滴注氯化钾可引起局部暂时性高钾，刺激血管壁引起局部疼痛，甚至发炎，需注意预防。因氯化钾进入大静脉后有稀释缓冲作用，减少钾离子对静脉的刺激，因此，补钾应尽量选择周围静脉中较粗大者，若为高浓度补钾，以中心静脉为宜；因细胞对钾的回复速率有一定的限制，即使是严重低钾患者快速补钾也有潜在的危险，如引起致死性心律失常，因此，补钾时应多次监测血钾水平，有条件者应给予心电监护，尤其是静脉补充高浓度钾时；肾功能障碍无尿时影响钾的排出，此时应见尿才能补钾；当低钾伴有碱中毒时，常伴有低氯，故采用氯化钾液补充可能是最佳策略。

（3）利尿剂的应用：对于滞钠、水肿或肾性失钾者可用潴钾排钠利尿剂，如螺内酯。如家族性周期性麻痹,此类药物有预防发作的效果。

(4)其他并发情况的治疗:如合并低镁、低钙者也应给予相应补充。

(二)高钾血症

当血清钾浓度≥5.5mmol/L时,称为高钾血症。

1.病因

(1)排钾减少:如肾衰竭、肾小管性酸中毒、肾上腺皮质功能低下等。

(2)钾摄入过多:如输入含钾溶液速度过快或浓度过高等。

(3)钾分布异常:如休克、溶血及严重挤压伤等。

2.临床表现

(1)神经、肌肉症状:患儿可有精神萎靡、嗜睡,手足感觉异常,腱反射减弱或消失,严重者可出现迟缓性瘫痪、尿潴留甚至呼吸麻痹。

(2)心血管:心率减慢而不规则,可出现心室期前收缩或心室颤动,甚至心脏停搏。当血钾高至 6~7mmol/L,心电图即可出现高耸的 T 波;当高至 8mmol/L 时,P 波消失或 QRS 波群增宽;在 12mmol/L 时,即可发生心室纤颤及心脏停搏。

3.实验室检查

(1)血生化:血清钾高于 5.5mmol/L。血钠、钙、镁可以有相应的改变。血气分析可有血 pH 下降,HCO_3^- 下降。

(2)心电图改变。

4.治疗

(1)病因治疗:立即停用所有含钾溶液、含钾丰富的食物及药物、潴钾利尿剂等,积极治疗原发疾病。

(2)高钾血症的治疗

1)如果患儿无症状,血钾<6.5mmol/L,心电图正常或仅 T 波增高时,停止钾的摄入、停用保钾利尿剂等;如有酸中毒,积极纠酸;积极处理原发病等,血钾可恢复。

2)如果血钾>6.5mmol/L 或心电图有更多改变,应积极采取措施降低血钾,包括:

Ⅰ.快速应用碳酸氢钠 1~3mmol/kg,或葡萄糖加胰岛素(葡萄糖 0.5~1g/kg,每 3g 葡萄糖加 1 单位胰岛素),促使钾进入细胞内,使血清钾降低。

Ⅱ.沙丁胺醇 5μg/kg,经 15 分钟静脉应用或以 2.5~5mg 雾化吸入常能有效降低血钾,并能持续 2~4 小时。

Ⅲ.10%葡萄糖酸钙溶液 0.5ml/kg 在数分钟内缓慢静脉应用,可对抗高钾对心脏的毒性作用,但必须同时监测心电图。

Ⅳ.此外还可应用离子交换树脂,肾功能良好者可应用排钾利尿剂以增加钾的排出。

Ⅴ.对于严重高钾血症,尤其是伴有急性肾衰竭者可行血液净化治疗。

三、镁代谢异常

(一)低镁血症

血镁低于 0.75mmol/L,即为低镁血症。

1.病因

(1)镁摄入不足:如长期禁食而输入不含镁的液体、严重营养不良、厌食等。

(2)失镁过多:如长期腹泻、吸收不良综合征、呕吐、持续胃肠减压而无镁输入等。

(3)肾排镁过多:如长期使用利尿剂、高钙血症、原发性醛固酮增多症、甲状旁腺功能低下等。

(4)急性胰腺炎,由于腹腔内脂肪坏死有镁性皂沉积。

(5)糖尿病酸中毒治疗期间,糖原合成时亦需要镁。

2.临床表现

血镁低于 0.63mmol/L 时即可出现神经肌肉兴奋性增强,如反射亢进、肌肉震颤、手足搐搦,新生儿期发病可出现惊厥。少数病例可出现心动过速和室性期前收缩等心电图改变。

3.治疗

(1)控制原发病。

(2)补镁:一般按每日(0.25mmol/kg 补充。如有惊厥,可在心电监护下静脉缓慢滴注硫酸镁,剂量以 50～100mg/(kg·d)计,浓度为 1%,速度不超过 1ml/min 缓慢静脉滴注,滴注前应测血压。在以下情况时不可静脉补镁:①肾功能不全(血肌酐> $200\mu mol/L$);②因镁可抑制心脏搏动和心脏传导,故传导阻滞者禁用;③呼吸功能不全时应用镁可致二氧化碳潴留。

(3)长期应刚祥利尿剂者,如同时应用螺内酯等保钾利尿剂可防止低钾、低镁的发生。

(二)高镁血症

血镁浓度高于 1.25mmol/L 时即为高镁血症。

1.病因

主要见于肾功能不全,特别是尿少的患儿注射镁剂,少数可因口服大量镁剂或用镁灌肠(如巨结肠症)而发生。

2.临床表现

一般无症状;若血镁超过 3mmol/L,可出现嗜睡、腱反射消失;血镁超过 5mmol/L,则出现呼吸抑制,心电图可出现房室传导或室性传导阻滞。

3.治疗

主要是病因治疗,停止镁的摄入。静脉注射钙剂以拮抗镁对心脏的影响;有呼吸麻痹者可应用呼吸机;对于血镁高、肾功能减退者,可进行血液净化治疗以清除体内蓄积的镁。

第二节　酸碱平衡失调

一、总论

(一)概述

人体细胞生理活动的正常进行,有赖于体液的酸碱平衡。正常人体通过血液的缓冲系统、肺和肾的调节保持机体酸碱平衡状态。三者在维持酸碱平衡中是相互联系、协调作用的,一旦病理因素作用超出了三者的代偿能力时,即出现酸碱平衡失调,严重的可危及生命。临床上常见的酸碱平衡失调包括:代谢性酸中毒、呼吸性酸中毒、代谢性碱中毒、呼吸性碱中毒,各类型可混合存在.即是混合性酸碱紊乱,常伴有水电解质异常。

(二)体内酸碱物质的来源

体液中的酸性物质和碱性物质主要是组织细胞在分解代谢过程中产生的,其中产生最多的是酸性物质,仅小部分为碱性物质。

1.酸性物质的来源

(1)挥发酸:碳酸(H_2CO_3)是体内唯一的挥发酸,是机体在代谢过程中产生最多的酸性物质,因其分解产生的CO_2可由肺呼出而被称之挥发酸。通过肺进行的CO_2呼出量调节也称之酸碱的呼吸性调节。糖、脂肪和蛋白质等物质在代谢过程中产生大量的CO_2,在安静状态下,成人每天产生的CO_2约$300\sim400L$。

机体在代谢过程中所产生的CO_2,可以通过两种方式与水结合生成碳酸。一种方式是:CO_2与组织间液和血浆中的水直接结合生成H_2CO_3,即CO_2溶解于水生成H_2CO_3。陔反应过程不需要碳酸酐酶(Carbonic anhydrase,CA)参与,即$CO_2+H_2O\rightarrow H_2CO_3\rightarrow H_1+HCO_3^-$。

另一种方式是:CO_2在红细胞、肾小管上皮细胞、胃黏膜上皮细胞和肺泡上皮细胞内经CA的催化与水结合生成H_2CO_3。其反应过程如下:$CO_2+H_2CO_3\rightarrow H_1+HCO_3^-$。

(2)固定酸(fixed acid):是体内除碳酸外所有酸性物质的总称,因不能由肺呼出,而只能通过肾由尿液排出故又称非挥发酸(unvolatile acid),也称之酸碱的肾性调节。机体产生的固定酸有:含硫氨基酸分解代谢产生的硫酸;含磷有机物(磷蛋白、核苷酸、磷脂等)分解代谢产生的磷酸;糖酵解产生的乳酸;脂肪分解产生的乙酰乙酸、β-羟丁酸等。但是,人体每天生成的固定酸所解离产生的H^+与挥发酸相比要少得多。

2.碱性物质的来源

体内通过三大营养物质的分解代谢产生的碱性物质并不多。但人们摄入的蔬菜和水果中含有有机酸盐(如柠檬酸盐、苹果酸盐等),在体内经过生物氧化可生成碱性物质。

(三)酸碱平衡调节机制

机体对酸碱平衡的调节主要是由三大调节体系共同作用来完成的,即血液缓冲系统的缓冲,肺对酸碱平衡的调节和肾对酸碱平衡的调节。

1.血液缓冲系统的缓冲作用

血液缓冲系统包括血浆缓冲系统和红细胞缓冲系统,都是由弱酸和与其相对应的弱酸盐组成。其中弱酸为酸性物质,对进入血液的碱起缓冲作用;弱酸盐为碱性物质,对进入血液的酸起缓冲作用。血浆缓冲系由碳酸氢盐缓冲对($NaHCO_3/H_2CO_3$)、磷酸氢盐缓冲对(Na_2HPO_4/NaH_2PO_3)和血浆蛋白缓冲对($NaPr/HPr$)组成。红细胞缓冲对则由还原血红蛋白缓冲对(KHb/HHb)、氧合血红蛋白缓冲对($KHbO_2/HHbO_2$)、碳酸氢盐缓冲对($KHCO_3/H_2CO_3$)和磷酸氢盐缓冲对(K_2HPO_4/KH_2PO_4)等组成。碳酸氢盐缓冲对占血浆缓冲对含量的50%以上,血浆中50%以上的缓冲作用由它完成;当血浆中的酸性物质(如盐酸)过多时,由碳酸氢盐缓冲对中的碳酸氢钠对其缓冲。经过缓冲系统缓冲后,强酸(盐酸)变成了弱酸(碳酸),固定酸变成了挥发酸,挥发酸分解成H_2O和CO_2,CO_2由肺呼出体外。因此,也有人称碳酸氢盐缓冲对为开放性缓冲对。其缓冲目的是使血液酸碱度维持稳定,减小pH变动。

2.肺对酸碱平衡的调节

肺对酸碱平衡的调节是通过改变肺泡通气量来改变 CO_2 的排出量,并以此调节体内挥发酸 H_2CO_3 的浓度。这种调节受延髓呼吸中枢的控制。呼吸中枢通过整合中枢化学感受器和外周化学感受器传入的刺激信号,以改变呼吸频率和呼吸幅度的方式来改变肺泡通气量。肺对酸碱平衡的调节是非常迅速的,通常在数分钟内就开始发挥作用,并在很短时间内达到高峰,但不持久。

3.肾对酸碱平衡的调节

肾对酸碱平衡的调节过程,实际上就是一个排酸保碱的过程。肾对酸碱平衡的调节方式主要有以下四种:

(1)近曲小管泌 H^+、进行 H^+-Na^+ 交换,对 $NaHCO_3$ 进行重吸收:肾小球滤过的 $NaHCO_3^-$ 约有 $80\%\sim85\%$ 被近曲小管重吸收,主要是由近曲小管上皮细胞主动分泌 H1,并通过 H^+-Na^+ 交换实现的。肾小球滤过的 $NaHCO_3$。在小管液中解离为 Na^+ 和 HCO_3^-,其中的 Na^+ 与近曲小管上皮细胞内 H^+ 进行转运交换,Na^+ 进入细胞后即与近曲小管上皮细胞内的 $HCOO_3^-$ 一同转运至血液。H^+-Na^+ 交换是一个继发性耗能过程,所需的能量是由基侧膜上 Na^+-K^+-ATP 酶通过消耗 ATP 将细胞内 Na^+ 的泵出,并多于 K^+ 泵入,使细胞内 Na^+ 处于一个较低的浓度,这样有利于小管液中 Na^+ 与细胞内 H^+ 转运交换。

由于小管液中的 HCO_3^- 不易透过管腔膜,因而很难进入细胞,于是小管液中的 HCO_3^- 先与近曲小管上皮细胞分泌的 H^+ 结合,生成 H_2CO_3,然后 H_2CO_3 分解,生成 H_2O 和 CO_2。高度脂溶性 CO_2 能迅速通过管腔膜进入近曲小管上皮细胞,并在细胞内 CA 的催化下与 H_2O 结合生成 H_2CO_3。H_2CO_3 解离为 HCO_3^- 和 H^+,H^+ 由近曲小管上皮细胞分泌进入小管液中,与小管液中的 Na^+ 进行交换。然后,近曲小管上皮细胞内的 HCO_3^- 与通过 H^+-Na^+ 交换进入细胞内的 Na^+ 一起被转运到血液内,从而完成 $NaHCO_3$ 的重吸收。

(2)远曲小管和集合管泌 H^+、泌 K^+,进行 H^+-Na^+ 交换和 K^+-Na^+ 交换:由于肾小管管腔侧细胞膜上存在着主动转运 H^+ 和 K^+ 的载体,因而远曲小管和集合管既可泌 H^+,进行 H^+-Na^+ 交换;也可泌 K^+,进行 K^+-Na^+ 交换。因为肾小管细胞内的 H^+ 和 K^+ 是竞争性地与管腔侧细胞膜上的同一载体相结合,所以泌 H^+ 和泌 K^+ 是竞争性进行的,H^+-Na^+ 交换与 K^+-Na^+ 交换过程也是相互竞争的。当 H^+-Na^+ 交换增加时,则 K^+-Na^+ 交换减少;而当 K^+-Na^+ 交换增加时,则 H^+-Na^+ 交换减少。例如,酸中毒时,远曲小管和集合管上皮细胞泌 H^+ 增加,使 H^+-Na^+ 换过程加强,结果导致 H^+ 排出增多和 $NaHCO_3$ 的重吸收增加,使尿液酸化。此时,远曲小管和集合管泌 K^+ 减少,并可因 K^+ 的排出减少而导致高钾血症。相反,碱中毒时,远曲小管和集合管上皮细胞泌 H^+ 减少,H^+-Na^+ 交换减少,结果引起 H^+ 的排出和 $NaHCO_3^-$ 的重吸收减少。与此同时,肾小管泌 K^+ 增加,K^+-Na^+ 交换增加,并由于 K^+ 的排出增加而导致血清钾浓度降低。此外,高钾血症时,K^+-Na^+ 交换增加而 H^+-Na^+ 交换减少,易造成 H^+ 在体内潴留而引起酸中毒。而低钾血症时,K^+-Na^+ 交换减少而 H^+-Na^+ 交换增加,易导致 H^+ 从尿中丢失而引起碱中毒。

(3)近曲小管的 NH_4^+-Na^+ 交换与远曲小管泌 NH_3:近曲小管上皮细胞是产 NH_3 的主要

场所,细胞内含有谷氨酰胺酶,可催化谷氨酰胺水解而释放出 NH_3,谷氨酰胺→谷氨酸＋NH_3、谷氨酸→α-酮戊二酸＋NH_3。产生 NH_3 具有脂溶性,它可以通过非离子扩散泌 NH_3 进入小管液中;也可以与细胞内的 H^+ 结合生成 NH_4^+,然后由近曲小管分泌入小管液中,并以 NH_4^+-Na^+ 交换方式将小管液中的 Na^+ 换回。进入近曲小管细胞内的 Na^+ 与细胞内的 HCO_3^- 一起通过基侧膜的协同转运进入血液。GT 的活性受 pH 影响,酸中毒越严重,酶的活性也越高,产生 NH_3 和 α-酮戊二酸也越多。

远曲小管和集合管上皮细胞内也有 GT,可使谷氨酰胺分解而释放 NH_3,NH_3 被扩散泌入小管液中,并与小管液中的 H^+ 结合生成 NH_4^+,然后与 Cl 结合生成 NH_4Cl 从尿中排出。酸中毒时,GT 活性增加,近曲小管的 NH_4^+-Na^+ 交换与远曲小管泌 NH_3 作用加强,从而加速了 H^+ 的排出和 HCO_3^- 的重吸收。

(4)小管液中磷酸盐的酸化:肾小球滤液中存在两种形式的磷酸盐,即 Na_2HPO_4 和 NaH_2PO_4,当肾小球滤液 pH 为 7.4 时,两者的比值为 4:1。当肾小管上皮细胞分泌 H^+ 增加时,分泌的 H^+ 与肾小球滤液中的 Na_2HPO_4 分离出的 Na^+ 进行交换,结果使 NaH_2PO_4 产生增加,这便是磷酸盐的酸化。通过磷酸盐的酸化加强,可使 H^+ 的排出增加,结果导致尿液 pH 降低。当尿液 pH 为 5.5 时,小管液中几乎所有的 Na_2HPO_4 都已转变成了 NaH_2PO_4。因此,磷酸盐的酸化在促进 H^+ 的排出过程中起一定作用,但作用有限。

肾对酸碱平衡的调节较之血液缓冲系统和肺的调节来说是一个比较缓慢的过程,通常要在数小时后才开始发挥作用,3～5 天后才到高峰。肾对酸碱平衡的调节作用一旦发挥,其作用强大且持久。

4.组织细胞对酸碱平衡的调节

除了血液缓冲系统,肺和肾对酸碱平衡的调节以外,组织细胞对酸碱平衡也起一定的调节作用。组织细胞对酸碱平衡的调节作用主要是通过细胞内外离子交换方式进行的,如 H^+-K^+ 交换、K^+-Na^+ 交换和 H^+-Na^+ 交换等。例如:酸中毒时,细胞外液中的 H^+ 向细胞内转移,使细胞外液中 H^+ 浓度有所减少,为了维持电中性则细胞内液中的 K^+ 向细胞外转移,使细胞外液中 K^+ 浓度升高,故常导致高钾血症。相反,碱中毒时常伴有低血钾。此外,肝可以通过合成尿素清除 NH_3 调节酸碱平衡,骨骼的钙盐分解有利于 H^+ 的缓冲。

(四)评价酸碱平衡常用的指标

1.pH

血液 pH 是表示血液酸碱度的指标。pH 的高低反映了血液中 H^+ 浓度的状况。正常人动脉血 pH 在 7.35～7.15 之间,静脉血 pH 较动脉血低 0.03～0.05。血浆中 pH 正常并不能表明机体没有酸碱平衡紊乱。因为 pH 正常的情况有三种:一是机体没有酸碱平衡紊乱;二是机体有酸碱平衡紊乱但代偿良好,为完全代偿性酸碱平衡紊乱;三是机体可能存在相抵消型的酸碱平衡紊乱,正好相抵消时 pH 正常。

2.动脉血二氧化碳分压($PaCO_2$)

$PaCO_2$ 是指物理溶解于血浆中的 CO_2 分子所产生的压力。由于 CO_2 通过肺泡膜的弥散能力很强,因而动脉血 $PaCO_2$ 与肺泡气 $PaCO_2$ 几乎相同。动脉血 $PaCO_2$ 是反映呼吸性酸碱平衡紊乱的可靠指标。$PaCO_2$ 正常值为 $40mmHg$,波动范围在 $33\sim46mmHg$ 之间。其临床意义包括:①结合 PaO_2 变化判断呼吸衰竭的类型和程度;②判定是否存在呼吸性酸碱平衡失调;③判断代谢性酸碱平衡失调的代偿反应;④判断肺泡通气状态。如:$PaCO_2$ 升高($>46mmHg$)表示肺泡通气不足,CO_2 在体内潴留,血浆中 H_2CO_3 浓度升高,pH 降低,为呼吸性酸中毒;$PaCO_2$ 降低($<33mmHg$)则表示肺泡通气过度,CO_2 排出过多,血浆中 H_2CO_3 浓度下降,pH 升高,为呼吸性碱中毒。代谢性酸碱平衡紊乱时 $PaCO_2$ 也可以发生代偿性改变,在代谢性酸中毒时下降,而代谢性碱中毒时上升。单纯代谢性酸碱平衡紊乱经肺代偿所造成的 $PaCO_2$ 下降或上升,其值一般不会低于 $15mmHg$ 或高于 $60mmHg$。超出该范围时,常提示有原发性呼吸性酸碱平衡紊乱存在。

3.标准碳酸氢盐和实际碳酸氢盐

标准碳酸氢盐(standard bicarbonate,SB)是指血液标本在标准条件下,即在 $38\,^{\circ}\!C$ 和血红蛋白完全氧合的条件下,用 PCO_2 为 $40mmHg$ 的气体平衡后所测得的血浆 HCO_3^- 浓度。因为标准化后排除了呼吸因素的影响,所以 SB 是判断代谢因素的指标,正常值为 $22\sim27mmol/L$,平均为 $24mmol/L$。代谢性酸中毒时 SB 下降,代谢性碱中毒时 SB 升高。呼吸性酸中毒经肾代偿后 SB 增高;呼吸性碱中毒经肾代偿后 SB 降低。

实际碳酸氢盐(actual bicarbonate,AB)是指隔绝空气的血液标本,在实际 PCO_2 和实际血氧饱和度条件下测得的血浆碳酸氢盐浓度。受呼吸和代谢双重因素的影响。正常情况下 AB $=$ SB,AB>SB 表明有 CO_2 蓄积,见于呼吸性酸中毒或代偿后的代谢性碱中毒;AB<SB 表明 CO_2 呼出过多,见于呼吸性碱中毒或代偿后的代谢性酸中毒。若两者数值均低于正常,表明有代谢性酸中毒或代偿后的呼吸性碱中毒;而两者数值均高于正常则表明有代谢性碱中毒或代偿后的呼吸性酸中毒。

4.缓冲碱

缓冲碱(buffer base,BB)是指血液中一切具有缓冲作用的碱性物质的总和,即人体血液中具有缓冲作用的阴离子的总和。这些阴离子包括 HCO_3^-、Pr^-、HPO_4^{2-}、Hb 和 HbO_2^- 等。BB 通常以氧饱和的全血测定,正常值为 $45\sim55mmol/L$。BB 是反映代谢因素的指标,BB 减少表明代谢性酸中毒或代偿后的呼吸性碱中毒;BB 增高表明代谢性碱中毒抑或是代偿后的呼吸性酸中毒。

5.碱剩余

碱剩余(base excess,BE)指在标准条件下,即在 $38\,^{\circ}\!C$,PCO_2 为 $40mmHg$,Hb 为 $150g/L$,100％氧饱和的情况下,用酸或碱将 1 升全血滴定至 pH$=7.40$ 时所用的酸或碱的 $mmol/L$ 数。若需用酸滴定就表示血液中碱剩余,BE 用正值(BE+)表示;若需用碱滴定则表示血液中碱缺失,BE 用负值(BE-)表示。BE 是反映代谢因素的指标,正常范围为 $0\pm3mmol/L$。BE 正值增大见于代谢性碱中毒,亦见于经肾代偿后的呼吸性酸中毒;BE 负值增大见于代谢性酸中毒,亦见于经肾代偿后的呼吸性碱中毒。

6.阴离子间隙

阴离子间隙(anion gap,AG)指血浆中未测定的阴离子(undetermined anion,UA)量减去未测定的阳离子(undetermined cation,UC)量的差值,即 AG=UA-UC。UA 包括蛋白质阴离

子 Pr^-、HPO_4^{2-}、SO_4^{2-} 和有机酸根阴离子;UC 包括 K^+、Ca^{2+} 和 Mg^{2+}。血浆中的阳离子总量＝Na^+＋UC,阴离子总量＝Cl^-＋HCO_3^-＋ UA。血浆中的阳离子和阴离子的总当量数相等,即 $AG=Na^+-(Cl^-＋HCO_3^-)$。AG 的正常值为 $8\sim16mmol/L$。

AG 对于区分不同类型的代谢性酸中毒具有重要意义。根据 AG 变化,代谢性酸中毒可分为 AG 增高型代谢性酸中毒和 AG 正常型代谢性酸中毒两类。

二、酸碱平衡紊乱的分类

酸碱平衡紊乱可分为单纯型酸碱平衡紊乱和混合型酸碱平衡紊乱,其中单纯型酸碱平衡紊乱又可分为代谢性酸中毒、呼吸性酸中毒、代谢性碱中毒和呼吸性碱中毒四种;混合型酸碱平衡紊乱分为双重性酸碱平衡紊乱(包括代谢性酸中毒合并呼吸性碱中毒、代谢性碱中毒合并呼吸性酸中毒、代谢性酸中毒合并代谢性碱中毒)和三重酸碱平衡紊乱(包括代谢性酸中毒合并代谢性碱中毒和呼吸性酸中毒、代谢性酸中毒合并代谢性碱中毒和呼吸性碱中毒)。

(一)单纯型酸碱平衡紊乱

1.呼吸性酸中毒

由各种原因引起的呼吸功能障碍,特别是通气功能降低,导致 CO_2 潴留,血液中 $PaCO_2$ 升高,pH 降低,即为呼吸性酸中毒。根据其发生速度的快慢可分为急性呼吸性酸中毒和慢性呼吸性酸中毒两大类。

(1)病因:①呼吸中枢抑制,如应用麻醉、镇静药物后,或因中枢神经系统疾病直接影响呼吸中枢;②呼吸机麻痹,如重症肌无力、多发性神经根炎;③胸廓与肺部病变,如支气管哮喘、阻塞性肺气肿、喘息性支气管炎等;④呼吸道阻塞;⑤其他,如呼吸机使用不当,吸入 CO_2 过多等。

(2)调节机制

1)细胞内外离子交换和细胞内缓冲:这是急性呼吸性酸中毒的主要代偿方式。急性呼吸性酸中毒时,CO_2 大量潴留使血浆 H_2CO_3 浓度升高,H_2CO_3 分解为 H^+ 和 HCO_3^-,导致血浆内的 H^+ 和 HCO_3^- 增加。然后 H^+ 迅速进入细胞并与细胞内的 K^+ 进行交换(这可导致高钾血症),H^+ 进入细胞后由细胞内的蛋白质缓冲对缓冲。留在血浆中的 HCO_3^- 使血浆 HCO_3^- 浓度有所增加,具有一定的代偿作用。此外,急性呼吸性酸中毒时,由于血浆 CO_2 潴留使 CO_2 迅速弥散进入红细胞,并在红细胞内的 CA 催化下生成 H_2CO_3,H_2CO_3 进而解离为 H^+ 和 HCO_3^-。红细胞内增加的 H^+ 不断被血红蛋白缓冲对缓冲;红细胞内增加的 HCO_3^- 则不断从红细胞进入血浆与血浆中的 Cl^- 进行交换,结果导致血浆 HCO_3^- 浓度有所增加,而血浆 Cl^- 浓度有所降低。急性呼吸性酸中毒时,经以上代偿方式可使血浆 HCO_3^- 浓度继发性增加,但增加的量非常有限,反映酸碱的代谢性指标增加不明显,而呼吸性指标:$PaCO_2$ 降低、AB＞SB;血浆$[HCO_3^-]/[H_2CO_3]$的比值仍然处于低于 $20:1$ 的状态,pH 仍低于正常,因而急性呼吸性酸中毒通常是失代偿的。

2)肾代偿调节:这是慢性呼吸性酸中毒时的主要代偿方式。慢性呼吸性酸中毒时,肾的代偿调节与代谢性酸中毒时相似,肾小管上皮细胞内 CA 和谷氨酰胺酶活性均增加,肾泌 H^+,排 NH_4^+ 和重吸收 $NaHCO_3$ 的作用显著增强。通过肾等代偿后,反映酸碱的代谢性指标:AB、SB、BB 值均升高,BE 正值加大,AB＞SB。

（3）临床表现

1）呼吸系统：CO_2 开始潴留时，对呼吸中枢起刺激作用，呼吸加深加快；若 $PaCO_2$ 持续升高，则对呼吸中枢的刺激作用渐减弱，当 $PaCO_2$ 约在 90mmHg 时，则可导致呼吸抑制而发生 CO_2 麻醉。呼吸中枢的活动只能靠缺氧刺激呼吸中枢。急性呼吸性酸中毒，常伴低氧血症，可表现为气促、发绀、呼吸困难；慢性呼吸性酸中毒，患者多有肺部疾病，可出现肺部症状，如呼吸困难、气喘、咳嗽、咳痰等，体检亦可有桶状胸、啰音等。

2）循环系统：急性呼吸性酸中毒时，严重缺氧常影响心脏，酸中毒时常有高钾血症，可骤发心室纤颤或心脏停搏；慢性呼吸性酸中毒同时合并缺氧.后者可引起儿茶酚胺增加，对心肌发生刺激，但缺氧又可使心脏发生抑制，酸中毒对心脏也有抑制作用，而最后对心脏的作用，要看上述因素是否平衡；CO_2 潴留可扩张周围血管，表现为面潮红、唇樱红、结膜充血水肿、多汗、四肢暖等，而缺氧则可引起血管收缩；作用的最后结果取决于哪个因素占优势；酸中毒与缺氧还可引起肺动脉血管收缩而发生肺动脉高压；$PaCO_2$ 升高和 PaO_2 降低尚可引起心肺功能的改变等。

3）中枢神经系统：高碳酸血症时，可出现头痛、头晕、无力，重者可有神志的改变如谵妄、木僵、昏迷，体检可发现腱反射降低、视盘水肿、瞳孔缩小、震颤等。神志改变的程度与 $PaCO_2$ 升高的速度和程度有关。$PaCO_2$ 上升速度快，出现症状也较重，但由于 CO_2 很容易通过血脑-屏障，故使脑脊液的 pH 下降较快。高碳酸血症对神经系统有明显抑制作用，随着血中 $PaCO_2$ 上升而加重。当 $PaCO_2$ 80mmHg 以上时，几乎都有意识障碍；当达 $PaCO_2$ 100mmHg 时多已昏迷。

（4）实验室检查

1）生化指标：血钾升高；血钠改变不大；血钙增加；血 Cl 与 HCO_3^- 有关，HCO_3^- 升高，Cl^- 下降，反之，Cl^- 升高。

2）血气分析：pH 降低；$PaCO_2$ 升高；通过肾代偿后，代谢性指标 CO_2 CP、AB、SB、BB 值均升高；AB＞ BB，BE 正值增加。

（5）诊断：有导致 CO_2 潴留的原发病，临床表现为高碳酸血症的表现及中枢神经系统症状，加上血气分析血 pH 下降、PCO_2 增高，即可诊断。但应注意是否合并代谢性酸中毒。此时 pH 下降更明显，只凭血气分析往往不易鉴别，此时可参考下式：血 Na^+-(HCO_3^-＋Cl^-)＞15mmol/L 提示为混合性酸中毒。

（6）治疗：主要是去除病因，改善通气功能，以促进 CO_2 排出、适度供氧。治疗上应注意以下几点：①保持呼吸道通畅，包括吸痰、必要时气管插管或气管切开；②呼吸中枢抑制者可应用呼吸兴奋剂，必要时应用呼吸机治疗；③应防止 CO_2 排出不宜过快，体内 HCO_3^- 排出较慢，以防代谢性碱中毒；④若有高钾血症，应降低血钾，如给予 5％碳酸氢钠溶液，高渗葡萄糖加胰岛素等，一般呼吸性酸中毒纠正后高血钾可恢复；⑤因一旦呼吸道通畅，CO_2 排出，酸中毒会较快纠正，故通常不用碱性药物纠正呼吸性酸中毒。

2.呼吸性碱中毒

指因通气过度使 CO_2 呼出过多，导致血浆 H_2CO_3 浓度原发性降低。呼吸性碱中毒可分为急性呼吸性碱中毒和慢性呼吸性碱中毒两类。

（1）病因：①精神性过度通气；②中枢神经系统疾病，如脑炎、脑膜炎、癫痫等；③小儿极度哭闹；④柳酸盐中毒；⑤呼吸机使用不当等。

（2）调节机制：因呼吸性碱中毒是由通气过度所致，故肺不能有效发挥其代偿作用。呼吸性碱中毒主要通过以下两种方式代偿：①细胞内外离子交换和细胞内缓冲：是急性呼吸性碱中毒的主要代偿方式。作用迅速，当 PCO_2 下降，pH 增高时，缓冲系统释出 H^+ 使 HCO_3^- 下降，释出的 H^+ 99%是由细胞内缓冲系统提供，1%来自细胞外液。②肾代偿调节：是慢性呼吸性碱中毒的主要代偿方式。肾 HCO_3^- 阈下降，排出增加，这一作用常需 2～3 天才达最大作用。③机体产生乳酸。

（3）临床表现：除原发病表现外，因碱中毒可致神经肌肉兴奋性增高及血浆游离钙减少，故部分患儿可出现四肢、口唇麻木，刺痛，头晕，四肢抽搐，肌肉强直，严重的可出现意识障碍或昏迷；因碱中毒时氧合血红蛋白解离降低，故组织缺氧，可致脑电图异常、肝功能受损、乳酸增高；部分患儿还可出现口干、呃逆、腹胀等消化系统表现。

（4）实验室检查：①生化指标改变：可有血 Ca^{2+} 降低、血 K^+ 降低、血 Cl^- 增高等。②血气分析：血 $PaCO_2$ 降低，HCO_3^- 代偿性下降。急性呼碱 $PaCO_2$ 每下降 10mmHg，HCO_3^- 下降 2mmol/L，慢性呼吸性碱中毒下降 4～5mmol/L。

（5）治疗：包括：①治疗原发病；②对于癔症性精神因素引起过度通气的患者可适当给予安慰或镇静剂；③抽搐者，可酌情应用钙剂。

3.代谢性酸中毒

是儿科最常见的一种酸碱失衡。是由于体内固定酸生成过多，或肾排酸减少，以及 HCO_3^- 大量丢失，导致血浆 HCO_3^- 浓度原发性降低。

（1）病因：①HCO_3^- 丢失过多：儿科以胃肠道疾患最常见，如腹泻、胃肠引流等。因腹泻液、小肠液、胆汁及胰液中含有较高的 HCO_3^- 和相对低浓度的 Cl，故腹泻、引流、瘘管等可丢失 HCO_3^- 而至酸中毒。此外，在近端肾小管酸中毒时也可自尿中丢失。②体内固定酸产生过多，如糖尿病酮症酸中毒、饥饿性酮症、缺氧引起的乳酸增加等，或服用大量的酸性药物，如口服水杨酸、氯化铵等。③肾排 H^+ 障碍，如肾功能不全、远端肾小管酸中毒等。

（2）分类：根据阴离子间隙值（AG）可将代谢性酸中毒分为两类：

1）高 AG 代谢性酸中毒：见于产酸过多，如糖尿病酮症，缺氧时乳酸酸中毒；排酸障碍，如急慢性肾衰竭；摄入酸过多，如水杨酸中毒。

2）正常 ACJ 代谢性酸中毒：见于碳酸氢离子丢失过多，如腹泻、近端肾小管酸中毒、碳酸酐酶抑制剂的应用；碳酸氢离子产生不足，如远端肾小管酸中毒；含氯离子的酸性药物摄入过多，如氯化铵、氯化钙过量等。

（3）调节机制

1）缓冲体系的缓冲调节：细胞外液中固定酸增加后，血浆缓冲体系中的各种缓冲碱立即对其进行缓冲，造成 HCO_3^- 和其他缓冲碱被不断消耗而减少。在缓冲过程中 H^+ 与 HCO_3^- 作用所形成的 H_2CO_3，可分解为 H_2O 和 CO_2，CO_2 可由肺呼出体外。缓冲体系的缓冲调节作用不但非常迅速，而且十分有效。但是，如果因为缓冲调节而被消耗的缓冲碱不能迅速地得到补充，就可能使持续增加的 H^+ 不能被充分中和而引起血液 pH 降低，反映酸碱平衡的代谢性指标:AB、SB、BB 均降低,BE 负值增大。

2)肺的代偿调节:肺的代偿调节就是通过改变呼吸的频率和幅度来改变肺泡通气量,从而改变 CO_2 的排出量,并以此调节血浆中 H_2CO_3 的浓度。经过肺的调节后,若[HCO_3^-]/[H_2CO_3]的比值接近于 20:1,则 pH 进入正常范围,AB 和 SB 在原发性降低的基础上呈现 AB=SB,为代偿性代谢性酸中毒;若[HCO_3^-]/[H_2CO_3]的比值仍明显低于 20:1,则 pH 仍低于正常,为失代偿性代谢性酸中毒。AB 和 SB 在原发性降低的基础上呈现 AB<SB。呼吸的代偿反应比较迅速,在代谢性酸中毒发生后几分钟内即可出现呼吸运动的明显增加,并能在数小时内达到代偿高峰。但是肺的代偿调节是有限度的,主要原因是 H^+ 浓度增加引起肺的呼吸运动加深加快,使 CO_2 排出增加的同时也降低了 $PaCO_2$,而 $PaCO_2$ 下降则会反射性引起肺的呼吸运动减慢变浅,这部分抵消掉血液 H^+ 浓度增加对呼吸中枢的兴奋作用。

3)肾的代偿调节:酸中毒发生数小时后肾便开始进行代偿调节,通常在 3~5 天内达到代偿高峰。肾的代偿机制如下:

Ⅰ.$NaHCO_3$ 的重吸收增加:酸中毒时,肾小管上皮细胞内 CA 活性增加,使肾小管上皮细胞内 H_2O 和 CO_2 结合生成 H_2CO_3 增加,H_2CO_3 分解为 H^+ 和 HCO_3^- 后,H^+ 由肾小管上皮细胞分泌进入小管液中,或经 H^+-Na^+ 运转交换机制将小管中的 Na^+ 换回,换回的 Na^+ 与留在肾小管上皮细胞内的 HCO_3^- 一起经基侧膜转运进入血液。代谢性酸中毒时肾以这种代偿方式使 $NaHCO_3$ 重吸收增加。

Ⅱ.NH_4^+ 排出增加:肾小管上皮细胞内有 GT,酸中毒时该酶活性增加,促使谷氨酰胺释放 NH_3 增加。在近曲小管上皮细胞内 NH_3 与 H^+ 结合生成 NH_4^+ 并以 NH_4^+-Na^+ 交换方式进入小管液中;在远曲小管上皮细胞内产生的 NH_3 则直接弥散进入小管液中与小管液中的 H^+ 结合生成 NH_4^+,接着小管液中的 NH_4^+ 与 Cl 结合形成 NH_4Cl 并从尿中排出。铵盐随尿排出增加,实际上增加了 H^+ 的排出。近曲小管以 NH_4^+-Na^+ 交换所换回的 Na^+ 与肾小管上皮细胞内的 HCO_3^- 一起转运入血液,使血液 $NaHCO_3$ 有所增加。

Ⅲ.磷酸盐的酸化加强:酸中毒时肾小管上皮细胞分泌到小管液中的 H^+ 增加,与肾小球滤过的 Na_2HPO_4 中的一个 Na^+ 进行交换,结果导致小管液中 NaH_2PO_4 生成增加,NaH_2PO_4 最终随尿排出从而加速了 H^+ 的清除。

总之,除了肾衰竭引起的代谢性酸中毒和肾小管性酸中毒外,其他各种原因引起的代谢性酸中毒,肾都能充分发挥其排酸保碱的代偿调节作用。肾的这种代偿调节作用是强大而持久的,但也是有限度的。

(4)临床表现:依原发病而异。轻度代谢性酸中毒可无明显症状、体征。中度以上者可出现呼吸深长有力、不安、呕吐、头痛、嗜睡,甚至昏迷.口唇苍白或发绀。新生儿及小婴儿发生酸中毒时,其临床表现往往仅有精神萎靡、拒食、面色灰白等。慢性代谢性酸中毒可有畏食、生长停滞、肌张力下降、骨质疏松等。

(5)实验室检查包括:①血气分析:血 pH<7.35,SB 降低,BE 降低。②其他检查:如血清钠、钾、氯、血糖、尿素氮、肌酐等;新鲜尿 pH<5 表明肾能充分排 H^+,如果酸中毒时尿 pH>6 提示远端肾小管酸中毒;必要时检查尿酮体。

（6）治疗

1）积极防治引起代谢性酸中毒的原发病。

2）纠正水、电解质紊乱,恢复有效循环血量,改善组织灌注状况,改善肾功能等。

3）碱性药物的应用:一般酸中毒,pH≥7.30 可不使用碱性药;当 pH＜7.30 时,因酸中毒本身可引起机体损伤,严重的可危及生命.故应及时纠正。一般多选用 $NaHCO_3$,也可用乳酸钠,不过肝功能不全或乳酸酸中毒时不能选用乳酸钠。

所需补充 HCO_3^- 量依以下公式计算:

所需 HCO_3^-(mmol)＝(预期的 HCO_3^--测出的 HCO_3^-)×0.6×体重(kg)＝(-BE)×0.3×体重(kg)(注:5％碳酸氢钠溶液 1ml 相当于 HCO_3^- 0.6mmol)

临床上,一般先补给计算量的一半,再根据具体情况及血生化、血气分析结果,随时调整剂量,以免补碱过量致碱中毒。如无实验室检测条件,可按每次 5％碳酸氢钠溶液 3～5ml/kg 或 11.2％乳酸钠溶液 2～3ml/kg 计算,可提高血 HCO_3^- 4.5mmol/L,必要时于 2～4 小时后重复应用。

补碱治疗过程中应注意事项包括:

Ⅰ.电解质紊乱:如低钾血症,在纠正酸中毒时大量 K^+ 转移至细胞内或原发病中即有钾丢失,引起低血钾,要注意补钾;低钙血症,酸中毒纠正后,游离钙减少,可出现抽搐,应注意补钙。

Ⅱ.碱中毒:由于纠正过度、持续性过度通气、内源性 HCO_3^- 产生过多等所致。

Ⅲ.中枢神经系统酸中毒:因迅速输入碱性液使血浆 pH 上升,血 PCO_2 有所上升;但输入的 HCO_3^- 需数小时才能逐渐通过血脑-屏障及细胞膜,而 CO_2 却可迅速通透,因而使脑及细胞内 pH 更下降,症状加重,故纠酸不能过快。

Ⅳ.钠负荷过度:导致高钠血症,或血容量扩充,易致心力衰竭、水肿。

Ⅴ.加重缺氧:pH 迅速升高使血红蛋白与氧的结合力突然增高,在微循环中血红蛋白释放给组织的氧减少,对某些原有组织缺氧的患儿可使缺氧加重。

4.代谢性碱中毒

临床上比较少见,是由于 H^+ 丢失过多,H^+ 转入细胞内过多,以及碱性物质输入过多等原因,导致血浆 HCO_3^- 浓度原发性增高。

（1）病因

1）H^+ 经胃液丢失过多:常见于剧烈频繁呕吐及胃管引流引起胃液大量丢失,使 H^+ 丢失过多。正常情况下,含有 HCl 的胃液进入小肠后便被肠液中的 HCO_3^- 中和。当胃液大量丢失后,进入十二指肠的 H^+ 减少,刺激胰腺向肠腔分泌 HCO_3^- 的作用减弱,造成血浆 HCO_3^- 潴留;与此同时,肠液中的 $NaH-CO_3$.因得不到 HCl 的中和而被吸收入血,也使血浆 HCO_3^- 增加,导致代谢性碱中毒。此外,胃液丢失使 K^+ 丢失,可致低钾血症,引起低钾性碱中毒:而胃液中的 Cl 大量丢失又可致低氯血症,引起低氯性碱中毒。

2）H^+ 经肾丢失过多:见于醛固酮分泌异常增加,可加速远曲小管和集合管对 H^- 和 K^+ 的排泌,并促进肾小管对 $NaHCO_3$ 的重吸收。此外,排 H^+ 利尿药的使用,例如髓袢利尿剂(呋塞米、依他尼酸)进行利尿时,肾小管髓袢升支对 Cl、Na^+ 和 H_2O 的重吸收受到抑制,使远端肾小管内液体的速度加快、Na^+ 含量增加,激活 H^+-Na^+ 交换机制,促进了肾小管对 Na^+、

HCO_3^- 的重吸收与 H^+ 排泌。由于 H^+、Cl^- 和 H_2O 经肾大量排出和 $NaHCO_3$ 大量重吸收，导致细胞外液 Cl^- 浓度降低和 HCO_3^- 含量增加，引起浓缩性碱中毒。

3）碱性物质输入过多：如纠正代谢性酸中毒时 HCO_3^- 输入过多，若患者有明显的肾功能障碍，在骤然输入大剂量 $NaHCO_3$ 或较长期输入 $NaHCO_3$ 时，可发生代谢性碱中毒；胃、十二指肠溃疡患者在服用过量的 $NaHCO_3$ 时，也可偶尔发生代谢性碱中毒；大量输入库存血，库存血液中含抗凝剂柠檬酸盐，后者输入体内后经代谢生成 HCO_3 若输入库存血液过多，则可使血浆 HCO_3 增加，发生代谢性碱中毒。

4）低钾血症：低钾血症时，细胞内的 K^+ 向细胞外液转移以部分补充细胞外液的 K^+ 不足，为了维持电荷平衡细胞外液的 H^+ 则向细胞内转移，从而导致细胞外液的 H^+ 减少引起代谢性碱中毒。此外，低钾血症时，肾小管上皮细胞向肾小管腔分泌 K^+ 减少，而分泌 $H-$ 增加，即 K^+-Na^+ 交换减少，H^+-Na^+ 交换增加，肾小管对 $NaHCO_3$ 的重吸收增加，导致血浆 HCO_3^- 浓度增加，由于肾分泌 H^+ 增多，尿液呈酸性，故称为反常性酸性尿。

5）低氯血症：低氯血症时肾小球滤过的 Cl^- 减少，肾小管液中的 Cl^- 相应减少，髓袢升支粗段对 Na^+ 的主动重吸收因此减少，导致流经远曲小管的小管液中 Na^+ 浓度增加，使肾小管重吸收 $NaHCO_3$ 增加，引起低氯性碱中毒。

(2) 调节机制

1）血液缓冲系统的缓冲和细胞内外的离子交换：代谢性碱中毒时，血浆 $[H^+]$ 降低，$[OH^-]$ 升高，OH^- 可被血浆缓冲系统中的弱酸中和。经过血浆缓冲系统的缓冲调节后，强碱变成弱碱，并使包括 HCO_3^- 在内的缓冲碱增加。此外，代谢性碱中毒时细胞外液 H^+ 浓度降低，细胞内液的 H^+ 向细胞外转移，细胞外液的 K^+ 进入细胞，使细胞外液的 K^+ 减少，从而引起低钾血症。

2）肺的代偿调节：代谢性碱中毒时，由于细胞外液 HI 浓度下降，对延髓中枢化学感受器以及颈动脉体和主动脉体外周化学感受器的刺激减弱，反射性引起呼吸中枢抑制，使呼吸变浅变慢，肺泡通气量减少，导致 CO_2 排出减少，$PaCO_2$ 升高，血浆 H_2CO_3 浓度继发性升高。AB 和 SB 在原发性增加的基础上呈现 AB＞SB，反映酸碱平衡的代谢性指标：AB、SB、BB 均增加，BE 正值加大。

3）肾的代偿调节：代谢性碱中毒时，血浆 H^+ 浓度下降，pH 升高使肾小管上皮细胞内的 CA 和 GT 活性减弱，肾小管上皮细胞产生 H^+ 和 NH_3 减少，因而肾小管泌 H^+、泌 NH_4^+ 减少。对 $NaHCO_3$ 的重吸收也相应减少，导致血浆 HCO_3^- 浓度有所降低。由于 HCO_3^- 从尿中排出增加，在代谢性碱中毒时尿液呈现碱性，但在低钾性碱中毒时，肾小管上皮细胞内酸中毒导致泌 H^+ 增多，尿液呈酸性。肾对 HCO_3^- 排出增多的最大代偿时限需要 3～5 天，所以，急性代谢性碱中毒时肾代偿不起主要作用。

通过以上各种代偿调节，若能使 $[HCO_3^-]/[H_2CO_3]$ 的比值维持于 20∶1，则血浆 pH 可维持在正常范围，这称为代偿性代谢性碱中毒。若 $[HCO_3^-]/[H_2CO_3]$ 的比值仍高于 20∶1，则血浆 pH 仍高于正常，这称为失代偿性代谢性碱中毒。

(3) 临床表现：主要为呼吸减慢或暂停，神经兴奋性增强。由于血钙在碱性状态中离子化减少，因此可出现手足搐搦。因低钾可致软瘫、心律失常。因血红蛋白对氧的亲和力增强，可致组织缺氧,放出现头晕、躁动、谵妄或精神症状等。

(4)实验室检查:①血气分析:血 pH 升高,HCO_3^- 增加,BE 正值增加,$PaCO_2$ 代偿性升高。②其他生化指标:血清钾降低,血钙降低,血氯降低。

(5)治疗

1)积极防治原发病,去除病因。

2)纠正低钾血症、低氯血症、低钙血症:轻、中度代谢性碱中毒一般不需特殊处理,只要注意氯和钾的补充。绝大多数代谢性碱中毒补充生理盐水即可奏效。低钙时给予钙剂。

3)对于盐皮质激素过多所致的代谢性碱中毒生理盐水治疗无效,如原发性醛固酮增多症,应从治疗病因为主,亦可应用醛固酮拮抗剂螺内酯抵消盐皮质激素对肾小管的作川,促使钾吸收,排出碳酸氢根离子。

4)酸性药物的应用:对于严重代谢性碱中毒者可用酸性药物,如氯化铵或盐酸精氨酸纠正碱中毒。计算需补给酸量可用以下公式计算:

需补给酸量(mmol)=(测得的 SB 或 CO_2CP-正常的 SB 或 CO_2CP)×体重(kg)×0.2。通常先用计算量的一半,然后再视临床表现及血气分析结果,调整用量。心脏、肝、肾功能不全者不用氯化铵。

5)对伴有水肿者,可给予乙酰唑胺以减少 H^+ 的排出和增加 HCO_3^- 的重吸收。如无效,可静脉滴注 HCl,必要时透析治疗。

6)对于高碳酸血症突然解除后的代谢性碱中毒,首先调节呼吸机参数,使 $PaCO_2$ 回到患者难受水平,然后逐渐降低,补充生理盐水及氯化钾,或加用乙酰唑胺。

(二)混合型酸碱平衡紊乱

1.代谢性酸中毒

合并呼吸性酸中毒二重性酸中毒使血 pH 下降程度加重。常见于:①Ⅱ型呼吸衰竭,即低氧血症伴高碳酸血症型呼吸衰竭,因缺氧产生代谢性酸中毒,又因 CO_2 排出障碍产生呼吸性酸中毒;②心搏和呼吸骤停,因缺氧产生乳酸酸中毒,又因 CO_2 呼出受阻发生呼吸性酸中毒;③急性肺水肿;④一氧化碳中毒;⑤糖尿病或肾疾病合并肺部感染或伴发阻塞性肺气肿。

2.代谢性碱中毒合并呼吸性碱中毒

两者结合使碱中毒程度加剧。常见于:①肝硬化患者因过度通气发生呼吸性碱中毒时,若发生呕吐,或接受利尿剂治疗引起低钾血症,可发生代谢性碱中毒;②颅脑外伤引起过度通气时又发生剧烈呕吐;③严重创伤因剧痛可致通气过度发生呼吸性碱中毒,若大量输入库存血则可因抗凝剂枸橼酸盐输入过多,经代谢后生成 H_2CO_3 过多而发生代谢性碱中毒;④充血性心力衰竭应用排钾利尿剂导致缺钾性代谢性碱中毒。

3.代谢性酸中毒合并呼吸性碱中毒

血浆 pH 变动不大,甚至在正常范围。血浆 HCO_3^- 浓度和 $PaCO_2$ 均显著下降。SB、AB、BB 均降低,BE 负值增大。如糖尿病酮症酸中毒或肾功能不全并感染,高热深大呼吸。

4.代谢性碱中毒合并呼吸性酸中毒

血浆 pH 可以正常,也可以略降低或略升高。血浆 HCO_3^- 浓度和 $PaCO_2$ 均显著升高。SB、AB、BB 均升高,BE 正值增大。如阻塞性肺气肿患者长期使用利尿剂后。

5.代谢性酸中毒合并代谢性碱中毒

血浆 pH、$[HCO_3^-]$、$PaCO_2$ 可以是正常的,也可以是升高或降低的。如肾衰竭患者严重呕吐或补碱过多。

6.三重酸碱平衡紊乱

是南三个独立因素共同作用于同一患者而产生的,其发生机制比较复杂,不易判别。临床上只存在两种类型,即代谢性酸中毒合并代谢性碱中毒和呼吸性酸中毒、代谢性酸中毒合并代谢性碱中毒和呼吸性碱中毒。①代谢性酸中毒合并代谢性碱中毒和呼吸性酸中毒:该型 $PaCO_2$ 升高,AG 升高,HCO_3^- 一般也升高,血中 Cl^- 浓度下降十分明显;②代谢性酸中毒合并代谢性碱中毒和呼吸性碱中毒:该型 $PaCO_2$ 降低,AG 升高,HCO_3^- 可高可低,血中 Cl^- 浓度一般低于正常。

第三节　液体疗法

一、概述

体液是人体重要的组成部分,保持体液生理平衡是维持生命的重要条件。小儿水、电解质、酸碱及食物成分按单位体重进出量大,尤其是婴儿出生数月内肾功能尚不成熟.常不能抵御或纠正水及酸碱平衡紊乱,其调节功能极易受疾病和外界影响而失调。因此,水、电解质和酸碱平衡紊乱在儿科临床中极为常见。

液体疗法是儿科医学的重要组成部分,其目的是纠正水和电解质紊乱,恢复和维持血容量、渗透压、酸碱度和电解质成分的稳定,以恢复机体的正常生理功能。

二、小儿液体平衡的特点

1.液体重量和分布

年龄越小,体液总量相对越多:体液占体重的比例在婴儿及儿童时期相对保持恒定,青春期开始出现因性别不同所致的体内成分不同。不同年龄组体液分布比例。

2.体液电解质组成特点

小儿体液电解质组成与成人无显著差异。

3.小儿水代谢特点

(1)水的生理需要量:水的需要量与新陈代谢、摄入热量、食物性质、经肾排出溶质量、不显性失水、活动量及环境温度有关。不同年龄小儿每日水的需要量见表 5-2。

表 5-2　不同年龄小儿每日水需要量

年龄(岁)	需水量(ml/kg)
<1	120～160
1～3	100～140
4～9	70～110
10～14	50～90

（2）水的排出：机体主要通过尿排出水分，其次是经皮肤和肺的不显性失水和消化道（粪）排水，另有极少量的水贮存体内供新生组织增长。

小儿排泄水的速度较成人快，年龄越小，出入量相对越多。婴儿每日水的交换量为细胞外液量的 1/2，而成人仅为 1/7，故婴儿对缺水的耐受力差，病理状况下如进水不足同时又有水分的继续丢失，由于肾的浓缩功能有限，将比成人更易脱水。

（3）水平衡的调节：肾是唯一能通过其调节来控制细胞外液容量与成分的重要器官。年龄越小，肾的浓缩和稀释功能越不成熟。小儿肾的浓缩功能不成熟，排泄同量溶质时所需水量较成人为多，尿量相对较多，当入水量不足或失水量增加时，易超过肾的浓缩能力，发生代谢产物滞留和高渗性脱水；虽然新生儿出生一周后肾稀释能力可达成人水平，但由于肾小球滤过率低，水的排泄速度较慢.若摄入水量过多易致水肿和低钠血症。年龄越小，肾排钠、排酸、产氨能力越差，因而易发生高钠血症和酸中毒。

三、液体疗法

液体疗法包括补充生理需要量、累计损失量和继续丢失量。

1.常用补液溶液

包括非电解质和电解质溶液，其中非电解质溶液有 5% 或 10% 葡萄糖溶液；电解质溶液有氯化钠、氯化钾、乳酸钠、碳酸氢钠等以及它们不同的配置液。

2.口服补液

（1）原理：基于小肠 Na^+-葡萄糖耦联转运吸收机制，即小肠上皮细胞刷状缘膜上存在 Na^+-葡萄糖共同载体，此载体上有 Na^+-葡萄糖两个结合位点，当 Na^+-葡萄糖同时与结合位点相结合即能转运，并显著增加钠和水的吸收。

（2）口服补液盐：配方是 $NaCl$ 3.5g，$NaHCO_3$ 2.5g，枸橼酸钾 1.5g，葡萄糖 20.0g，加水至 1L 配成；各种电解质浓度：Na^+-90mmol/L，K^+ 20mmol/L，Cl^- 80mmol/L，HCO_3^- 30mmol/L，葡萄糖 111mmol/L；渗透压：220mmol/L（2/3 张）。新生儿或婴幼儿应适当稀释。

（3）适应证：一般适用于轻度或中度脱水不伴严重呕吐者。在用于补充继续损失量和生理需要量时需适当稀释。

3.液体疗法

包括补充生理需要量、累积损失量和继续丢失量三部分。

（1）适应证：中度或重度脱水；经口服补液不见好转；呕吐、腹胀严重者。

（2）补液总量：第一天补液总量即为累积损失量＋继续丢失量＋生理需要量，具体见表 5-3。

表 5-3　第一天补液总量表

脱水程度	累积损失量(ml)	继续丢失量	生理需要量(ml)	总量(ml)
轻度脱水	30～50	因原发病而异	60～80	90～120
中度脱水	50～100	因原发病而异	60～80	120～150
重度脱水	100～120	因原发病而异	60～80	150～180

（3）液体种类的选择：根据脱水的性质选择补液液体种类，如果临床上判断脱水性质有困难，可先按等渗性脱水处理。具体见表5-4。

表5-4　液体种类选择表

脱水性质	累积损失量	继续丢失量	生理需要量
等渗性脱水	1/2 张	1/2～1/3 张	1/3～1/5 张
低渗性脱水	2/3 张	1/2～1/3 张	1/3～1/5 张
高渗性脱水	1/3～1/5 张	1/2～1/3 张	1/3～1/5 张

（4）补液速度：取决于脱水的程度，原则上应先快后慢。对于高渗性脱水，不宜过快，应缓慢纠正高钠血症，每 24 小时血钠下降＜10mmol/L 为宜，也可在数天内纠正，有时需要用张力较高，甚至等张液体，以防血钠迅速下降出现脑水肿。

（5）补充累计损失量

1）扩容阶段：对于严重脱水伴有循环障碍者，应快速补充循环血量和恢复或改善肾功能。开始以等渗液（生理盐水或 2：1 含钠液）按 20ml/kg，于 30 分钟～1 小时内经静脉输入，以快速纠正休克。其余累计损失量的补充可在 8～12 小时内完成，速度 8～10ml/(kg·h)。在循环改善出现排尿后应及时补钾。

2）代谢性酸中毒的纠正：多数患儿在循环改善，脱水基本纠正，肾功能恢复后，代谢性酸中毒即可逐渐减轻或消失。但对于代谢性酸中毒较重者，应补充碱性液以纠正。具体方法见酸碱平衡失调章节。

3）电解质紊乱：如伴随的低钾、低钙、低镁血症等电解质紊乱的纠正，见水、电解质紊乱章节。

（6）补充继续丢失量：在开始补充累计损失时，腹泻、呕吐、胃肠道引流等损失大都继续存在，以致体液继续丢失，如不予补充，将又称为新的累积损失量。此种丢失量因原发病而异，且每日亦有变化，常难以估计。原则上"丢多少，补多少""随时丢随时补"。液体的选择可以根据实际丢失体液的情况选择。

脱水纠正后，补充继续丢失量和生理需要量时速度宜慢，于 12～16 小时内补完，速度约为 5ml/(kg·h)。如吐、泻缓解，可酌情减少量补液量或改为口服补液。

（7）补充生理需要量：涉及热量、水、电解质。

1）热量：补液时必须注意热量的消耗，第一天补液可按基础代谢所需的热量补充，婴幼儿可按 55～60kcal/kg 计算，以后应逐渐增加，补入足够的热量，以减少组织的消耗。

2）液量：取决于尿量、大便丢失及不显性失水。大便丢失常可忽略不计。不显性失水约占液体丢失的 1/3，发热时，体温每增加 1℃，不显性失水增加 12%。哮喘、酮症酸中毒时因过度通气，肺的不显性失水增加，在有湿化功能的人工呼吸机应用时，肺的不显性失水降低。

3）电解质：包括每日出汗、大小便生理消耗的电解质等，变化很大。钾、钠、氯的消耗量平均约 2～3mmol/100kcal。

（8）几种不同情况的输液原则及注意事项

1)新生儿:①新生儿脱水、酸中毒临床表现常不明显,故应密切观察临床症状及液体出入量,尽可能及早补液,以免延误抢救时机。②第一天补液总量不得超过 200ml/kg,速度应适当减慢。③新生儿肾功能差,故电解质浓度应适当降低。④新生儿生后 10 天内血钾较高,一般不需补钾,如缺钾明显时,应注意肾功能情况,每日给钾总量约 3mmol/kg,静脉补钾浓度不宜超过 0.3%。⑤因新生儿对乳酸代谢慢,故不宜采用乳酸钠纠酸,而应选用碳酸氢钠。

2)婴幼儿肺炎:①应供给足够的热量和水分以减少组织消耗,避免痰液过于黏稠。②患儿无明显脱水、仅有进食困难者,仅给生理需要量。③合并腹泻,出现脱水、酸中毒者,可按腹泻处理,但补液总量和钠盐含量应适当减少,速度要放慢,以免加重心脏负担。③呼吸性酸碱中毒时,重点应改善肺的气体交换,一般不需应用碱性或酸性液体。

3)肾衰竭:①少尿期或无尿期,应严格控制液体入量。②多尿期要严密观察有无脱水、低钠、低钾表现,应及时纠正。

4)急性脑水肿:急性脑水肿时应限制液体入量,同时应用脱水剂,使脑组织呈脱水状态,以利于脑水肿的恢复,即"快脱"。如果合并脱水或休克,则急需补液,恢复组织灌注以保证脑组织供血,即"快补"。因此,具体治疗应根据病情而异。①凡脑水肿合并休克或严重脱水时,需"快补慢脱";②合并脑疝或呼吸衰竭时,则需"快脱慢补"。③以上两者并存时,需"快补快脱"。④应用甘露醇和(或)呋塞米后,尿量大增者需"快补慢脱"。⑤合并心脏、肾功能障碍者,尿量减少应"先利尿,再慢补慢脱"。新生儿、婴幼儿尿量不多者,一般均"先利尿,再慢补慢脱"。

5)营养不良:①营养不良时体液处于偏低渗状态,呕吐腹泻多为低渗性脱水。因营养不良患儿皮下脂肪少,皮肤弹性差,易将脱水程度估计过高,因此,按现有体重计算补液量后,应减少总量的 1/3。②营养不良伴腹泻时,为低渗性脱水,宜补 2/3 张含钠液。③注意热量的补充及防止低血糖。③为维持血浆胶体渗透压,纠正低蛋白血症,可多次少量给予输血、血浆、补充白蛋白。④因心功能差及低蛋白血症,输液速度快易导致肺水肿,故输液速度应慢。⑤因多有钾的亏空或不足,常伴低钙、低镁,故应注意及时补钾,早期补给钙、镁。

第六章 心肺复苏术

一、儿童基础生命支持部分

过去 10 年间,儿童院内心脏骤停(in-hospital cardiac arrest,IHCA)的预后有了明显改善。从 2001 年至 2009 年,儿童 IHCA 存活出院率从 24% 提高到了 39%。并且延长心肺复苏(cardiopulmonary resuscitation,CPR)时间也使部分患儿获益,12% 接受 CPR 超过 35 min 的患儿得以存活出院,且幸存者中 60% 神经功能良好。但院外心脏骤停(out-hospital cardiac arrest,OHCA)的存活率依然低下,由 11 个美国和加拿大医疗急救机构注册的复苏协作组织 2005 年至 2007 年的数据显示:存活出院率与年龄存在相关性,即婴儿(1 岁以下)为 3.3%,儿童(1~11 岁)为 9.1%,青少年(12~19 岁)为 8.9%。该组织最近公布的数据显示所有年龄组儿童的存活出院率为 8.3%。为此,美国心脏协会(American Heart Association,AHA)仍将致力于推广并普及简化流程的 CPR,并继续强调高质量 CPR 的重要性。

2010 版 AHA 的 CPR 及心血管急救指南的儿科部分在生存链中加入了预防的环节;为尽可能缩短心脏按压的延迟将复苏顺序从 A-B-C 改为 C-A-B,保持与成人 CPR 的一致性;明确了高质量 CPR 中的一些量化指标以及婴儿自动体外除颤仪(automatic external defibrillator,AED)的使用;和成人一样去掉了评估步骤中的"看、听、感觉"以及心脏骤停者使用环状软骨加压等内容。2015 版指南与以前各版有很大的不同,新指南仅是一份"更新",而不是对 2010 版指南的全面修订。新指南使用了 AHA 最新定义的建议级别(COR)和证据水平分级体系(LOE),见表 6-1。

表 6-1 建议级别(COR)和证据水平分级体系(LOE)

建议级别(强度)	证据水平(质量)
1 级(强) ≫风险	A 级
撰写指南建议时推荐使用的表述:	* 来自一项以上的 RCT 高质量证据
* 推荐的	* 高质量 RCT 的元分析
* 有效的/有用的/有益的	* 一项或以上由高质量注册研究证实的 RCT
* 应实施/执行	
* 相对有效性的描述:	
□推荐/需要使用治疗方案/策略 A 而不是治疗方案 B	
□优先选择治疗方案 A 而不是治疗方案 B	
2a 级(中) 益处≫风险	B-R 级 (随机)
撰写指南建议时推荐使用的表述:	* 来自一项以上的 RCT 中等质量证据
* 合理的	* 中等质量 RCT 的元分析

（续表）

建议级别（强度）	证据水平（质量）
＊ 可能有用/有效/有益	
＊ 相对有效性的描述：	
□可能推荐/需要使用治疗方案/策略 A 而不是治疗方案 B	
□优先选择治疗方案 A 而不是治疗方案 B 是合理的	
2b 级（弱）　益处≥风险	B-NR 级　（非随机）
	＊ 来自一项或以上设计良好、执行良好的非随机研究、观察性研究或注册研究的中等质量证据
撰写指南建议时推荐使用的表述：	
＊ 可能/或许合理的	
＊ 可能/或许可以考虑的	＊ 这类研究的元分析
＊ 有用性/有效性尚未知/不明确/不确定或未获公认	
3 级:无益（中）　益处=风险	C-LD 级　（有限数据）
（通常只用于 LOE A 或 B）	＊ 设计或执行有局限性的随机或非随机观察性研究或注册研究
撰写指南建议时推荐使用的表述：	
＊ 不建议	＊ 这类研究的元分析
＊ 无效的/无用的/无益的	＊ 对人类受试者的生理或机理研究
＊ 不应实施/执行/其他	
3 级:有害（强）　风险＞益处	C-EO 级　（专家意见）
撰写指南建议时推荐使用的表述：	＊ 基于临床经验的专家共识
＊ 可能有害	
＊ 导致危害	
＊ 与发病率/死亡率增加相关	
＊ 不应实施/执行/其他	

（一）2015 版指南儿童 BLS 内容的更新及重点

①分别为一名施救者和两名或多名施救者制定了健康从业人员对儿童心脏骤停的处理流程；②胸外按压、气道、通气的顺序（C-A-B）与气道、通气、胸外按压（A-B-C）的顺序；③胸外按压的频率和深度；④单纯胸外按压（只用手）的 CPR。

（二）关于处理流程

新指南分别制定了单人和双人健康从业者 BLS 的处理流程，可以更好地指导施救者完成初始阶段复苏（图 6-1 和图 6-2）。其中，单个施救者可使用手机在开始 CPR 的同时激活应急反应系统。新流程继续强调,若是施救者目击被施救者突然倒下,需优先获得 AED,因为这样的事件很可能由心脏因素所导致。

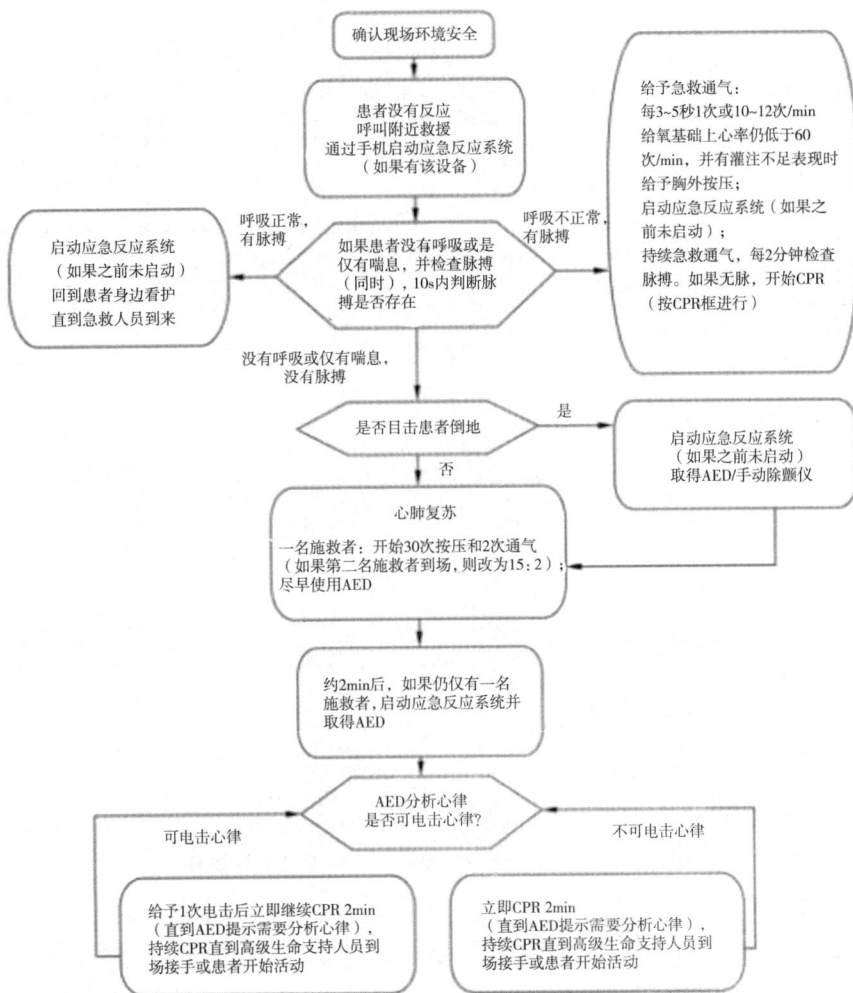

图 6-1　2015 版儿童心脏骤停单人复苏流程

（三）强调高质量CPR（5 大要素）

①确保足够的胸外按压频率;②确保足够的胸外按压深度;③两次按压期间胸廓充分回弹;④尽量减少胸外按压的中断;⑤避免过度通气。

（四）CPR 的顺序（C-A-B 还是 A-B-C）

2015 版更新的推荐:CPR 启动仍延续 2010 年指南提出的 C-A-B 而非 A-B-C 顺序可能是合理的(Class 2b,LOE C-EO)。

2010 版:儿童和婴儿的 CPR 以胸外按压开始而不是急救通气(C-A-B 而非 A-B-C)。即 CPR 以 30 次按压(单人复苏)或 15 次按压(婴儿和儿童的双人复苏)开始而不是 2 次通气。

理由:由于缺乏新的数据,仍沿用 2010 版 AHA 指南推荐的 C-A-B 的顺序,缩短开始胸外按压的时间,以减少"血液断流"时间。2015 年国际复苏联络委员会(International Liaison

Committee on Resuscitation,ILCOR)系统审查了证据,并继续支持这一更改。但今后仍需要进一步研究明确。

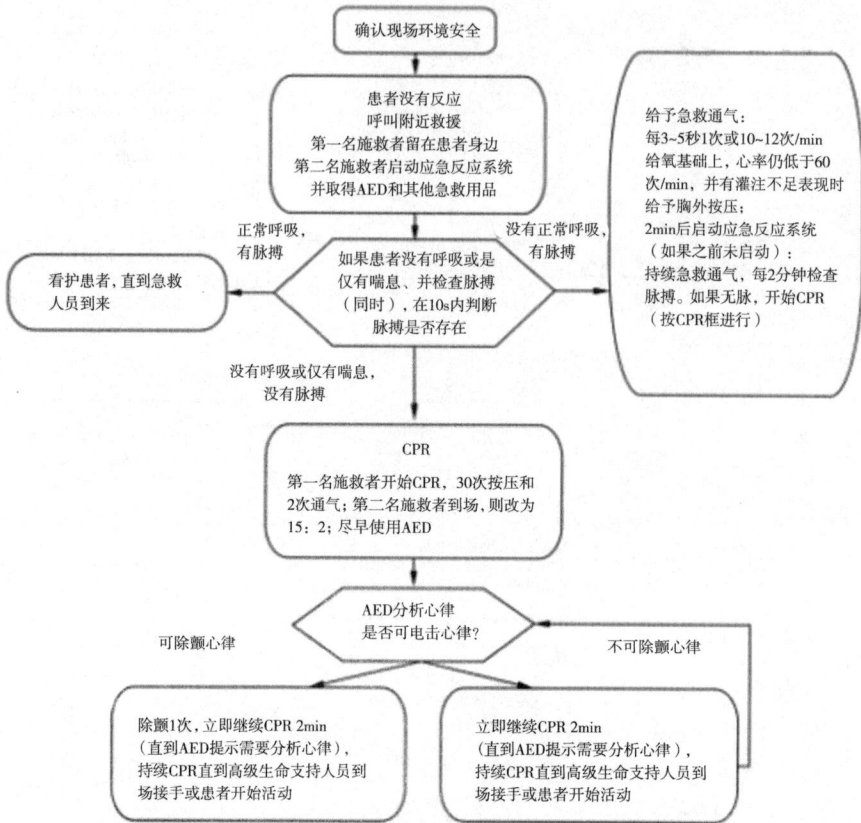

图 6-2 2015 版儿童心脏骤停双人或多人复苏流程

儿童心脏骤停与成人相比存在着内在的差异。婴儿和儿童由窒息引起心脏骤停较心脏原因引起更为多见,故对儿童进行复苏时通气可能更为重要。动物实验和两项儿童研究的数据建议通气和按压相结合有助于改善窒息引起的心脏骤停的预后。目前尚无人体临床预后的研究来判定心脏骤停时初始治疗是以 C-A-B 还是 A-B-C 开始,但是已有研究来评估 C-A-B 和 A-B-C 的顺序对首次胸外按压开始时间的影响。成人和儿童模拟人研究显示,C-A-B 较 A-B-C 顺序能显著缩短首次胸外按压开始的时间;一名施救者以 30 次胸外心脏按压后 2 次通气开始 CPR,对第一次通气的延迟仅 18s;若是两名施救者则延迟时间更短(约 9s 或更少)。

对所有年龄段患者实行全球统一的 CPR 流程可将其复杂性最小化,并给予施救者在救治婴儿、儿童或成人时提供一致的 CPR 教学。但 CPR 以 A-B-C 还是 C-A-B 开始对复苏成功率的影响尚未知晓。为了提高旁观者的心肺复苏率以及增进知识和技能的记忆,对婴儿、儿童使用和成人相同顺序的心肺复苏流程有着潜在益处。

(五)胸外按压深度

2015 版更新的推荐:ILCOR 儿科工作组系统审查了婴儿和儿童胸外按压最佳深度的问题。儿科患者(出生到青春期开始)施救者在胸外按压时,按压深度至少是胸廓前后径的三分之一,即婴儿相当于约 1.5 英寸(4cm),儿童则约为 2 英寸(5cm)(Class 2a,LOE C-LD)。一旦进入青春期(如青少年)后,身材与成人相仿,推荐使用成人标准,即按压深度至少 5cm,但不超过 6cm(Class 1,LOE C-LD)。

2010 版:为达到有效的胸外按压,施救者按压的深度至少是胸廓前后径的三分之一。即婴儿约 1.5 英寸(4cm),而儿童则是约 2 英寸(5cm)。

理由:一项成人研究显示,按压深度超过 2.4 英寸(6cm)是有害的。所以,成人 BLS 推荐中对按压深度制定了上限标准;这个标准同样被儿科专家们接受用于青春发育期的青少年。但目前的数据提示儿童心脏骤停时胸外按压深度往往不充分,有限的儿童证据表明,达到充分的胸外按压深度是改善复苏的目标。成人数据已经证明充分的胸外按压深度对于复苏预后的重要性,但儿童数据非常有限。一组有 6 个心脏病婴儿的病例报道测定了 CPR 期间不同胸外按压深度所得到的血压,观察到 CPR 期间增加按压深度可以得到更高的收缩压。另一个儿童CPR 的报道,87 例患儿(大多数超过 8 岁)在复苏的最初 5min,以 30s 为 1 周期,如有超过60% 的周期按压深度超过 51mm,可以改善 24h 的存活率。而床旁很难判定按压的深度,所以反馈装置的使用可能是有用的。

(六)胸外按压频率

2015 版更新的推荐:虽然儿童缺乏足够的关于胸外按压频率的资料以进行系统审查,但为了简化 CPR 培训,婴儿和儿童使用成人 BLS 推荐的 100～120 次/min 的胸外按压频率是合理的(Class 2a,LOE C-EO)。

2010 版:快速按压,每分钟至少 100 次。

理由:一项成人研究显示,按压过快可导致按压深度不充分。由于缺乏充分的儿童证据,写作小组审查了成人 BLS 的证据和相关推荐,同意推荐在儿童复苏时使用相同于成人的按压频率,即 100～120 次/min。

(七)尽可能减少胸外按压的中断

2015 版更新的推荐:对于尚未建立高级气道的 CPR,应尽量提高胸外按压在整个心肺复苏中的比例,目标比例至少为 60%(这是第一次提出)。

2010 版:施救者应尽可能减少胸外按压的中断次数和时间,尽可能增加每分钟胸外按压的次数。

理由:胸外按压的中断可能因为需要通气支持或 AED 分析心律而造成,也可能因为施救者个人的原因。胸外按压比例是指实际按压的时间占整个 CPR 过程所用总时间的比例。设定这样一个比例旨在减少按压的中断,尽可能在 CPR 期间增加冠状动脉的灌注。目前,胸外按压比例的理想目标尚未确定。

(八)胸廓回弹

2015 版更新的推荐:施救者应避免在胸外按压间隙倚靠在患者胸上,应使每次按压后胸廓能充分回弹。

2010 版:每次按压后,施救者应让胸廓完全回弹,以使心脏在下一次按压前充分充盈。

理由:胸廓充分回弹是指在 CPR 的减压阶段,胸骨回到其自然或是中间位置。按压间隙施救者倚靠在患儿胸上会妨碍胸廓充分回弹,增加胸腔内正压,减少静脉回流、冠状动脉灌注压和心肌血流,影响复苏存活率。

(九)单纯胸外按压的 CPR

2015 版更新的推荐:儿童心脏骤停时应给予传统的胸外按压结合复苏通气的 CPR(Class 1,LOE B-NR)。大多数儿童的心脏骤停由窒息引起,因此通气支持应成为有效 CPR 的一部分。而对于心脏功能是首要因素的患儿,单纯胸外按压的 CPR 是有效的,如果施救者不愿意或者没有能力给予通气,建议施救者对于心脏骤停的婴儿和儿童实施单纯胸外按压的 CPR(Class 1,LOE B-NR)。

2010 版:对于婴儿和儿童,理想的 CPR 应包括通气和按压。但单纯按压的 CPR 效果要好于不进行 CPR。

理由:来自日本国家儿童 OHCA 数据库的一项大规模观察性研究显示,单纯胸外按压的 CPR 其 30d 神经功能良好的存活率不如传统的 CPR。分析心脏骤停的原因,尽管样本量小,如果患儿心脏骤停原因是非窒息因素引起(例如心脏原因),单纯胸外按压的 CPR 与传统 CPR 一样有效;但对于窒息引起的,则效果与现场未接受旁观者 CPR 一样差。同一数据库中另一项规模仅次于上述研究的最新观察性数据分析了调度员电话指导的 CPR 的效果,也发现单纯胸外按压的 CPR 其 30d 神经功能良好的存活率不如传统 CPR。虽然未对心脏骤停病因进行分层分析,同样发现单纯胸外按压的 CPR 与现场未接受旁观者 CPR 的效果一样差。

(十)及早启动应急反应系统

2015 版更新的推荐:一旦发现患者没有反应,医护人员即可现场呼救。然后继续同时检查呼吸和脉搏,再启动应急反应系统(或请求支援)。

2010 版:医务人员在检查患者反应的同时检查呼吸是否消失或仅有喘息。

理由:更新的目的在于尽量减少延迟,鼓励快速、有效地同时检查反应和呼吸,强调无须拘泥于按部就班的流程。

(十一)CPR 中使用高级气道进行通气

2015 版更新的推荐:医护人员可以每 6 秒进行 1 次人工通气(每分钟 10 次),同时进行持续胸外按压(即在 CPR 中使用高级气道)。

2010 版:已经建立了高级气道(例如气管插管、食道气道联合导管、喉罩等)后,双人复苏时应每 6~8 秒给予 1 次通气,不用保持呼吸与按压配合(人工通气频率为 8~10 次/min)。

理由:各年龄段复苏时使用单一频率而非一个大概范围,可以更方便学习、记忆和实施。

(十二)胸外按压反馈

2015 版更新的推荐:尽管本文写作小组没有对 CPR 反馈设备的有效性进行审查,但已达成共识,即采用反馈设备可能帮助施救者以最佳的胸外按压频率和深度进行复苏。所以建议尽可能使用反馈设备(Class 2b,LOE C-EO)。

2010 版:使用新型 CPR 提示和反馈装置有可能有效帮助培训施救者,可将其作为整体策略的一部分,以提高实际 CPR 时的操作质量。

理由:这些设备能够对 CPR 的质量进行实时监控、记录和反馈,包括患儿的生理参数和施救者的操作效果指标。证据显示使用反馈装置可以有效纠正胸外按压过快的情况,可以减少 CPR 时胸外按压的倚靠力。但尚未有研究显示 CPR 过程中使用反馈装置能显著改善神经功能预后或提高存活出院率。

(十三)高质量CPR要点总结

见表6-2。

表 6-2　高质量 CPR 的要点总结

内容	成人和青少年	儿童	婴儿
现场安全	确保现场对施救者和患者均是安全的		
识别心脏骤停	检查患者有无反应		
	无呼吸或仅是喘息(即呼吸不正常)		
	不能在 10s 内明确感觉到脉搏(10s 内可同时检查呼吸和脉搏)		
启动应急反应系统	如果您是独自一人且没有手机,则离开患者,启动应急反应系统并取得 AED,然后开始 CPR,或者请其他人去,自己则立即开始 CPR,取得 AED 后尽快使用	有人目击的猝倒,参照成人和青少年流程 无人目击的猝倒,给予 2min 的 CPR,离开患儿去启动应急反应系统并获取 AED;回到该患儿身边继续 CPR;取得 AED 后尽快使用	
没有高级气道的通气与按压比例	一名或二名施救者30：2	一名施救者30：2 二名以上施救者 15：2	
有高级气道的通气与按压比例	以 100～120 次/min 的速率持续按压,每 6 秒给予 1 次通气(每分钟 10 次通气)		
按压速率	100～120 次/min		
按压深度	至少 2 英寸(5cm),不超过 2.4 英寸(6cm)	至少为胸廓前后径的1/3,大约 2 英寸(5cm)	至少为胸廓前后径的1/3,大约 1.5 英寸(4cm)
手的位置	双手放在胸骨的下半部	双手或一只手(对于很小的儿童可用)放在胸骨的下半部	一名施救者,将 2 根手指放在婴儿胸部中央,乳线正下方;二名或以上施救者,将双手拇指环绕放在婴儿胸部中央,乳线正下方
胸廓回弹	每次按压后使胸廓充分回弹;不可在每次按压后倚靠在患者胸上		
尽量减少中断	中断时间限制在 10s 以内		

注:婴儿指 1 岁以下,儿童指大于 1 岁到青春期,青春期以女性乳房发育和男性腋毛的出现为标准。

二、儿童高级生命支持部分

2015 年美国心脏协会颁布了心肺复苏(cardio pulmonary resuscitation,CPR)及心血管急

救新指南。2010 版指南是对危重症患儿特别是存在呼吸和(或)心脏骤停高风险患儿的综合管理与处理,其中包括了与儿童高级生命支持(pediatric advanced life support,PALS)相关的基础生命支持(basic life support,BLS)内容、危重症患儿监护与监管、急救药物与液体给予、心脏骤停处理(包括除颤)、特殊情况的复苏(例如脓毒性休克等)、复苏后处理以及院内转运等方面的内容。2015 版新指南主要关注了儿童复苏的关键问题,并非是对 2010 版指南的全面修订。更新的领域由国际复苏联络委员会的一组儿科复苏专家进行选择,围绕着复苏的主题及心脏骤停之前、期间及之后的处理。ILCOR 儿科生命支持工作组的专家系统审查了 2010 版 PALS 指南,深入了解新的研究进展,制定了 18 个问题以进一步系统审查。本文将对更新内容进行解读。

(一)适 2015 版 PALS 指南科学总览的更新

1.心脏骤停前处理

①医疗应急团队或快速反应团队对于提高预后的有效性;②儿童早期预警评分(pediatric early warning score,PEWS)对于提高预后的有效性;③脓毒性休克复苏时等渗晶体液用量的限制;④婴儿和儿童快速紧急气管内插管时使用阿托品为前期用药;⑤存在心肌炎、扩张性心肌病或即将心脏骤停婴儿和儿童的治疗。

2.心脏骤停时处理

①使用体外膜肺氧合(extracorporeal membrane oxygenation,ECMO)复苏标准复苏的有效性;②达到特定目标呼气末 CO_2(end-tidal CO_2,$ETCO_2$)以提高胸外按压技术;③心脏骤停期间预测因素对预测预后的可靠性;④CPR 期间采用有创血流动力学监测达到特定收缩/舒张压以改善预后;⑤心脏骤停复苏时不使用升压药与使用任意升压药的有效性;⑥除颤难以纠正的室颤或无脉室速使用胺碘酮和利多卡因的效果;⑧除颤的最佳能量。

3.心脏骤停后处理

①采用目标体温管理策略;②采用目标 PaO_2 策略;③采用目标 $PaCO_2$ 策略;④采用静脉液体、强心药和(或)升压药维持目标灌注的措施;⑤采用脑电图以精确预测预后;⑥采用任意心脏骤停后因素精确预测预后。

(二)心脏骤停前处理的更新

1.医疗应急团队/快速反应团队

2015 版更新的推荐:收治高危疾病儿童的综合性医疗机构可考虑配备儿科医疗应急团队/快速反应团队(Class 2b,LOE C-LD)。

2010 版:收治高危疾病儿童的综合性医疗机构配备儿科医疗应急团队/快速反应团队可能是有益的。

理由:理想情况下,如果患者病情变化时看护人员或父母及时启动医疗应急团队/快速反应团队,可以预防心脏或呼吸的骤停;但团队组成、患者类型、医院环境以及影响系统效益的其他因素等均影响客观分析。ICU 以外所得的观察性数据相互矛盾,无法一致地显示能降低心脏和(或)呼吸骤停的发生率。目前研究医院病死率影响因素的数据尚无定论。

2.儿童早期预警评分

2015 版更新的推荐:PEWS 可以考虑使用,但在住院环境中的有效性尚未完全确立

（Class 2b，LOE C-LD）。

2010版：未提及该项内容。

理由：如果能早期识别并且早期干预病情恶化的住院患儿，心脏或呼吸骤停有可能避免。评分系统的使用可能有助于尽早识别这些患儿，给予有效干预。一项观察性研究显示，一家拥有医疗应急团队的医院中PEWS的应用与心脏骤停发生率的下降有关。但尚无证据证实PICU外实行PEWS可以降低医院病死率。

3.脓毒性休克时的液体复苏

对于婴儿和儿童在脓毒性休克时静脉内液体复苏的问题，新版本关注了所有医疗环境均会遇到的2个治疗问题：①是否给予快速液体输注；②使用晶体液还是非晶体液。

2015版更新的推荐：脓毒性休克时进行早期快速液体复苏已被广泛接受。但一项来源于资源受限型医疗环境的大规模随机对照研究（FEAST研究）发现，在对重症发热性疾病的患儿采用静脉快速液体输注是有害的，所以对这类患儿需要非常谨慎地应用（Class 2b，LOE B-R），每次快速输注完毕后均需要对患儿进行再评估（Class 1，LOE C-EO）。对于出现休克的婴儿和儿童，特别是伴发于严重脓毒症（Class 2a，LOE C-LD）、严重疟疾和登革热（Class 2b，LOE B-R）等，可考虑初始20ml/kg的液体复苏；不论是等渗晶体液或胶体液在初始液体复苏时均有效（Class 2a，LOE B-R）。需要强调快速液体输注前应进行个体化评估，包括临床体格检查来决定液体复苏的合适剂量，并反复评估。临床医生还要综合考虑患者的所有临床表现，当地流行病学特征，易患性（例如严重贫血和营养不良）以及可利用的救治资源。

理由：早期、快速的静脉内液体输注可逆转失代偿性休克，或避免从代偿性休克进展为失代偿休克。这个观点虽然基于有限的观察性研究，但已被广泛接受。在指南和出版物均强调早期快速液体输注（同时进行早期抗生素治疗、升压药治疗及全面心血管功能监测）治疗脓毒性休克后，近年来儿童脓毒症的病死率有所下降。

2010版指南后，一项大样本研究（FEAST研究）发现限制液体的快速输注使得48h和4周的存活率得到改善。这项研究是在撒哈拉以南非洲展开，纳入标准为重症发热性疾病。研究中第1小时内给予20ml/kg或40ml/kg液体输注与单独使用维持液相比，存活率有所下降。可见在这样急救资源包括正性肌力药和机械通气等均缺乏的特殊人群中，快速液体输注疗法反而导致病死率增加。所以对于休克，特别是脓毒症患儿要进行个体化的液体复苏，并不断再评估。快速液体输注作为复苏的一部分，并不是对所有诊疗条件、所有患者都是安全的。

2015版更新的推荐：休克的婴儿和儿童初始可进行20ml/kg的液体复苏，包括存在严重脓毒症、严重疟疾和登革热等（Class 2b，LOE B-R）。晶体液或胶体液作为初始液体复苏的选择同样有效（Class 2a，LOE B-R）。

2010版：等张晶体液（乳酸林格液或生理盐水）可用于休克初始液体复苏，血压正常的代偿性休克也可考虑使用。

4.紧急气管插管时使用阿托品作为前期用药

2015版更新的推荐：现有证据并不支持危重症婴儿和儿童在气管插管前常规使用阿托品。对于存在心动过缓高危风险（例如为便于插管而给予神经阻滞剂琥珀酰胆碱等）的病例，紧急气管插管可使用阿托品作为前期用药(Class 2b,LOE C-LD)。新版推荐阿托品作为紧急气管插管的前期用药仅适用于婴儿和儿童,剂量为 0.02mg/kg,无最小剂量限制(Class 2b,LOE C-LD)。

2010 版推荐:推荐阿托品的最小剂量为 0.1mg,静脉注射,以防止小婴儿使用非常小剂量的阿托品后出现反常的心动过缓。

理由:儿童紧急气管插管时,存在缺氧/缺血,喉镜操作刺激迷走神经,正压通气的反射性反应,或一些药物的药理反应(例如琥珀酰胆碱或芬太尼),常导致心动过缓发生。操作者可在操作前使用阿托品来预防心动过缓的发生。相关证据大多是观察性的,包括手术室选择性气管插管经验的推断,且插管前使用阿托品是否能减少心动过缓或其他心律失常的发生尚存在争议。目前,没有证据显示在插管前使用阿托品能改善存活率或预防婴儿和儿童心脏骤停的发生。但有观察性数据显示它提高了 28d 以上患儿 ICU 的存活转出率。新近研究显示使用小于 0.1mg 剂量的阿托品后并没有增加心律失常发生的可能性。

5.扩张性心肌病或心肌炎的婴儿和儿童心脏停搏前处理

2015 版更新的推荐:对于扩张性心肌病或心肌炎的危重症婴儿或儿童需给予合理的处理以避免心脏骤停的发生。全球范围内对于这些患儿的处理有着很多经验,但相关证据却是有限的。所以 ILCOR 的系统性审查最终限制了心肌炎患者的相关分析,并且未纳入心室辅助设施的使用。急性暴发性心肌炎患儿有突发心脏骤停的高危风险时可考虑使用静脉-动脉 ECMO(Class 2b,LOE C-EO)。但这需要医疗机构具有 ECMO 系统规范、专业人员及设备。

2010 版:未提及该项内容。

理由:对婴儿和儿童扩张性心肌病或心肌炎最佳的心脏骤停前管理策略(包括麻醉技术)缺少相关文献支持。有限的观察性数据支持儿童暴发性心肌炎在心脏骤停前可使用 ECMO。

(三)心脏骤停期间处理的更新

1.住院儿童心脏骤停的体外 ECPR 与传统复苏的比较

2015 版更新的推荐:存在心脏基础疾病的患儿发生院内心脏骤停(IHCA)时,在已有 ECMO 系统规范、专业人员以及设备的医疗机构,可考虑采用 ECPR(Class 2b,LOE C-LD)。

2010 版:全监护环境例如重症监护病房,已有 ECMO 系统规范、专业人员以及设备时可考虑在患者心脏骤停时早期尽快启动 ECMO 支持。当儿童的心脏骤停对传统治疗无效,并且为可逆性疾病时才考虑使用 ECMO。理由:本次 ILCOR 系统审查未纳入院外心脏骤停(OHCA)的患儿。4 个观察性研究的证据显示,IHCA 儿童使用 ECPR 与传统的 CPR 相比总体上并无益处。儿科 IHCA 数据库的观察性数据显示心外科疾病患儿使用 ECPR 可以提高存活出院率。对于有潜在心脏疾病的患儿,已有报道称即便传统 CPR 已经超过 50min,采用 ECMO 治疗后仍可获得长期存活。有潜在心脏疾患的患儿在心脏骤停时启用 ECPR,其预后要好于那些无心脏基础疾病的患儿。

2.采用 $ETCO_2$ 监测以指导 CPR 的质量

2015 版更新的推荐:高质量的 CPR 可以提高心脏骤停的预后。动物实验结果支持 $ETCO_2$ 与心排血量相关。儿童心脏骤停时采用 CO_2 波形图可以监测自主循环的恢复(restoration of spontaneous circulation,ROSC)和 CPR 质量。

2015 版更新的推荐：$ETCO_2$ 监测可以考虑用来评价胸外按压的质量。但在儿童,指导治疗的量化 $ETCO_2$ 值尚未确定(Class 2b,LOE C-LD)。

2010 版:如果 $ETCO_2$ 分压持续低于 $10\sim15mmHg(1mmHg=0.133kPa)$,需要提高 CPR 质量,特别是改善胸外按压和避免过度通气。

理由:一个幼年动物实验的研究显示:在恢复自主循环方面,$ETCO_2$ 指导下进行的胸外按压和经由标记、视频和口头反馈指导的标准胸外按压一样有效。近期一项成人的研究发现在 CPR 过程中 $ETCO_2$ 值与胸外按压深度和通气比例显著相关。但目前没有证据证实 $ETCO_2$ 监测能改善儿童心脏骤停的预后。

3.儿童 CPR 期间的有创血流动力学监测

2015 版更新的推荐:儿童在医疗机构内发生心脏骤停时,往往有创血流动力学监测已经存在或能够快速建立。若有条件进行血流动力学监测,可用于指导提高 CPR 的质量(Class 2b,LOE C-EO)。儿童 CPR 时特定的目标血压值尚未建立。

2010 版:若患儿有留置的动脉置管,动脉波形可反馈评价按压手的位置和胸外按压深度。动物实验中,按压达到目标收缩压值可改善预后,但尚无人类类似研究。

理由:两个随机对照的动物研究显示,有创血流动力学监测调整 CPR 技术增加了 ROSC 和提高存活率。人类相关的研究也已经开展。

4.心脏骤停时升压药使用

2015 版更新的推荐:心脏骤停时可考虑使用肾上腺素(Class 2a,LOE C-LD)。

2010 版:心脏骤停应使用肾上腺素。

理由:心脏骤停时使用肾上腺素的推荐等级略有下降。没有高质量的儿童研究显示心脏骤停时使用任何血管升压药(肾上腺素或升压药联合使用)的有效性。2 个院外的儿童观察性研究因混杂因素太多也无法判定升压药是有利的。一项成人的 OHCA 随机对照研究显示使用肾上腺素与提高 ROSC 和存活入院率相关,但无法改善存活出院率。心脏骤停时,升压药的使用通过改善冠脉灌注来恢复自主循环,并有助于维持脑灌注。然而升压药的使用也会导致血管强烈收缩以及增加心肌耗氧量,这可能是有害的。

5.除颤无法纠正的室颤和无脉室速的抗心律失常药物使用

2015 版更新的推荐:除颤无法纠正的室颤或无脉室速,胺碘酮或利多卡因均可考虑使用(Class 2b,LOE C-LD)。

2010 版:除颤无法纠正的室颤或无脉室速,推荐使用胺碘酮。如果胺碘酮无效,使用利多卡因。这个推荐很大程度上是基于儿童病例报道或成人短期预后研究的推论。

理由:一项最新的回顾性多中心研究显示,与胺碘酮相比,利多卡因能够提高住院患儿心脏骤停后 ROSC 和 24h 生存率。但无论利多卡因还是胺碘酮都不能提高存活出院率。

6.除颤能量

ILCOR 系统审查了儿童心脏骤停时使用手动除颤仪的除颤能量。这个能量与体外自动除颤仪的除颤能量无关,电复律能量也未纳入系统性审查。

2015 版更新的推荐:初始除颤时可考虑使用单向波或双向波,$2\sim4J/kg$(Class 2a,LOE

C-LD)。但是为了教学方便,推荐首剂为 2J/kg(Class 2b,LOE C-EO),难治性室颤可增至 4J/kg(Class 2b,LOE C-EO)。之后的能量可考虑 4J/kg 或更高,但不超过 10J/kg 或成人最大能量(Class 2b,LOE C-LD)。

2010 版:初始除颤能量可考虑 2~4J/kg,但为了方便教学可考虑首剂 2J/kg,难治性室颤可增至 4J/kg。之后的能量可考虑至少 4J/kg 或更高,但不超过 10J/kg 或成人最大能量。

理由:两个小样本的病例报道显示使用 2J/kg 或 2~4J/kg 能量均能终止室颤和无脉性室速。一个 IHCA 观察性研究中,初始较高除颤能量即 3~5J/kg 在获得 ROSC 方面不及 1~3J/kg。另一个小样本 IHCA 观察性研究则显示,开始除颤时使用特定的能量在达到 ROSC 方面并无益处。三个小样本的关于 IHCA 和 OHCA 的观察性研究得出,任意剂量的初始除颤能量与 2~4J/kg 相比,并不能提高存活出院率。

(四)心脏骤停后处理的更新

1.心脏骤停后体温管理策略

2015 版更新的推荐:(院内或院外)发生心脏骤停的昏迷患儿,在最初的数天应该进行持续的体温监测,并且积极控制发热。对于婴儿和儿童在 OHCA 后出现持续昏迷,可考虑采用 5d 的持续常温(36~37.5 ℃)治疗或初始 2d 持续低温(32~34 ℃),随后 3d 常温治疗(Class 2a, LOE B-R)。对于婴儿和儿童在 IHCA 后出现持续昏迷,没有充分证据推荐低温疗效好于常温。

2010 版:心脏骤停的患儿在复苏后出现持续昏迷,应考虑给予低温治疗(32~34 ℃)。低温治疗同样也适用于院外发生明确室颤而导致心脏骤停的青少年。但是这个推荐主要基于成人和窒息新生儿数据的推论。

理由:一项大规模多中心前瞻性随机研究发现,2 天~18 岁 OHCA 儿童患者随机接受低温治疗(32~34 ℃)和常温治疗(36~37.5 ℃),昏迷患儿 1 年后神经功能预后无差异,也无额外并发症。IHCA 或 OHCA 复苏的儿童患者观察性数据显示,使用低温治疗的患儿 ICU 住院时间、神经功能预后以及病死率并无变化。仅有 1 项对窒息所致心脏骤停的存活患儿小样本研究显示,使用低温治疗可以降低出院病死率,但不能改善神经系统预后。目前有一项关于 ROSC 后出现持续昏迷的 IHCA 患儿接受低温治疗的大规模多中心随机对照研究,但结果尚未公布。

2.心脏骤停后给氧

2015 版更新的推荐:ROSC 后考虑将患者的血氧维持在正常目标值范围内(Class 2b, LOE B-NR)。需进行血氧饱和度监测,将其控制在 94% 或更高,但低于 100%。目的是为了保障血氧正常,严格避免低氧。给予的氧气需要根据患者的具体情况进行适当调节。

2010 版:一旦循环恢复,如果有合适的监测设备,调整吸入氧浓度使氧饱和度达到 94% 或以上。

理由:因为动脉血氧饱和度在 100% 时,PaO_2 范围可从 80 到大约 500mmHg 不等。3 个小样本的观察性研究显示,IHCA 和 OHCA 儿童存活者升高的 PaO_2 与预后无相关性。动物研究显示在 ROSC 后,组织 PO_2 的升高(高氧)促进氧化应激,可导致复苏后综合征。一些成人研究显示高氧血症和病死率增加相关。一项大样本的观察性研究发现,1427 例 IHCA 和

OHCA 复苏成功收住 ICU 的儿童,去除混杂因素,ROSC 后维持正常血氧(定义为 $PO_2 \geq 60 \sim 300mmHg$)较高血氧(定义为 $PO_2 \geq 300mmHg$ 以上)能改善 PICU 存活出院率。

3.心脏骤停后 $PaCO_2$

2015 版更新的推荐:ROSC 后复苏的通气策略应针对每位儿童达到目标 $PaCO_2$,以避免极端的高碳酸血症和低碳酸血症。

2010 版:没有对于 $PaCO_2$ 的推荐。

理由:ROSC 后脑血管的自主调节能力可能会不正常。成人数据显示 ROSC 后的低碳酸血症和不良预后相关。其他类型的儿童脑损伤中,低碳酸血症与不良临床预后相关。一项小样本的观察性研究显示,IHCA 和 OHCA 患儿的高碳酸血症($PaCO_2 \geq 50mmHg$)或低碳酸血症($PaCO_2 \leq 30mmHg$)与预后无相关性。但另一项儿童 IHCA 的观察性研究则显示高碳酸血症($PaCO_2 \geq 50mmHg$)导致更差的存活出院率。目前尚无有关儿童心脏骤停后预设目标 $PaCO_2$ 通气比较的研究。

4.心脏骤停后的液体使用及强心药

2015 版更新的推荐:ROSC 后,推荐使用胃肠外液体和(或)强心药或血管活性药物来维持收缩压高于年龄相关的第 5 百分位(Class 1,LOE C-LD)。如果有合适的设备资源,推荐持续动脉血压监测来发现和治疗低血压(Class 1,LOE C-EO)。

2010 版:心脏骤停后的婴儿和儿童,若证实或怀疑存在心血管功能不全,血管活性药物的维持使用来改善心肌功能和器官灌注是合理的。

理由:心肌功能不全和血流动力学不稳定在心脏骤停复苏后很常见。3 项 IHCA 和 OHCA 儿童的小样本观察性研究显示,儿童 ROSC 后存在低血压可降低存活出院率。其中一项 IHCA 后的研究显示 ROSC 后低血压(定义为收缩压低于年龄相关的第 5 百分位),可能降低神经功能良好的存活出院率。尚没有研究评估婴儿和儿童 ROSC 后血管性药物使用的益处。

5.复苏后使用脑电图评估

2015 版更新的推荐:心脏骤停后存活患儿进行早期和可靠的神经系统预后预测是必要的,用于有效制定计划和家庭支持(是否需要继续生命维持治疗)。

2015 版更新的推荐:儿童心脏骤停后的最初 7d 内应考虑使用脑电图监测来预测出院时神经系统预后(Class 2b,LOE C-LD),但不能作为唯一标准。

2010 版:未提及该项内容。

理由:2 项小样本的儿童研究性观察数据显示,心脏骤停后 7d 内,脑电图呈现连续的对外界刺激有反应,提示出院时神经功能良好。如果脑电图呈现不连续或等电位则提示预后不佳。尚没有脑电图发现与出院后神经系统预后相关联的数据。

6.心脏骤停期间和之后的预测因素

2015 版更新的推荐:多个因素可被考虑用来进行心脏骤停结果的预测(Class 1,LOE C-LD)。它们被用来决定在心脏骤停时是继续复苏还是停止,以及评估心脏骤停逆转的可能性。

2010 版:操作者可考虑使用多个预测因素来估计结果并且判定是否继续复苏努力。

理由:尽管许多因素与良好/不良预后相关,但是目前没有研究证实任何单因素足以精确预测预后,并以此来指导终止或继续 CPR。对于 OHCA 的婴儿和儿童,年龄小于 1 岁,长时间的心脏骤停、不可电击心律均是预后不良的因素。对于 IHCA 的婴儿和儿童,负性的预测因素包括年龄大于 1 岁以及长时间心脏骤停。医院环境中,对于心脏骤停时初始心律失常为不可电击心律是否为负性预测因素的证据尚存在争议。

2015 版更新的推荐:数个 ROSC 后因素已经被用来预测存活率和神经系统预后,包括瞳孔对光反射,低血压,血浆神经生物标记物和血乳酸。

2015 版更新的推荐:儿童心脏骤停后任意一项预测因素的可信度尚未确立。医务人员在预测心脏骤停后 ROSC 的婴儿和儿童的预后时,应考虑多方面因素。

理由:4 项观察性研究支持在心脏骤停后 12~24h 使用瞳孔对光反射来预测存活出院率。另 1 项观察性研究发现在心脏骤停后 24h,瞳孔对光反射有反应与 180d 神经功能良好的存活率相关。

数个反映神经系统受损的血清生物学标记物已经被考虑用来进行预后预测。2 项小样本的观察性研究发现在心脏骤停后,低浓度的神经元特异性烯醇化酶和 S100B 血清水平与良好神经预后的存活出院率改善相关。1 项观察性研究发现心脏骤停儿童,最初 12h 内低血乳酸水平可提高存活出院率。

第七章 脑死亡

第一节 脑死亡概况

人们对死亡的认识在不同的历史时期是不相同的。死亡是一个逐渐发展的过程。典型的死亡过程分为三个阶段，即濒死期、临床死亡期和生物学死亡期。人们不会等到生物学死亡期到来时才宣布死亡。宣布死亡是基于一个生与死的临界点，这个临界点就是死亡标准。死亡标准实际上都是在寻找重要生命迹象是否存在的证据。如果完全找不到，而且不可能再找到，那就是死亡。

随着现代医学技术的发展，很多终末期疾病患者的预期寿命被大大提高，复苏技术和支持疗法的改进也使得对危重患者的救治更为有效。某些以前"必死无疑"的患者，在现代医疗措施的干预下就能够恢复健康。这一系列变革意味着死亡概念已经逐渐发生了变化。

一、传统的死亡标准

传统的死亡标准就是指心肺死亡标准，即呼吸、心搏、血液循环完全停止。传统的死亡判断三大体征是心脏停搏，呼吸停止，瞳孔散大、固定及对光反射消失。从古至今，人们通过日常生活的经验积累，一直将心跳和呼吸作为生命存在的指征，进而把心脏停搏、呼吸停止作为判定死亡的标准。在没有心肺复苏和呼吸机的年代，心肺死亡标准具有其合理性、较高的可靠性，且检查方法简易可行。因此，长期以来人们在生产实践中一直沿袭着这一死亡标准。

在呼吸机还未出现的年代，大脑功能丧失后心搏也会很快停止。相反，心脏停搏，血液循环停止后不久，大脑也会随之死亡，心脏与脑是紧密联系在一起的。然而随着当代医学科学的发展，借助于呼吸机、心脏起搏器等先进医疗设备以及药物的应用，大脑功能丧失后，心肺功能仍有可能维持较长一段时间，但一旦撤掉赖以生存的设备，死亡仍不可避免。由此可见，脑死亡后仍残留有呼吸、心搏的生命并不意味着活着。另一方面，心搏、呼吸停止并不一定意味着死亡，因为临床上偶尔会出现心搏、呼吸停止数小时的患者"死而复生"的事例。因此，依据心搏、呼吸停止来判定死亡是不够准确的。心脏死亡者若脑未死亡，仍有活过来的可能性。心脏已经失去了作为死亡判定的权威性靶器官的地位。这样的情形促使人们不得不去思考和探讨新的死亡标准。

二、脑死亡的概念

(一)脑死亡概念的提出和发展

由于传统的心肺死亡标准在现实生活中日益凸显其局限性，自20世纪中叶开始，医学界人士纷纷探索一种更科学、更准确的死亡标准。脑死亡的概念应运而生。世界上已有80个国家接受了脑死亡标准。首先提出这一概念的是法国学者 Mollaret 和 Goulon。他们在1959年第

23届国际神经学大会上共同提出"昏迷过度"的概念并开始使用"脑死亡"一词。此后1968年第22届世界医学大会上,美国哈佛大学医学院脑死亡审查特别委员会指出"脑死亡是包括脑干在内的全脑功能不可逆性丧失",并第一次提出了脑死亡诊断标准,即哈佛标准:①不可逆的深度昏迷;②无自主呼吸;③脑干反射消失;④脑电活动消失(电静息)。凡符合以上标准,并在24小时或72小时内反复测试,多次检查,结果无变化,即可宣告死亡。但需排除体温过低或刚服用过巴比妥类及其他中枢神经系统抑制剂等情况。哈佛标准是目前所有实行脑死亡的最权威标准。到目前为止国际上对脑死亡的判定标准并不统一。总体上有三种学说:脑干死亡学说、全脑死亡学说及高级脑死亡学说。各种学说均有学者支持。但国际上采用最多的是脑干死亡和全脑死亡。

(二)我国脑死亡判定的发展

我国在脑死亡领域起步较晚,20世纪80年代,我国学者才开始对脑死亡的相关问题展开讨论。1986年在南京草拟了第一个成人脑死亡诊断标准。1989年在丹东制定出第一个小儿脑死亡诊断标准试用草案。2003年,由卫生部脑死亡判定标准起草小组起草的《脑死亡判定标准(成人)》和《脑死亡判定技术规范(成人)》刊登在《中华医学杂志》上,面向社会征求意见。2004年在中华医学会第七次全国神经病学学术会议上,我国《脑死亡判定标准(成人)》和《脑死亡判定技术规范(成人)》通过专家审定。经过多年的临床实践与验证,通过对脑死亡判定的可行性和安全性进行深入扎实的研究并结合实践对原有标准进行修改完善后,2009年卫生部脑死亡判定标准起草小组又出台了《脑死亡判定标准(成人)(修订稿)》和《脑死亡判定技术规范(成人)(修订稿)》。这两个文件在中国医学发展史上具有重大的意义。

(三)小结

中枢神经系统神经元死亡后基本上不能恢复和再生。当脑细胞死亡到一定程度时,大脑功能便不可逆性丧失。到目前为止,几乎所有的器官功能都能人工替代,如呼吸机替代肺功能,血液透析替代肾功能等,唯独脑功能是不能进行人工替代的。脑作为人类高级神经中枢,损坏后不可恢复,无可替代。脑死亡判定是一个复杂的医学过程,而非简单的状态判断,因此,脑死亡比传统心肺死亡学说更科学、更准确、更权威。

第二节　脑死亡的判定标准

脑死亡的判定不能单纯依据某一症状或体征,也不能像传统上判断死亡的三个标准。必须综合观测才能做出判断。我国采用的是全脑脑死亡概念。我国脑死亡判定标准将脑死亡定义为:包括脑干在内的全脑功能不可逆转的丧失,即死亡。

一、判定的先决条件

(一)昏迷原因明确

原发性脑损伤引起的昏迷包括颅脑外伤、脑血管疾病等;继发性脑损伤引起的昏迷主要为心搏骤停、麻醉意外、溺水、窒息等所致的缺氧性脑病。昏迷原因不明确者不能实施脑死亡判定。

（二）排除各种原因的可逆性昏迷

包括急性中毒（如一氧化碳中毒、乙醇中毒、镇静催眠药中毒、麻醉药中毒、抗精神病药中毒、肌肉松弛剂中毒等），低温（肛温≤32℃），严重电解质及酸碱平衡紊乱，严重代谢及内分泌障碍（如肝性脑病、尿毒症性脑病、低血糖或高血糖性脑病）等。以上情况都可引起脑功能异常，出现类似脑死亡的临床表现，但是经过积极治疗是可逆的。因此，进行脑死亡判定时应注意认真排除。

二、临床判定

脑死亡的临床判定标准包括：①深昏迷；②脑干反射消失；③无自主呼吸（靠呼吸机维持，自主呼吸激发试验证实无自主呼吸）。以上三项必须全部具备。

（一）深昏迷

1.定义

深昏迷是对各种刺激全无反应，深浅反射均消失的状态。生命体征出现明显异常，全身肌肉松弛，肌张力低下，尿、便失禁或出现去脑强直状态。

2.检查方法及结果判定

拇指分别强力压迫患者两侧眶上切迹或针刺面部，不应有任何面部肌肉活动。格拉斯哥昏迷量表评分为3分。

3.注意事项

（1）任何刺激必须局限于头面部。

（2）三叉神经或面神经病变时，不应轻率判定为深昏迷。

（3）在颈部以下刺激时可引起脊髓反射。脑死亡时枕大孔以下的脊髓可能存活，仍有脊髓反射（或）脊髓自动反射。脊髓反射包括各种深反射和病理反射。脊髓自动反射大多与刺激部位相关，刺激颈部可引起头部转动；刺激上肢可引起上肢屈曲、伸展、上举、旋前和旋后；刺激腹部引起腹壁肌肉收缩；刺激下肢可引起下肢屈曲和伸展。

（4）脊髓自动反射必须与自发运动区别，脊髓自动反射固定出现于特定刺激相关部位，而自发运动通常在无刺激时发生，多数为一侧性。脑死亡时不应有肢体自发运动。

（5）脑死亡者不应有去大脑强直、去皮质强直或痉挛。

（6）进行自主呼吸激发试验时偶可出现肢体不自主运动。

（二）脑干反射

脑干包括中脑、脑桥和延髓三部分，是生命中枢。脑干反射存在与否与脑干功能是否丧失密切相关。脑干反射的检查项目包括：瞳孔对光反射、角膜反射、头眼反射、前庭眼反射和咳嗽反射。上述五项反射全部消失，即可判定为脑干反射消失。若五项脑干反射中有不能判定的项目时，应增加确认试验项目。

1.瞳孔对光反射

脑死亡时瞳孔可以散大，也可以缩小或者不等大，因此，脑死亡以瞳孔对光反射为准，而不以大小作为判定条件。

（1）检查方法：用强光照射瞳孔，观察有无缩瞳反应。光线从侧面照射一侧瞳孔，观察同侧瞳孔有无缩小（直接对光反射），检查一侧后再检查另一侧。光线照射一侧瞳孔，观察对侧瞳孔有无缩小(间接对光反射),检查一侧后再检查另一侧。上述检查应重复进行。

(2)结果判定:双侧直接和间接对光均无缩瞳反应即可判定为瞳孔对光反射消失。

(3)注意事项:①脑死亡者多数伴有双侧瞳孔散大(>5mm),但少数瞳孔可缩小或双侧不等大。因此,不应将瞳孔大小作为脑死亡判定的必要条件。②眼部疾患或外伤可影响瞳孔对光反射的判定,判定结果应慎重。

2.角膜反射

角膜反射消失是脑桥功能丧失的一个指标。

(1)检查方法:抬起一侧上眼睑,露出角膜,用棉花丝触及角膜周边部,观察双眼有无眨眼动作。检查一侧后再检查另一侧。

(2)结果判定:双眼均无眨眼动作即可判定为角膜反射消失。

(3)注意事项:①即使未见明确眨眼动作,但上下眼睑和眼周肌肉有微弱收缩时,不能判定为角膜反射消失。②眼部疾患或外伤、三叉神经或面神经病变均可影响角膜反射判定。判定结果应慎重。

3.头眼反射

(1)检查方法:用手托起头部,撑开双侧眼睑,将头从一侧快速转向对侧,观察眼球是否向反方向转动,检查一侧后再检查另一侧。

(2)结果判定:当头部向左或向右转动时,眼球无相反方向转动,即可判定为头眼反射消失。

(3)注意事项:①眼外肌瘫痪可影响头眼反射判定,判定结果应慎重。②颈椎外伤时禁止此项检查,以免损伤脊髓。

4.前庭眼反射

前庭眼反射消失属于脑桥-中脑联合功能丧失。

(1)检查方法:将头部抬起30°角,用弯盘贴近外耳道,以备注水流出。注射器抽吸0~4℃冰盐水20ml,注入一侧外耳道,注入时间20~30秒,同时撑开两侧眼睑,观察有无眼球震颤。检查一侧后再检查另一侧。

(2)结果判定:注水后观察1~3分钟,若无眼球震颤即可判定为前庭眼反射消失。

(3)注意事项:①试验前必须用耳镜检查两侧鼓膜有无损伤,若有破损则不做此项检查。外耳道内有血块或堵塞物时,清除后再行检查。②即使没有明显的眼球震颤,但可见微弱眼球运动时,不应判定前庭眼反射消失。③头面部外伤时,眼部的出血、水肿可影响前庭眼反射判定,判定结果应慎重。④本检查方法与耳鼻喉科使用的温度试验不同,后者用20℃的冷水或体温±7℃的冷热水交替刺激,不能用于脑死亡判定。

5.咳嗽反射

咳嗽反射消失属于延髓功能丧失。

(1)检查方法:用长度超过人工呼吸道的吸引管刺激气管黏膜,引起咳嗽反射。

(2)结果判定:刺激气管黏膜无咳嗽动作,判定为咳嗽反射消失。

(3)注意事项:刺激气管黏膜时,如有胸、腹部运动,应认为咳嗽反射存在。

(三)无自主呼吸

脑死亡者均无自主呼吸,必须依靠呼吸机维持通气,但是判断自主呼吸停止,除根据肉眼判定胸、腹部有无呼吸运动外,还必须通过自主呼吸激发试验验证。并严格按照以下步骤和方法进行。

1.先决条件

自主呼吸激发试验必须符合下列条件:①肛温≥36.5℃(如体温低下,可予升温)。②收缩压≥90mmHg 或平均动脉压≥60mmHg(如血压下降.可予升压药物)。③动脉氧分压(PaO_2)≥200mmHg(如 PaO_2 不足,吸入 100％ O_2 10～15 分钟)。④动脉二氧化碳分压($PaCO_2$)35～45mmHg(如 $PaCO_2$ 不足,可减少每分通气量);慢性二氧化碳潴留者 $PaCO_2$≥10mmHg。

2.试验方法及步骤

(1)脱离呼吸机 8～10 分钟。

(2)脱离呼吸机后即刻将输氧导管通过气管插管插至隆突水平,输入 100％O_2 6L/min。

(3)密切观察胸、腹部有无呼吸运动。脱离呼吸机 8～10 分钟检测 $PaCO_2$。

3.结果判定

$PaCO_2$≥60mmHg 或慢性二氧化碳潴留者 $PaCO_2$ 超过原有水平 20mmHg,仍无呼吸运动,即可判定无自主呼吸。

4.注意事项

(1)自主呼吸激发试验可能出现明显的血氧饱和度下降、血压下降、心率加快或减慢、心律失常等,此时即刻终止试验,并宣告本次试验失败。为了避免自主呼吸激发试验对下一步确认试验的影响,应将该试验放在脑死亡判定的最后一步。

(2)自主呼吸激发试验至少由两名医师(一名医师监测呼吸、血氧饱和度、心率、心律和血压,另一名医师管理呼吸机)和一名护士(管理输氧导管和抽取动脉血)完成。

三、确认试验

脑死亡确认试验包括以下三项:①正中神经短潜伏期体感诱发电位(SI,SEP)显示 N9 和(或)N13 存在,P14、N18 和 N20 消失。②脑电图(EEG)显示电静息。③经颅多普勒超声(TCD)显示颅内前循环和后循环呈振荡波、尖小收缩波或血流信号消失。以上三项中应至少两项符合上述标准。

(一)正中神经短潜伏期体感诱发电位

(median nerve short-latency somatosensory evoked potential,SLSEP)

诱发电位属于电生理检查手段之一,目前常用的有视觉诱发电位、脑干听觉诱发电位和体感诱发电位三种。用于脑死亡判定的是体感诱发电位。体感诱发电位是刺激上肢或下肢皮肤,在头部记录波形。正中神经短潜伏期体感诱发电位是皮质下电位,神经发生源于脑干。

1.环境条件

(1)环境温度控制在 20～25℃。

(2)使用独立电源.必要时使用稳压器。

(3)必要时暂停其他可能干扰诱发电位记录的医疗仪器设备。

2.刺激技术

(1)刺激部位:腕横纹中点上 2cm 正中神经走行的部位。

(2)95％乙醇去脂,降低刺激电极与皮肤间的阻抗。

（3）分侧刺激。

（4）刺激参数：①刺激方波时程：0.1～0.2ms，必要时可达 0.0ms。②刺激强度：强度指标为拇指屈曲约 1cm，每次检测过程中强度指标均应保持一致。③刺激频率：1～5Hz。

3.记录技术

（1）电极安放：参考脑电图国际 10～20 系统，安放盘状电极或一次性针电极。C'3 和 C'4：分别位于国际 10～20 系统的 C3 和 C4 后 2cm，刺激对侧时 C'3 或 C'4 称 C'c，刺激同侧时称 C'i。Fz 和 FPz：Fz 位于国际 10～20 系统的额正中点，FPz 位于国际 10～20 系统的额极中点。Cv6：位于颈椎 6 的棘突。CLi 和 CLc：分别位于同侧或对侧锁骨中点上方 1cm 处。

（2）电极导联组合（记录电极-参考电极）：至少四个通道。第一通道：CLi-CLc(N9)。第二通道：Cv6-Fz，Cv6-FPz 或 Cv6-CLc(N13)。第三通道：C'c CLc(P14、N18)。第四通道：C'c-Fz 或 C'c-FPz(N20)。

（3）电极阻抗：记录、参考电极阻抗≤5kΩ。

（4）地线放置与阻抗：刺激点上方 5 cm，阻抗≤7kΩ。

（5）分析时间：50ms，必要时 100ms。

（6）带通：10～2000Hz。

（7）平均次数：500～1000 次。

4.操作步骤

（1）准备好诱发电位仪、盘状电极或一次性针电极、安尔碘、棉签、磨砂膏和导电膏。

（2）开机并输入被判定者一般资料，进入记录状态。安放记录电极和参考电极。安放盘状电极前，先用 95% 酒精棉球脱脂，必要时用专业脱脂膏（磨砂膏）脱脂，然后涂抹适量导电膏，使电阻达到最小。插入针电极前，先用安尔碘消毒皮肤。

（3）安放刺激电极。刺激电流一般控制在 5～15mA 之间，当某些受检者肢端水肿或合并周围神经疾病时，电流强度可适当增大。刺激强度以诱发出该神经支配肌肉轻度收缩为宜即引起拇指屈曲约 1cm。

（4）记录时，平均每次叠加 500～1000 次，直到波形稳定光滑，每侧至少重复测试 2 次。

5.结果判定

N9 和（或）N13 存在，P14、N18 和 N20 消失时，符合 SLSEP 脑死亡判定标准。

6.注意事项

（1）保持被检测肢体皮肤温度正常，必要时升温（低温可使诱发电位潜伏期延长）。

（2）某些因素，如锁骨下静脉置管、正中神经病变、安放电极部位外伤或水肿、周围环境电磁场干扰等均可影响结果判定，此时 SLSEP 结果仅供参考，脑死亡判定应以其他确认试验为据。

（二）脑电图（electro encephalo gram，EEG）

脑电图是脑组织生物电活动通过脑电图仪放大记录下来的曲线.由不同的脑波活动组成。脑电图反应的是大脑皮质的功能，脑电活动是维持大脑神经系统功能的生理基础。脑死亡后，脑电活动表现为电静息状态。

1.环境条件

(1)使用独立电源,对地电阻<4Ω,必要时用稳压器。

(2)必要时暂停其他可能干扰脑电图记录的医疗仪器设备。

2.脑电图仪参数设置

(1)按国际 10～20 系统安放 8 个记录电极:额极 F_{P1}、E_{P2},中央 C_3、C_3,枕 O_1、O_2,中颞 T_3、T_3。接地电极在额中线(Fz)。参考电极位于双耳垂或双乳突。接地电极位于额极中点(FPz)。公共参考电极位于中央中线点(Cz)。

(2)电极头皮间阻抗<10kΩ,两侧各电极的阻抗应基本匹配。

(3)高频滤波 30～75 Hz.低频滤波 0.5Hz 或时间常数 0.3 秒。

(4)敏感性 $2\mu V/mm$。

3.操作步骤

(1)准备好脑电图仪、盘状电极或一次性针电极、安尔碘、棉签、磨砂膏和导电膏。

(2)开机并输入被判定者一般资料。检台脑电图仪参数设定。走纸机描记前先做 10 秒仪器校准,将 $10\mu V$ 方形波输入放大器,各放大器敏感性应一致。

(3)安放电极。盘状电极安放前,先用 95% 酒精棉球脱脂,必要时用专业脱脂膏(磨砂膏)脱脂,然后涂抹适量导电膏,使电阻达到最小。插入针电极前,先用安尔碘消毒皮肤。

(4)描记参考导联 30 分钟。描记中分别予以双上肢疼痛刺激、耳旁声音呼唤和亮光照射双侧瞳孔,观察脑电图变化(脑电图反应性检查)。

(5)描记中任何来自外界、仪器和患者的干扰或变化均应实时记录。

(6)描记脑电图的同时描记心电图。

(7)30 分钟记录的全部资料完整保存。

4.结果判定

脑电图呈电静息,即出现>$2\mu V$ 的脑电波活动时,符合 EEG 脑死亡判定标准。

5.注意事项

(1)用于脑死亡判定的脑电图仪必须符合参数设置要求。

(2)应用镇静麻醉药物或安放电极部位外伤等均可影响 EEG 判定,此时 EEG 结果仅供参考,脑死亡判定应以其他确认试验为据。

尽管 1968 年哈佛标准首次把脑电图呈平直线作为判定脑死亡的标准之一,但目前争论颇多。理论上脑死亡后脑电活动应消失,表现为脑电静息状态,而只要大脑皮质有脑电波,就不能定为脑死亡,但是 Grigg 等指出并非所有临床脑死亡患者的脑电图均表现为脑电静息。Grigg 报告的 56 例脑死亡患者中 11 例仍有脑电活动,但最终全部死亡。Pallis 报告 147 例无脑干反射、无自主呼吸,但脑电图有电活动者全部死亡;而 16 例脑干反射存在、有自主呼吸,但脑电图平直者无一例死亡。脑电图平直并不是脑死亡的特异性波形,其他病理状态,如脑炎、脑缺血、低温、药物中毒以及新生儿也可能出现脑电图平直的现象。脑电图也可能收到各种伪差的干扰,故必须进行复查或 24 小时动态观察,以防误诊。因此脑电图对于脑死亡的判定并非必需。但包括我国在内的世界多数国家在制定脑死亡标准时,仍将脑电图作为一条重要的判定标准。

（三）经颅多普勒超声（trans cranial cioppler，TCD）

颅内血流停止是脑死亡的一个客观依据，因此数字减影血管造影术（DSA）被广泛认为是判定脑死亡的金标准。DSA能直接显示脑死亡患者颅内血流的停止，但是在临床运用中有很大困难。而经颅多普勒超声可检测到颅内压增高所致脑血流动力学改变，可作为早期诊断脑循环停止的一个高度特异性、无创性的辅助检查，并判断预后。

1.环境条件

无特殊要求。

2.仪器要求

2.0MHz脉冲波多普勒超声探头。

3.参数设置

（1）设定输出功率。

（2）设定取样容积：10～15mm。

（3）调整增益：根据频谱显示的清晰度调整增益强度。

（4）渊整速度标尺：频谱完整显示在屏幕上。

（5）调整基线：上下频谱完整显示在屏幕上。

（6）调整信噪比：清晰显示频谱。

（7）屏幕扫描速度：6～8秒。

（8）设定多普勒频率滤波：低滤波状态（＜50Hz）。

4.检查部位

（1）颞窗：位于眉弓与耳缘上方水平连线区域内，检测双侧大脑中动脉（middle cerebral artery，MCA）、大脑前动脉（anterior cerebral artery，ACA）和大脑后动脉（posterior ce-rebral artery，PCA）。

（2）枕窗或枕旁窗：位于枕骨粗隆下方枕骨大孔或枕骨大孔旁，检测椎动脉（vertebra artery，VA）和基底动脉（basil arartery，BA）。

（3）眼窗：闭合上眼睑处，检测对侧MCA、ACA。

5.血管识别

（1）MCA：经颞窗，深度40～65mm，收缩期血流方向朝向探头，必要时可通过颈总动脉压迫实验对检测血管予以确认；或经对侧眼窗，深度70mm以上，收缩期m流方向背离探头。

（2）ACA：经颞窗，深度55～70mm，收缩期血流方向背离探头，或经对侧眼窗，深度70mm以上，收缩期血流方向朝向探头。

（3）PCA：经颞窗，深度55～70mm，Pl段收缩期血流方向朝向探头，P2段收缩期血流方向背离探头。

（4）VA：经枕窗或枕旁窗，深度55～80mm，收缩期血流方向背离探头。

（5）BA：经枕窗或枕旁窗，深度90～120mm，收缩期血流方向背离探头。

6.结果判定

（1）判定血管：前循环以双侧MCA为主要判定血管；后循环以BA为主要判定血管。

（2）血流频谱：振荡波：在一个心动周期内出现收缩期正向（F）和舒张期反向（R）血流信号，

脑死亡血流方向指数(反向与正向血流速度比值)(direction of flowing index,DFI)<0.8,DFI=1-R/F;尖小收缩波(钉子波):收缩早期单向性正向血流信号,持续时间小于200ms,流速低于50cm/s;血流信号消失。颅内前循环和后循环均出现上述血流频谱之一时,符合TCD脑死亡判定标准。

7.注意事项

(1)需同时完成颞窗和枕窗检测,并根据患者双顶径大小适当调整颞窗血管检测深度。颞窗透声不良时,选择眼窗检测同侧颈内动脉虹吸部以及对侧MCA和ACA。

(2)首次经颞窗未检测到清晰的或完全检测不到血流信号时,必须排除因颞窗穿透性不佳或操作技术造成的假象,并谨慎予以结论。

(3)某些因素,如脑室引流、开颅减压术或外周动脉收缩压<90mmHg可能影响结果判定,此时TCD结果仅供参考,判定脑死亡应以其他确认试验为据。

经颅多普勒超声测定脑血流量必需结合临床,因为临床上有观察到某些患者仍有微弱呼吸时就出现舒张期反向血流。因此,单凭此项检查即做出脑死亡的结论是不可靠的。

(四)确认试验顺序

确认试验的优选顺序依次为SLSEP、EEG、TCD。确认试验应至少两项符合脑死亡判定标准。

四、判定步骤

脑死亡判定分以下三个步骤:

第一步,进行脑死亡临床判定,符合判定标准(深昏迷、脑干反射消失、无自主呼吸)的进入下一步。

第二步,进行脑死亡确认试验,至少两项符合脑死亡判定标准的进入下一步。

第三步,进行脑死亡自主呼吸激发试验,验证自主呼吸消失。

上述三个步骤均符合脑死亡判定标准时,确认为脑死亡。

五、判定时间

脑死亡临床判定和确认试验结果均符合脑死亡判定标准者可首次判定为脑死亡。首次判定12小时后再次复查,结果仍然符合脑死亡判定标准者,方可最终确认为脑死亡。

第三节 小儿脑死亡判定

自从1959年首次提出脑死亡的概念以来,经过数十年的研究和实践,各国积累了大量关于脑死亡判定方面的经验,不断完善了脑死亡的判定标准。但是这些研究和实践的对象主要是成人,关于小儿脑死亡的研究资料相对较少,因而在一定程度上制约了小儿脑死亡研究的进展。小儿脑死亡在判定标准上与成人有相似之处,但是由于小儿,尤其是婴幼儿因其特殊的神经系统解剖和生理特点,脑死亡诊断标准与成人不尽相同。截至目前,小儿脑死亡判定尚无统一公认的标准。

一、临床表现

(一)基本临床表现

小儿脑死亡具有以下几点基本临床表现:①有原发或继发严重脑损伤;②持续深昏迷;③无自主呼吸;④脑干反射消失。

(二)特殊临床表现

小儿脑死亡与成人不尽相同,部分脑死亡患儿除了具备上述基本临床表现外,还可出现以下特殊临床表现,如:尿崩症、高血糖、低 $PaCO_2$ 低体温等。美国 Dallfts 儿童医学中心将脑死亡患儿出现的中枢性尿崩症、高血糖和低 $PaCO_2$ 合称为"特纳三联症(Turner's t rial)"。

1.中枢性尿崩症

中枢性尿崩症是因垂体加压素合成或分泌障碍,远端肾小管不能浓缩尿液,从而导致多尿、脱水及高钠血症的临床综合征。目前脑死亡合并尿崩症的诊断标准尚未统一,多数学者认为诊断的基本条件如下:①在肾功能正常的前提下,尿量突然增多,≥6ml/(kg·h),持续达 24 小时以上;②有高血钠,血钠≥150mmol/L;③血浆渗透压增高≥310mmol/kg;④尿比重减低,尿比重<1.010。以上需排除强效利尿剂的影响。中枢性尿崩症主要是因为脑死亡后体内抗利尿激素分泌减少,远端肾小管不能浓缩尿液而致。

2.高血糖

高血糖指输糖速度≤4mg/(kg·min)时,血糖仍高于 13.8mmol/L。脑死亡时血糖升高的确切机制还不清楚,可能与脑损伤后胰岛反应差,分泌减少,受体器官对胰岛素的敏感性下降,而应激状态使血中儿茶酚胺、胰高血糖素及皮质醇等胰岛拮抗激素升高,使糖原异生增加等因素有关。

3.低 $PaCO_2$

低 $PaCO_2$ 指接受正常或低于正常通气量的患儿,$PaCO_2$ 仍低于 25mmHg。可能与中枢性 CO_2 产生减少有关。

二、观察时间

小儿与成人在脑死亡判定上的最大差别在于观察时间的不同。因为有研究表明发育中的中枢神经系统对缺血缺氧的耐受能力强于成熟的中枢神经系统。因此,为保证判定结果的准确性,一般要求新生儿和婴儿观察 24~l8 小时,早产儿观察时间需延长至 72 小时。

三、判定标准

(一)美国小儿脑死亡判定标准

1.美国首部小儿脑死亡判定标准(1987 年)

(1)深昏迷和呼吸停止必须同时存在。

(2)脑干功能丧失:①瞳孔固定或散大,对光反射消失;②眼球自主运动消失或缺乏头眼反射和前庭反射;③角膜反射、呕吐反射、咳嗽反射、吸吮反射及觅食反射消失;④自主呼吸消失,在其他标准都符合的情况下,按标准步骤行呼吸暂停试验阳性。

(3)必须排除低血压和低体温。

(4)肌张力减低,自主运动消失(注意与脊髓反射鉴别)。

(5)在整个观察和测试的过程中各项检查始终支持脑死亡判定。

(6)观察时间根据年龄而定。①7天至2个月:两次检查和脑电图检查应分别间隔至少48小时;②2个月至1岁:两次检查和脑电图检查应分别相隔至少24小时,但如果放射性核素检测显示脑部无血流,则可不必重复进行体格检查和脑电图检查;③大于1岁:如果存在明确的引起不可逆性颅脑损伤的诱因,则可以把观察时间缩短到至少12小时,而且可不必要进行确证试验。如果由于条件所限,尤其是缺氧缺血性脑病等无法确定脑损伤程度及是否为可逆性的情况,则应该将观察时间至少延长至24小时。如果脑电图显示脑电静息或放射性核素显影显示脑部无血流,则可将观察时间缩短。

(7)实验室检查:脑电图显示脑电静息或放射性核素显影显示脑部无血流。

2.美国小儿脑死亡判定标准(2011年版)

(1)足月新生儿、婴幼儿和儿童的脑死亡判定,是基于伴有明确不可逆性昏迷的神经功能丧失而做出的一个临床诊断。由于缺乏充足的文献数据,本指南不适用于胎龄<37周的早产儿。

(2)需治疗并纠正低血压、低体温和代谢紊乱。实施神经功能检查和呼吸暂停试验前,应停用干扰评估结果的药物并待其充分清除。

(3)神经功能检查和呼吸暂停试验须进行两次,且两次之间应间隔一段观察期(足月新生儿～出生后30天、>30天～18岁者的观察期分别为24小时和12小时);两次神经功能检查应由不同的医师进行,呼吸暂停试验或可由同一位医师进行。第一次检查确定患儿的神经功能是否满足脑死亡的标准,第二次检查是基于神经功能无变化及不可逆转的情况下确认脑死亡。若检查过程中出现不确定或矛盾的结果,那么神经功能评估应推迟在心肺复苏或其他严重急性脑损伤≥24小时后进行。

(4)呼吸暂停试验过程中应保证安全,要求在无呼吸困难的情况下 $RtCO_2$ 高于基线20mmHg 并≥60mmHg。若不能安全地完成该试验,则应进行其他辅助检查。

(5)辅助检查(脑电图和放射性核素脑血流显像)不能用于证实脑死亡,也不能代替神经功能检查,只是在某些条件下辅助诊断脑死亡。

(6)履行完成上述标准后方可宣布脑死亡。

(二)我国小儿脑死亡判定标准

1.1989年,我国制定出第一个小儿脑死亡判定标准,具体内容如下

(1)持续深昏迷,无自主运动,对外界刺激无反应。

(2)经反复停机试验证实无自主呼吸。

(3)瞳孔扩大、固定,对光反射、角膜反射消失。

(4)心率固定,对任何刺激无反应,包括静脉注射阿托品。

(5)排除低温(肛温≤35℃)、麻醉剂、肌肉松弛剂、大剂量镇静剂、严重代谢和内分泌紊乱等所致假象。

(6)有条件可做以下检查:①娃娃眼试验,脑死亡时为阴性;②前庭冷水试验:每侧耳内注入4℃冷水100ml不能引起眼球震颤(鼓膜应完整);③EEG持续30分钟呈等电位,即使增益4倍亦无脑波出现。

(7)一般需观察24～48小时,以上改变均存在,再做最后确诊。其中前5项为诊断的必需条件,第6项为最后确诊的必要条件。

2.呼吸暂停试验呼

吸暂停试验是诊断脑死亡必不可少的试验方法之一,它能够反映出患儿自主呼吸状况,提高脑死亡判定的准确性。因为患儿可能由于呼吸支持引起过度通气,导致缺乏足够的 CO_2 刺激呼吸中枢。通过暂停呼吸支持,使患儿的 $PaCO_2$ 上升至足以刺激呼吸中枢产生兴奋的水平,以观察患儿是否出现自主呼吸。但做此项试验时应确保患儿试验前及试验中有足够氧供,以确保检测的安全性。

呼吸暂停试验具体步骤如下:在测试开始前先供给 100％氧气进行预氧合 10 分钟,然后撤除呼吸机(时间少于 10 分钟),此期间,仅经气管插管持续供氧(100％氧气,6L/min),持续检测血氧饱和度,每 5 分钟进行一次动脉血气分析,若 $PaCO_2 \geqslant 60mmHg$ 仍无自主呼吸,则可认为自主呼吸消失。若试验过程中患儿面色发绀、心率下降,应立刻终止试验。

3.辅助检查

多数学者认为:昏迷、呼吸停止、脑干反射消失三项临床指标足以诊断脑死亡。但小儿脑死亡的判定不同于成人,需要较长的观察时间。因其临床表现的特殊性,辅助检查尤为重要,尤其对于 1 岁以下的小儿。

辅助检查方法包括两大类:即评估脑电活动.例如脑电图、体感诱发电位等和评估脑血流(如脑血管造影、放射性核素扫描及经颅多普勒超声等)。

(1)脑电活动监测:主要是 EEG 和脑诱发电位。①EEG 是目前证实小儿脑死亡最常用的方法。EEG 在判定脑死亡时必须连续记录 30 分钟,如表现为静息电位,则可判定为脑死亡。但有些药物中毒、低体温等可致 EEG 波形平直,出现假阳性的结果。同时也有临床完全符合脑死亡,脑血管造影证实脑循环停止,而 EEG 没有出现脑电波平直,而是表现为持续存在低振幅脑电活动,出现假阴性的结果。故有些学者认为 EEG 已不是目前证实脑死亡唯一的或必需的方法。②脑干听觉诱发电位通过记录听神经起点及脑干不同听觉传导通路的信号,反应脑干的功能状态。脑听觉诱发电位改变要先于脑电图波形平直且不会受到外界因素的干扰,在脑死亡判定上具有很大的优越性。

(2)脑血流检查:包括脑血管造影、放射性核素脑扫描和经颅多普勒超声等。前两种方法虽有较高的诊断准确性,但操作复杂、有创。经颅多普勒超声可通过测定颅底大血管的血流速度,了解颅内供血情况。脑死亡时脑血流经颅多普勒超声频谱主要表现为三种:舒张期反向血流、收缩期短小尖波和血流信号消失。已证实有较高的诊断准确性,且同时有安全、无创、床边可行、易动态观察的优点,已愈来愈多地用于脑死亡诊断。但 Rodriguez 等研究发现部分先天性心脏病的小儿也可观察到类似脑死亡的经颅多普勒超声频谱。因此,还需对脑死亡的特异性经颅多普勒超声血流图像进行进一步的研究。

第四节　脑死亡的鉴别诊断

脑死亡判定比心肺死亡判定更加复杂,因此.在脑死亡判定过程中,我们必须注意将脑死亡与其他易与脑死亡状态相混淆的其他病理状态区分开来。例如:持续性植物状态、去大脑僵直、去大脑皮质综合征、与木僵状态、严重下丘脑损害等。

一、持续性植物生存状态

植物状态(vegctative state,VS):是脑损伤恢复过程中短暂阶段或永久结局,是一种特殊的意识障碍。患者完全失去对自身和周围环境的认知,能睁眼,有睡眠-觉醒周期,丘脑下部及脑干功能基本保存。

2001年中华医学会急诊医学分会修订了中国持续植物状态临床诊断标准:①功能丧失,无意识活动,不能执行指令;②能自动睁眼或刺激下睁眼;③存在睡眠-觉醒周期;④可有无目的性的眼球追踪运动;⑤不能理解和用言语表达;⑥保持自主呼吸和血压;⑦丘脑下部及脑干功能基本存在。

我国制定的标准认为植物状态持续1个月以上为持续性植物状态。持续时间超过3个月则称为永久性持续植物状态。永久性持续植物状态意识恢复的可能性极小。

脑死亡与植物状态有着本质的区别,持续植物状态虽然大脑半球功能严重损伤,但下丘脑和脑干自主功能保存或部分保存。

二、去大脑僵直

去大脑僵直状态是脑干严重受损的特征性表现,提示大脑与中脑、脑桥间的联系发生了器质性或功能性中断。

患者出现头颈和躯干后伸,四肢强直性伸展,双足向跖侧屈曲,患者呈角弓反张状态。此类患者虽然脑干神经元严重受损害但功能未完全衰竭,自主呼吸存在与脑死亡的呼吸停止、脑干反射消失容易鉴别,不能判定为脑死亡。

三、闭锁综合征

闭锁综合征多系脑桥基底部病变所致,双侧皮质脑干束与皮质脊髓束均被阻断,展神经核以下运动性传出功能丧失。患者四肢的所有运动能力丧失,脑桥以下脑神经瘫痪,导致患者生活不能自理,不能讲话,双侧完全性面瘫、舌瘫,表情缺乏,吞咽反射消失,常被误认为昏迷。但患者大脑半球和脑干被盖部的上和网状激活系统完好无损害,以及从脑干被盖部的网状结构到大脑皮质的投射路径均完好,因此患者意识保持清醒,对语言的理解无障碍,南于其动眼神经与滑车神经的功能保留,故能以眼球上下示意与周围的环境建立联系。

四、木僵状态

木僵状态多见于精神分裂症,反应性精神病和癔症患者。临床表现为不言不语、不吃不喝、不动,言语活动和动作行为处于完全抑制状态,对外界刺激亦无反应,貌似昏迷,但事实上患者能够感知周围事物及外界变化,患者并非完全意识丧失。

五、严重的下丘脑损害

严重的下丘脑损害导致下丘脑受损伤坏死,使得机体的体温调节能力丧失,患者体温随周围环境的变化而变化,呈现低体温状态。故在鉴别脑死亡之前,首先应将体温调整至正常水平,以排除其他因素所致低体温的可能性,如果患者有寒战反应,则提示机体下丘脑体温调节中枢功能尚未完全衰竭,脑死亡的结论不能成立,应严格鉴别,予以排除。

第八章 新生儿危重症

第一节 新生儿窒息

一、概述

新生儿窒息是由于产前、产时或产后的各种病因使新生儿出生后不能建立正常呼吸,引起缺氧并导致全身多脏器损害,是导致全世界新生儿死亡、脑瘫和智力障碍的主要原因之一。据世界卫生组织 2005 年的统计数字表明,新生儿窒息导致的死亡已占到了新生儿死亡的 1/4。正确的复苏是降低新生儿窒息病死率和伤残率的主要手段,积极在全国范围内开展新生儿窒息复苏培训,提高新生儿复苏的水平,是围生工作者的重要任务。

二、病因

窒息本质是缺氧,导致窒息的因素很多,如母体因素、分娩因素及胎儿因素等。凡影响母亲和胎儿间血液循环和气体交换的原因,都会造成胎儿缺氧及生后表现窒息,可发生在产前、产时或产后。

1.母体因素

如常见的妊娠合并高血压综合征、子痫、糖尿病、心脏病、贫血、高龄初产,可引起胎盘血流灌注不足而发生缺氧窒息。

2.分娩因素

如胎盘、脐带异常、急产、产程延长、头盆不称等,可引起脐带血流受阻;产程中的麻醉、镇痛剂和催产药使用不当,可抑制新生儿呼吸中枢。

3.胎儿因素

如早产、多胎、过期产、小于胎龄儿、宫内感染、羊水或胎粪吸入致使呼吸道阻塞等,可引起新生儿肺通气和换气功能障碍发生窒息。

三、临床表现

1.胎儿宫内窘迫

首先出现胎动增加、胎心增快,胎心率≥160 次/分;晚期则胎动减少(<20 次/12 小时),甚至消失,胎心减慢,胎心率<100 次/分,严重时甚至心脏停搏;窒息可导致肛门括约肌松弛,排出胎便,使羊水呈黄绿色。

2.生后窒息表现

(1)心血管系统:因持续胎儿循环右向左分流,青紫加重。轻者表现皮肤苍白,心率减慢或增快,血压偏高;重者血压低,脉弱,四肢发凉,心律不齐,心电图不正常,超声心动图示心肌收缩不良,持续肺动脉高压等。

(2)呼吸系统:足月儿易发生羊水或胎粪吸入综合征、持续肺动脉高压,早产儿易发生肺透明膜病、呼吸暂停等。此外,少数患者出现气胸、肺水肿、肺出血等。

(3)泌尿系统:可累及肾小管及肾单位,临床表现排尿过晚、少尿、尿常规出现蛋白和红、白细胞及管型,有时血尿素氮及肌酐增高。β_2 微球蛋白增高,肉眼血尿(考虑急性肾静脉栓塞)。

(4)消化系统:缺氧及脾静脉血管收缩造成黏膜损伤,易发生应激性溃疡,坏死性小肠结肠炎。临床表现腹胀、呕吐、血便等。

(5)代谢异常:最常见者为低血糖,代谢性酸中毒。肾功能异常及抗利尿激素分泌不正常,导致电解质紊乱,如低钠血症、低钙血症及液体失衡。

(6)血液系统:缺氧、酸中毒造成血小板、凝血因子及纤维蛋白原的消耗发生出血倾向及 DIC。

(7)神经系统:主要是缺氧缺血性脑病及颅内出血。

四、辅助检查

对宫内缺氧患儿,胎头露出宫口时取头皮血进行血气分析,以估计宫内缺氧程度;生后应检测动脉血气、血糖、电解质、血尿素氮和肌酐等生化指标。

五、诊断与鉴别诊断

中国医师协会新生儿专业委员会组织有关专家,制定了新生儿窒息诊断标准:

(1)有导致窒息的高危因素。

(2)出生时有严重呼吸抑制,至生后 1 分钟仍不能建立有效自主呼吸且 Apgar 评分≤7 分;包括持续至出生后 5 分钟仍未建立有效自主呼吸且 Apgar 评分≤7 或出生时 Apgar 评分不低,但至出生后 5 分钟降至≤7 者。

(3)脐动脉血气分析 pH<7.15。

(4)除外其他引起低 Apgar 评分的病因:如呼吸、循环、中枢神经系统先天性畸形,神经肌肉疾患,胎儿失血性休克,胎儿水肿,产妇产程中使用大剂量麻醉镇痛剂、硫酸镁引起的胎儿被动药物中毒等。

以上第(2)～(4)条为必备指标,第(1)条为参考指标。

六、治疗措施

(一)初步复苏

1.如何确定新生儿是否需要复苏?

(1)是足月新生儿吗?

90%的新生儿不需要任何帮助而完成从宫内到宫外的过渡,其中绝大多数是足月新生儿。如果 是早产儿,则有很大的可能性需要某种程度的复苏。例如:早产儿常常由于肺发育不成熟,顺应性差,呼吸肌无力,不容易建立有效的呼吸,而且生后不能保持体温。因为这些高危因素,早产儿生后应被放在辐射保暖台上对其进行评估和初步复苏,而不是放在母亲身边。如果新生儿为晚期早产儿(34～36周),生命体征稳定,在观察数分钟后,可将新生儿放到母亲胸前。

(2)新生儿有呼吸或哭声吗?

观察新生儿胸部可判断有无呼吸,有力的哭声也说明有呼吸。但不要被新生儿的喘息样呼吸误导。喘息是在缺氧和缺血的情况下出现的一系列单次或多次的深吸气,它预示着患儿有严重的神经和呼吸抑制。

(3)肌张力好吗? 健康足月新生儿应四肢屈曲并有活动(图8-1),而病儿及早产儿肢体伸展且松弛(图8-2);

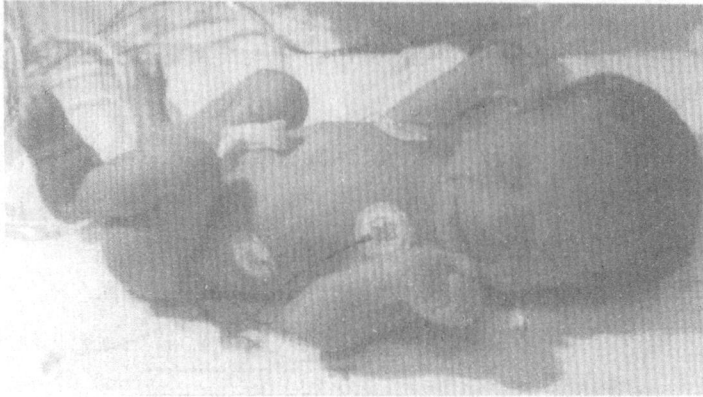

图 8-1 高危新生儿,肌张力好。这是一个接近足月出生的早产儿、低体重儿。然而,肌张力非常好

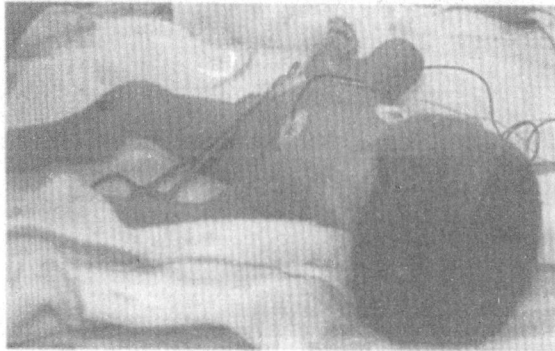

图 8-2 高危新生儿,肌张力差。这是一个早产儿,肌张力比预期要差,需要复苏

2.初步复苏有哪些步骤? 如何进行?

如果决定进行复苏,应在几秒钟之内开始初步复苏步骤。尽管定义这些步骤为"最初"的,而且应该按一定的顺序进行,但这些步骤应当应用于整个复苏过程中。

(1)保持体温

新生儿应放在辐射暖台上,便于复苏人员操作及减少热量的丢失(图8-3)。新生儿不要盖毯子或毛巾,使热源直接照到新生儿身上,便于充分地观察新生儿。如果怀疑新生儿有严重窒息,应避免新生儿过热。

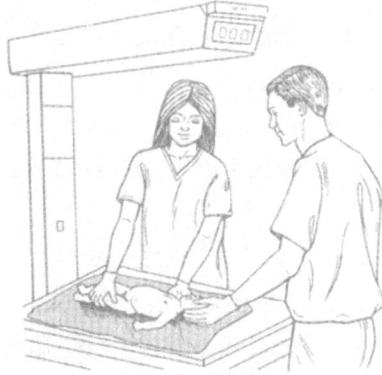

图 8-3　新生儿复苏辐射暖台

(2)通过轻度仰伸颈部开放气道

新生儿采取仰卧或侧卧位,颈部轻度仰伸到鼻吸气位,使咽后壁、喉和气管成直线,可以使气体自由出入。此位置也是做气囊面罩和(或)气管插管进行辅助通气的最佳位置。目的是使新生儿的鼻尽可能向前,以摆成鼻吸气体位。要注意颈部不可屈曲或过度仰伸,这两种情况都会阻止气体进入(图 8-4)。为了使新生儿保持正确的体位,可在肩下放一折叠的毛巾,作为肩垫(图 8-5)。尤其是新生儿头部变形、水肿或早产导致枕部增大,此肩垫更有用。

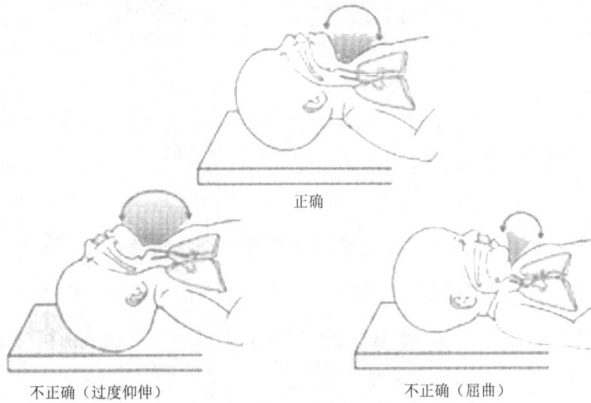

正确

不正确(过度仰伸)　　　　　　不正确(屈曲)

图 8-4　复苏时正确的和不正确的头部位置

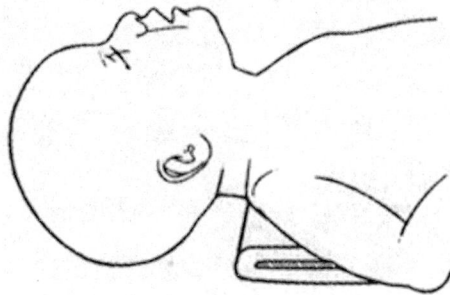

图 8-5　在肩下放一个肩垫,维持鼻吸气的体位

（3）清理气道（必要时）

分娩后，是否需要进行进一步的清理气道，取决于：

①新生儿皮肤或气道内有无胎粪污染。

②如下图显示的新生儿活力情况。

＊ 有活力的定义是强有力呼吸，肌张力好，心率＞100 次/分。检查心率的方法见后面部分内容。

3.羊水内有胎粪污染，新生儿没有活力，应如何处理？

新生儿出生时羊水内有胎粪污染，并且有呼吸抑制，肌张力低下和（或）心率＜100 次份，应立即气管插管吸引胎粪以减少严重的呼吸系统疾病——胎粪吸入综合征的发生。

（1）气管内吸引

①插入喉镜，用 12F 或 14F 的吸引管清理口腔和咽后壁，使能看清楚声门（图 8-6）。

②将气管导管插入气管。

③将气管导管通过胎粪吸引管与吸引器连接（图 8-6）。

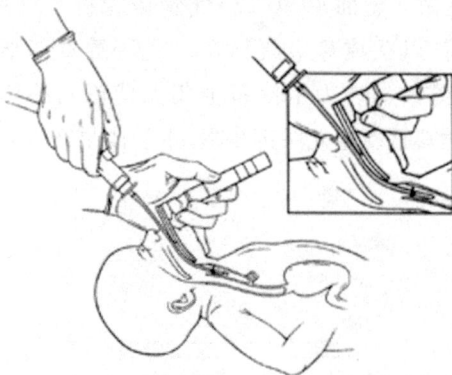

图 8-6　看到声门，使用喉镜及气管导管从气管内吸引胎粪

④数秒内边吸引边慢慢撤出气管导管（外撤管时计数"1——千，2——千，3——千"等）

⑤必要时可重复吸引，直至胎粪吸引干净。如新生儿心率减慢，提示必须进行下一复苏步骤（图 8-7）。

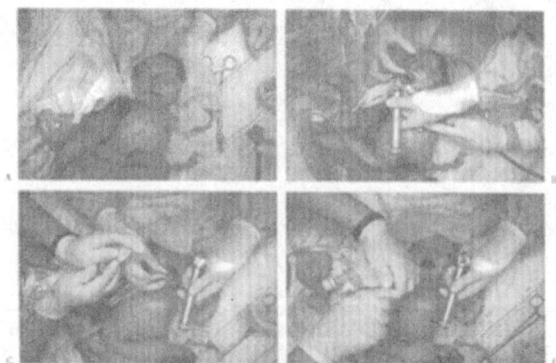

图 8-7

开始复苏新生儿的人,如没有能力进行气管插管,可做气管插管的辅助工作。

注意:既往曾建议,是否进行气管插管吸引胎粪取决于胎粪是"稠"还是"稀"。推测稠胎粪比稀胎粪更危险似乎很合理,但目前尚无临床研究证明可根据胎粪的黏稠度决定是否吸引胎粪。

另外,有一些方法,如挤压胸部,插手指入新生儿口腔,从外部闭塞气道预防新生儿胎粪吸入。这些方法缺乏客观严格的研究评价,很可能对新生儿有害,不建议使用。

4.羊水内有胎粪污染,新生儿有活力,应如何处理?

如果新生儿出生时有羊水胎粪污染,但呼吸正常,肌张力正常,心率>100次份。必要时可用吸球或大孔吸引管清理口、鼻的分泌物或胎粪。这一操作过程将在下文讲授。新生儿可与母亲在一起,接受常规护理和继续进行评价。

5.羊水内没有胎粪污染的情况下,如何清洁气道?

口腔鼻腔内的分泌物可用毛中擦去,或用吸引球或吸引管吸引干净。如果口腔内有大量分泌物,可将头转向一侧,这样可将分泌物集聚在颊部,便于吸出。

用吸引球或将吸引管连接在吸引器上,可吸出任何阻塞气道的液体。使用壁式或泵式吸引器时,吸引压力设置为堵住吸管时负压为100mmHg左右。

应先吸口腔后吸鼻腔,防止吸引鼻腔时新生儿发生深呼吸,将口腔内的分泌物吸入。可按英文字母顺序记忆,"M"代表口腔,"N"代表鼻腔,按字母顺序 M 在 N 前(图8-8)。如在新生儿建立呼吸前,未吸出口腔鼻腔内的黏液,黏液会吸入气管和肺,将会发生严重的后果。

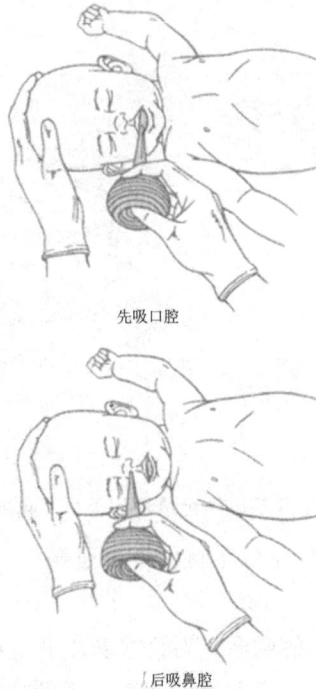

先吸口腔

后吸鼻腔

图8-8　先吸口腔,后吸鼻腔

如果吸引过程中发生心动过缓,应停止吸引并重新评估心率。

清理气道中的分泌物,可使空气无阻碍地进入肺部,吸引动作本身提供一定程度的刺激。有时,这种刺激足以诱发新生儿呼吸。

6.气道清洁后,如何防止热量丢失和刺激呼吸?

通常,摆正新生儿体位,吸引分泌物已可以刺激诱发呼吸。擦干新生儿也是刺激。同时擦干身体和头部能防止热量丢失。如果有两个医务人员在场,当一人摆正新生儿体位和清理气道时,另一人可以擦干其身体。

作为复苏准备的一部分,应准备预热的吸水性好的毛巾或毯子。开始将新生儿放在毛巾上包裹以擦干新生儿身上的大部分水分,然后,拿开潮湿的毛巾,用另一预热的毛巾继续擦干全身并给予刺激(图 8-9 和图 8-10)。

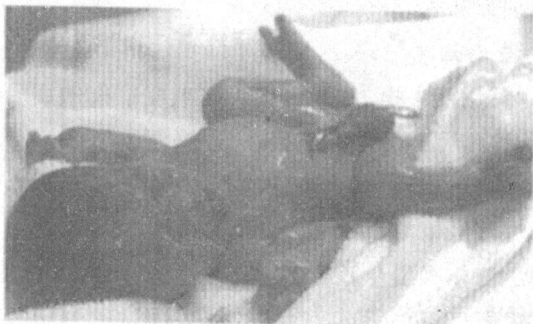

图 8-9　新生儿出生后,立即擦干全身并且拿走湿巾,将刺激呼吸和防止体温过低

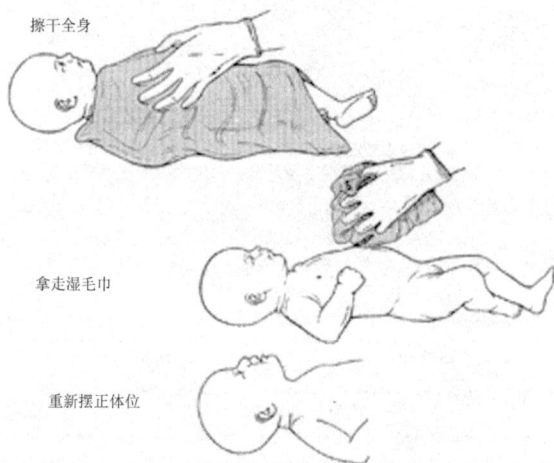

擦干全身

拿走湿毛巾

重新摆正体位

图 8-10　擦干全身并且拿走湿毛巾防止热量的丢失。重新摆正体位保证气道通畅

擦干及以后,要保证“鼻吸气”体位以维持气道的通畅。

7.其他有助于刺激新生儿呼吸的方法?

擦干及吸引黏液都是对新生儿的刺激。对许多新生儿这些刺激足以诱发呼吸。如果新生儿没有建立正常呼吸,可给予额外、短暂的触觉刺激以诱发呼吸。

掌握正确的触觉刺激的方法很重要。这些刺激的方法,不但在初步复苏时用于诱发呼吸,而且可以用于正压通气后刺激呼吸。

安全和适宜的触觉刺激的方法包括：

· 拍打或轻弹足底。

· 轻轻地摩擦新生儿的背部、躯干和四肢(图8-11)。

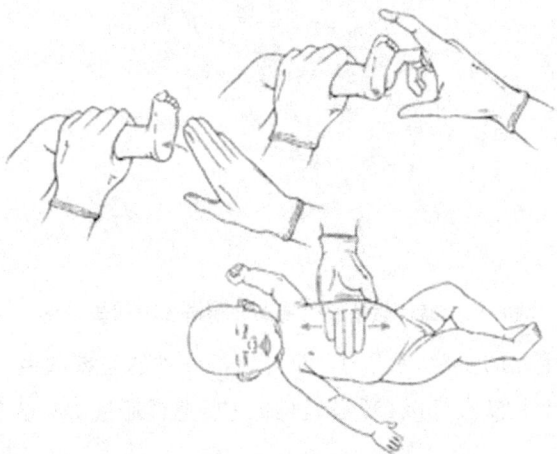

图 8-11　可采纳的刺激新生儿呼吸的方法

如果新生儿处于原发性呼吸暂停，几乎任何形式的刺激都可以诱发呼吸。如果处于继发性呼吸暂停，再多的刺激都无效。因此，拍打或轻弹足底1～2次或摩擦背部1～2次就足够了。如果新生儿仍没有呼吸，应即刻给予正压通气，

8.哪些刺激可能有害？

过去使用过的一些诱发呼吸的触觉刺激的方法，如拍打背部或臀部或摇动新生儿等可造成新生儿损伤，不应再使用。

9.在给新生儿保持体温、摆正体位、清理气道、擦干全身、刺激呼吸和重新摆正体位后，接下来应做什么？

(1)评价新生儿

接下来就是评价新生儿，确定是否需要采取进一步复苏措施。记住，每个复苏步骤整个过程耗时不应超过30秒(除非需要气管插管，吸引胎粪时，初步复苏的时间可以延长)。生命指征的评价是测量呼吸和心率。

(2)呼吸

经过几秒钟的触觉刺激后，应该有正常的胸廓起伏运动，呼吸应加快加深。

(3)心率

心率应当＞100次/分。确定心率最快、最简单的方法是用触摸脐带根部的脐动脉搏动(图8-12)。但是，有时脐血管收缩致使脉搏跳动不明显，则需要用听诊器在胸骨左侧听诊心跳。如果能感触到脉动或听到心跳，则随心跳的频率轻拍台面，使其他复苏的人员也了解心率的次数。如果以上两种方法不能测到脉搏或心率，助手应迅速为新生儿连接脉搏氧饱和度仪或心电监护仪以显示心率。

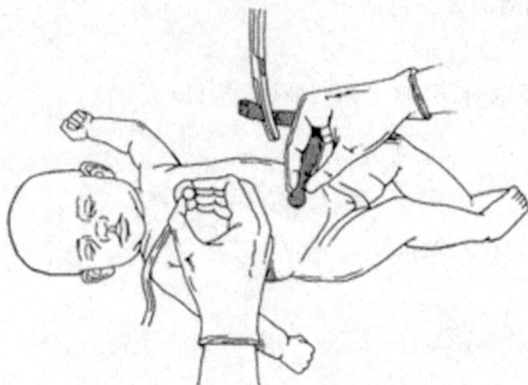

图 8-12　通过触诊脐带搏动和用听诊器测量心率

用 6 秒的时间数新生儿的心跳,乘以 10 即得出每分钟的心率数值。

如果触觉刺激后新生儿没有呼吸(呼吸暂停)或喘息样呼吸,或心率＜100 次/分,应即刻给予正压通气

如果新生儿有呼吸,心率＞100 次/分,但有呼吸困难,或确信有发绀,很多医生将会决定通过面罩给予持续气道正压通气(CPAP)。将在本课的后面讲述。对于给正压通气、CPAP 或有持续发绀的新生儿,应连接脉搏氧饱和度仪,以评估复苏的效果和决定给氧浓度。

10.如何评估发绀及用氧饱和度仪确定新生儿是否需要给氧?

新生儿皮肤颜色由发绀向红润的转变,可迅速直接地反映新生儿氧合情况。新生儿的皮肤颜色应 当由身体的中心部位的皮肤颜色来评价。低氧血症引起的发绀表现在唇、舌和躯干发绀。肢端发绀仅 为手足发绀(图 8-13),常为末梢循环不良所致,不表示重要器官血氧水平降低。中心性发绀提示有低氧血症,需要干预。应该用氧饱和度仪确认有无发绀。有两个因素使单独根据发绀来决定新生儿是否需要用氧复杂化:

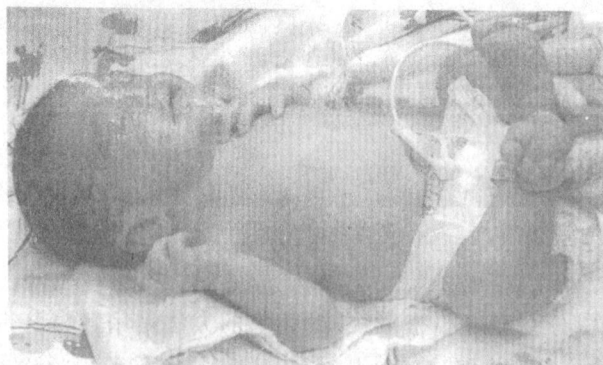

图 8-13　周围性发绀,新生儿手脚发绀,但躯干及黏膜是红的,不需要给氧

一些研究显示评估皮肤颜色确定血氧水平是不可靠的,可受皮肤色素作用的影响而改变。

另有一些研究证明新生儿出生后由宫内到宫外的正常转变,血氧饱和度由大约 60% 正常宫内状态增至 90% 以上,最终转变为健康新生儿的呼吸状态,需要数分钟的时间。图 8-14 显

示了健康足月新生儿出生后 SpO_2 改变的时间过程。剖宫产的新生儿此值略低于阴道产的新生儿。

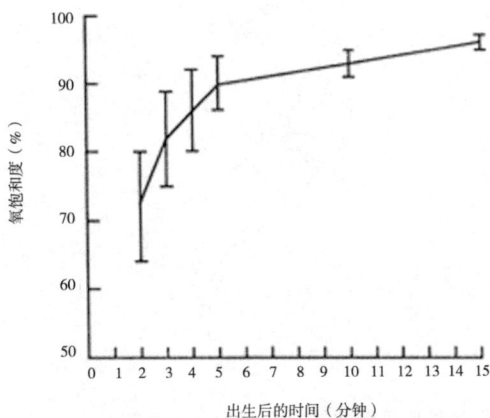

图 8-14　新生儿出生后动脉导管前氧饱和度改变

因此,新生儿出生后的头几分钟可以有轻微的发绀。如果发绀持续,应连接脉搏氧饱和度仪检查血饱和度是否正常。如果氧饱和度低且不增加,应当给氧。

11.氧饱和度仪的工作原理,如何应用它?

氧饱和度仪(图 8-15)通过测量流过皮肤毛细血管的血液的颜色,将其与已知含有不同氧浓度的血液的颜色进行比较。氧是由红细胞内的血红蛋白携带,不含氧的血红蛋白是蓝色,含氧充分的血红蛋白是红色。氧饱和度仪分析此颜色,并显示数字从 0%(不含氧)至 100%(氧完全饱和)。当 SpO_2 在 $60\%\sim90\%$ 之间时,仪器的显示最准确。氧饱和度仪有一个小的光源和光探测器的传感器(图 8-16A)。传感器放在皮肤上,光进入皮肤,被皮肤毛细血管内的红细胞反射并被光探测器识别。氧饱和度仪的线路将光探测器的信号转变为数字显示在显示屏上,并以血红蛋白氧饱和度的百分数表示。因为毛细血管的血流是脉冲的,氧饱和度仪也能显示准确的心率。

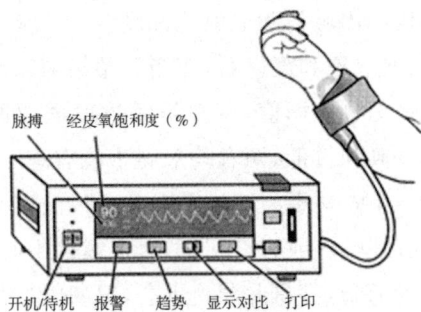

图 8-15　将血氧饱和度测定仪传感器放在新生儿右腕上

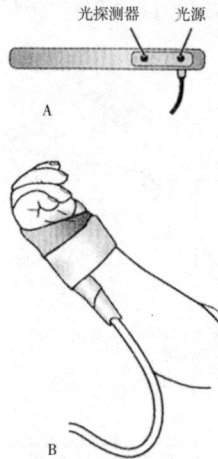

光探测器　光源

A

B

图 8-16　氧饱和度仪传感器拴在新生儿的手腕小鱼际肌隆起的地方

如下原因表明正确的放置传感器的重要性：

传感器应放在皮肤和组织特别薄的部位，毛细血管丰富并接近皮肤表面，使光源容易进入皮肤，并被探测器感知。在新生儿的腕部的侧面或手掌处效果好。

光和探测器必须朝向正确，使感受器能感知反射光。传感器应环绕探测部位，使探测器能"看到"光源。

氧饱和度仪感知的血液应与灌注心肌和颅脑等重要器官的血液有同一氧饱和度。在新生儿期，应放氧饱和度仪的传感器在新生儿的右臂（图 8-16），此处接受动脉导管前主动脉的血。动脉导管后主动脉的血可能混合由肺动脉经由动脉导管来的低氧血液，动脉导管可在生后继续开放数小时。为最迅速地获得信号，传感器应先连接新生儿，后连接仪器。一旦氧饱和度仪的传感器与新生儿及氧饱和度仪连接好，应当观察显示屏显示的心率和氧饱和度的百分比。在检测出稳定的脉搏前，仪器常不能给出稳定的氧饱和度读数。如果没有得到读数，此时应调整传感器，使光探测器的位置面对光源。在极少数病例，因为低血容量致灌注不足或无心跳或心跳很弱，氧饱和度仪不能够检测出脉搏和血氧饱和度。

在氧饱和度仪显示准确的血氧饱和度以后，应当调整给氧浓度的百分比，以达到显示在图 2.14 和本页左侧表中的氧饱和度的目标值，调整给氧浓度需要配备压缩空气仪和空氧混合仪，如下所述。要避免氧浓度过高和过低，两者均对新生儿有害。

12.新生儿呼吸困难和(或)有中心性发绀如何处理？

如果新生儿有呼吸困难，有呼噜声或有三凹征，有持续性中心性发绀或血氧饱和度检测有低氧血症，给予面罩 CPAP 可能有益，特别是早产儿。CPAP 仅可经气流充气式气囊（图 8-17）或 T 组合复苏器给予。大部分品牌的自动充气式气囊不能给 CPAP。

尽管以前的推荐当新生儿出生后有发绀或呼吸窘迫时给予 100% 的氧，但越来越多的证据表明在缺氧和不良的组织灌注期间或之后给予过度的氧可能是有害的，特别是对早产儿。此外，如前所述，发绀的评估作为血氧饱和度水平的指征是十分不准确的。因此，如果新生儿皮肤颜色有发绀，应当用氧饱和度仪的检测证实。如果呼吸窘迫致心率下降至 100 次/分以下,或在100%氧常压给氧的情况下血氧饱和度不能维持在90%以上,应当给予正压通气。

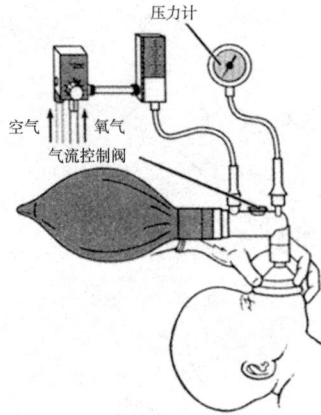

图 8-17　使用气流充气式气囊实施 CPAP

13.如何给氧?

在复苏开始时并不需要都常规给氧。然而,在复苏时当新生儿出现发绀或氧饱和度仪显示氧饱和度低于目标值时,如果给予高于21%(空气)的高浓度氧可使新生儿的血氧水平迅速增加。但是,给予100%氧可使健康新生儿出生后血氧饱和度增加过快,甚至达到中毒的水平。特别是早产儿或者持续给足月儿供氧超过数分钟,也可发生同样的情况。因此,用氧浓度最好调节在21%～100%之间,这就需要有一个压缩空气—氧气混合仪(简称空氧混合仪)(图8-18)。

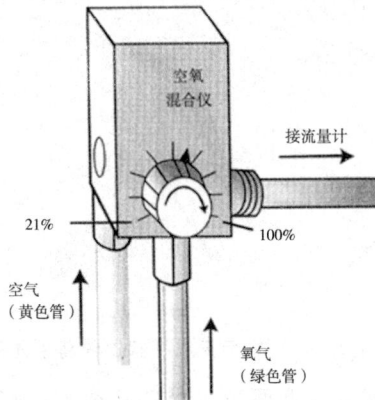

图 8-18　用空氧混合仪,将空气和氧气混合,控制旋钮,可调节理想的氧浓度

有自主呼吸的新生儿可用以下方法常压给氧,氧气面罩(图 8-19);气流充气式气囊面罩;T 组合复苏器;氧气管,手指夹住氧气导管覆盖新生儿口鼻(图 8-20)

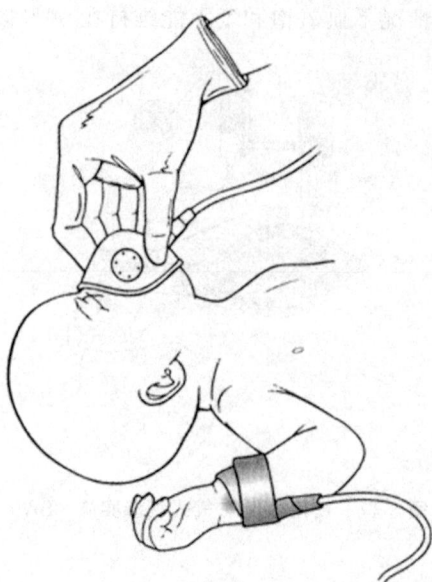

图 8-19　氧气面罩接近新生儿面部,给予合适的氧浓度

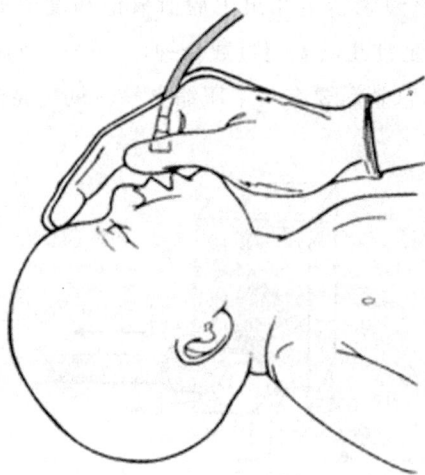

图 8-20　使用氧气管接近新生儿面部,将手弯成杯状罩住新生儿的面部,输送氧,保持氧浓度

无论使用任何方法,面罩都应靠近面部以维持氧浓度,但也不能太紧使面罩内压力太大(图 8-21)。

14.如何决定给氧浓度?

新生儿复苏的用氧浓度问题一直有争议。2010 年指南推荐在复苏足月新生儿时,开始用空气,然后用氧饱和度仪指导用氧的浓度,达到正常分娩的足月新生儿的氧饱和度。正如在本课前边所讲到的,新生儿出生时氧饱和度开始于宫内的氧饱和度值(~60%),然后逐渐增加,10 分钟达到新生儿值 90% 以上(见图 8-14)。如果是早产儿或预料可能要进行复苏,及早连接氧饱和度仪和准备好空氧混合仪有助于达到预期目标值。

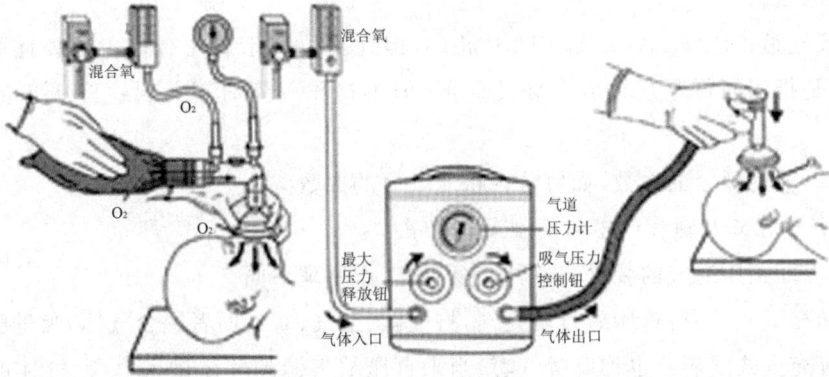

图 8-21　通过气流充气式气囊或 T 组合复苏器进行常压给氧。注意：面罩不要与新生儿面部贴得太紧，除非是给予 CPAP。使用空氧混合仪可以得到需要的氧浓度

15.如果新生儿需要继续给氧应如何供给？

复苏后，一旦呼吸和心率稳定和确定新生儿需要继续给氧时，脉搏氧饱和度和动脉血气的测定将指导适当地给予氧浓度。新生儿容易因过度给氧造成损害。特别是早产儿更容易受到损伤。

来自墙壁压缩氧或氧气筒的氧和压缩空气是寒冷和干燥的。为防止热量的丧失和呼吸道黏膜干燥，如较长时间给新生儿输氧，氧气应加温和湿化。但是，在复苏操作中，可能给新生儿输送数分钟没有加温和加湿的氧。

应避免输送没有加温加湿的高流量（在 10L/min 以上）的氧气，因为对流性的热丢失将成为严重的问题。复苏过程中，常压给氧的氧流量 5L/min 即可。

16.何时停止常压给氧？

新生儿无中心性发绀或氧饱和度在 85%～90% 以上，逐渐减少氧气量的供给直到新生儿在不吸氧的情况下能维持血氧饱和度目标正常值。随后，根据血气分析和经皮氧饱和度调整氧水平至正常。如在常压给氧的情况下新生儿仍有持续发绀或氧饱和度低于 85%，可能有严重的肺部疾病，应进行正压通气。在足够的正压通气后，仍有发绀或血氧饱和度低于 85%，应考虑新生儿有发绀型先天性心脏病或持续性肺动脉高压。

（二）正压通气复苏装置的应用

1.正压通气的指征

如果新生儿没有呼吸（呼吸暂停）或喘息样呼吸，即使有呼吸但心率<100 次/分，和（或）在氧浓度上升到 100% 常压给氧的情况下，血氧饱和度仍在目标值以下，应给予正压通气。

2.有关正压通气学术用语

（1）吸气峰压（PIP）：这是每次呼吸传递的压力，如挤压复苏囊最后的压力或 T 组合复苏器的吸气末压力。

（2）呼气末正压（PEEP）：这是呼吸系统在呼吸之间仍然保存的气体压力，如在下一次挤

・儿童急危重症救治技术・

压前放松时的压力。

(3)持续气道正压(CPAP):与 PEEP 相同,但此术语用于婴儿有自主呼吸且不接受正压通气时。它是指当面罩紧紧地放在婴儿面部,但不挤压气囊时婴儿自主呼吸末的呼吸系统压力。

(4)速率:辅助呼吸的次数,如每分钟挤压气囊的次数。

3.用于新生儿正压通气的不同类型复苏装置

用于新生儿正压通气的装置有三种,它们的工作原理不同。

(1)自动充气式气囊:挤压后自动充气,将气体(空气、氧或两者混合气体)吸进气囊内。

(2)气流充气式气囊:(也称麻醉气囊)当来自压缩气源的气体进入气囊,气体的出口通向密闭的模拟肺,或通过密闭的面罩或气管插管进入婴儿的肺时才能充盈。

(3)T 组合复苏器:给予流量控制和压为限制呼吸,仅当由压缩气源来的气体进入时才能工作。

自动充气式气囊容易使用,可作为复苏的常备装置,在没有压缩气源和 T 组合复苏器出现故障时应用。自动充气式气囊 如其名称所指,在无压缩气源的情况下,可自动充气(图 8-22)。如果不挤压,它一直处于膨胀状态。给氧浓度由连接的储氧器决定。它的吸气峰压(即膨胀峰压)取决于挤压气囊的力度。只有在自动充气式气囊加一个瓣膜时才能给予呼气末正压。自动充气式气囊不能用于持续气道正压。新生儿复苏给正压通气时应确保压力适当,应用自动充气式气囊时应安装压力计,如复苏囊已经设计了连接压力计的位置,应当确保压力计已连接上。

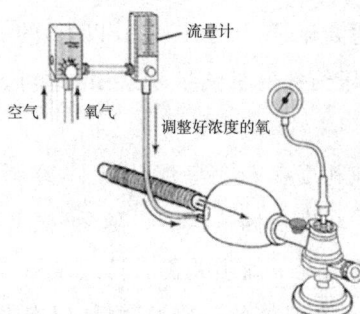

图 8-22 自动充气式气囊面罩与面部封闭不严及没有气源时,仍然充气

(4)气流充气式气囊:不用时气囊处于塌陷状态,像一个瘪了的皮球(图 8-23)。只有是当气源将气体送进气囊,且气囊的开口端密封时,如面罩紧贴新生儿面部,或新生儿进行了气管插管且气囊的开口连于气管插管时,气囊才能充盈。吸气峰压由气体的流速、气流控制阀的调节和挤压气囊的力度来决定。呼气末正压或 CPAP 由一个可调节的气流控制阀进行调节控制。

(5)T 组合复苏器(图 8-24):是气流控制和压力限制的。与气流充气式气囊相似,此装置需要压缩气源。吸气峰压和呼气末正压(CPAP 或 PEEP)可以手工调控。呼吸是由操作者的手指交替打开和关闭装置(与面罩或气管导管连接)的 T 形管上方的开口来控制的。

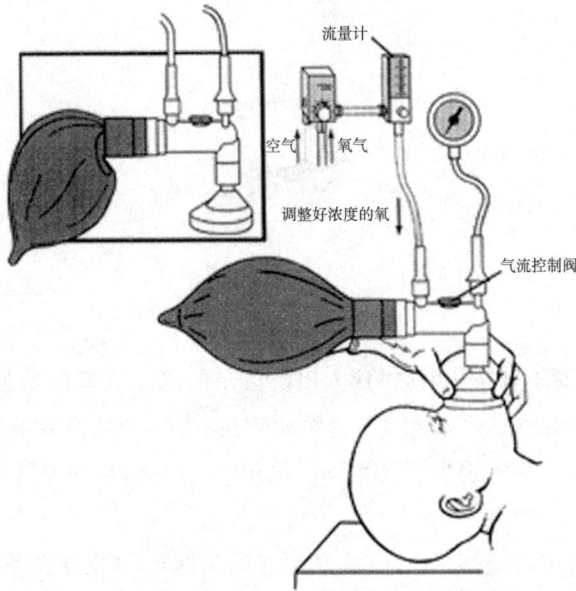

图 8-23 气流充气式气囊只有在连接气源,且面罩与面部没有缝隙时才能充气

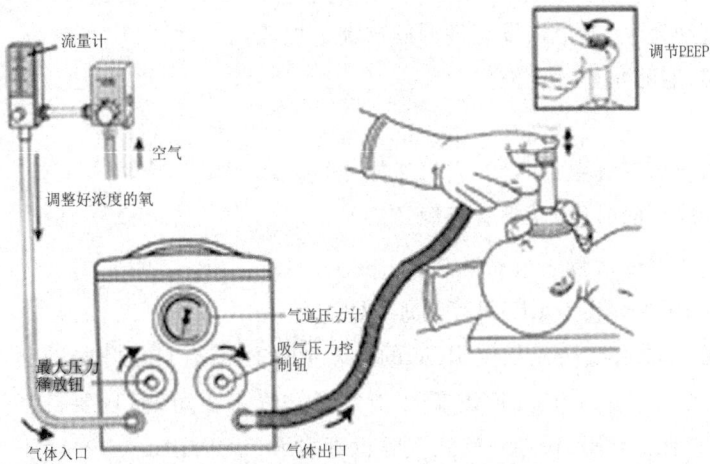

图 8-24 流量控制,压力限制装置(T 组合复苏器)。压力是由调节此装置上的控制器预先设定的,
并由关闭和开放 PEEP 帽子的开口来传送的

4.每个辅助通气装置的优点和缺点

自动充气式气囊(图 8-25)比气流充气式气囊更常用于医院的产房和复苏器械的手推车
上。它使用方便,挤压后自动充盈,无压缩气源或面罩未紧贴新生儿面部也可以用。缺点是操
作者不容易判断面罩与新生儿的面部是否密闭,而密闭对加压气囊时使气体有效的进入患儿
肺部是必要的。它不能用于常压给氧,也不能给予 CPAP。

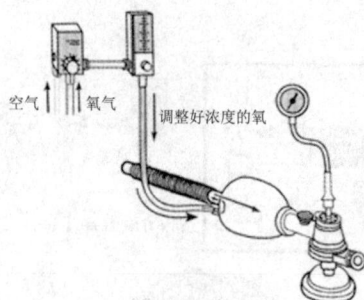

图 8-25 自动充气气囊

当自动充气式气囊不被挤压时,由病人出口流出的气体或氧的数量取决于瓣膜的相对阻力和漏出量,即使自动充气式气囊与100％氧源连接,大部分氧由复苏囊的后面流出,如果不挤压气囊,给予病人的气体量很少而且是不可预知的。因此,自动充气式气囊不能通过面罩进行常压给氧。

另外,如第二课所讲,自动充气式气囊必须连接储氧器,才能给高浓度氧,即使给予正压通气时也是如此。

优点

· 挤压后自动充气,甚至在没有气源的情况下也能充气。

· 有减压阀,能够减少过度充气。

缺点

· 当面罩和面部有缝隙的时候,它仍然能充气。

· 提供高浓度氧的时候,要求有氧源。

· 不能通过面罩进行常压给氧。

· 不能用于 CPAP 和 PEEP,只有当加 PEEP。

在某些情况下,操作者要给接受 PPV 的病人 PEEP,或有自主呼吸的病人 CPAP,自动充气式气囊必须安装一个特别的 PEEP 瓣才能给予呼气末正压,而且要挤压气囊产生 PEEP。但是,即使安装了 PEEP 瓣,自动充气式气囊也不能给予 CPAP。

作为一个安全的预防措施,大部分自动充气式气囊安装了减压阀,它能限制气囊吸气峰压。减压阀打开的压力在不同制造商的说明书中有不同,因此监护压力和防止给予新生儿过高压力的方法是在复苏囊上安装压力计。应用自动充气式气囊时应安装压力计,如复苏囊已经设计了连接压力计的位置,应当确保压力计已连接上。

气流充气式气囊(图 8-26)需要压缩气源才能膨胀。气体进入气囊或至病人出口的路径阻力最小。为使气囊充盈,需将面罩与新生儿面部密切接触以防漏气。因此,复苏时,必须有压缩气源,面罩与新生儿面部必须密切接触或与插入新生儿气管的气管导管连接,气囊才能充盈。气流充气式气囊不充盈或部分充盈都说明气道密闭不够。

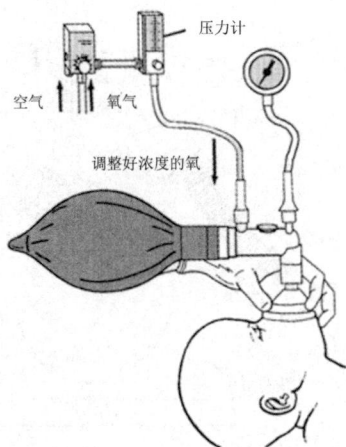

图 8-26　气流充气式气囊

优点

· 根据氧源可以调节氧浓度到 100％

· 面罩和新生儿面部没有密闭时气囊不充盈

· 可以用于常压给氧,根据氧源提供氧浓度至 100％

缺点

· 要求面罩和病人面部必须密封,气囊才能充盈

· 要求有气源才能充盈

· 要求使用压力计监测每一次呼吸的压力

此外,气流充气式气囊的氧浓度与进入气囊的氧浓度相同。气流充气式气囊可用于 21％ ～100％氧的常压给氧。

气流充气式气囊的主要缺点是需要更多的练习才能有效地应用它,而且,它需要压缩气源,不像自动充气式气囊那样可迅速使用。尤其是事先无准备的复苏,它不如自动充气式气囊方便。

因为气流充气式气囊无减压阀,复苏时要注意观察胸廓的起伏以避免肺的充气不足或过度膨胀。气流控制阀门可以用于调节压力,推荐应用压力计以客观的评估吸气峰压并帮助维持每次辅助呼吸的一致性。

T 组合复苏器(图 8-27)与气流充气式气囊有很多相似处,但增加了机械控制气道压力的特点。与气流充气式气囊相似,T 组合复苏器需要压缩气源,有一个可调节的气流控制阀,调节所需要的 CPAP 或 PEEP。T 组合复苏器也需要面罩与新生儿的面部密闭接触,可用于 21％～100％氧的常压给氧。此装置也需要应用前做好准备,并按新生儿的需要事先调好压力。

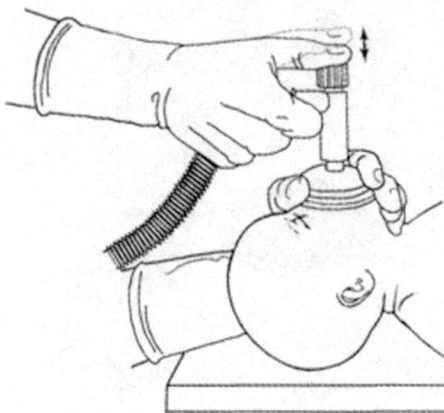

图 8-27　T 组合复苏器

优点

· 恒定的压力

· 可靠的控制吸气峰压和呼气末正压

· 可以常压给氧,氧浓度可调至 100%

· 操作者不疲劳

缺点

· 要求有压力气源

· 需要事先设定压力

· 在复苏过程中,改变压力有困难

· 有延长吸气时间的风险

　　T 组合复苏器与气流充气式气囊的不同之处是吸气峰压可事先设定好,用机器调节,而不是靠挤压气囊。随着操作者用手指交替的打开或关闭 PEEP 帽时,气体进入或离开婴儿的肺。与气流充气式气囊及自动充气式气囊相比,T 组合复苏器可对每次呼吸提供更恒定的压力。操作者不会因为挤压气囊而疲劳。但操作者要注意每次不要堵塞 PEEP 帽时间过长,否则,有引起吸气时间过长的危险。

　　5.用于新生儿通气的复苏设备的重要特点

　　为新生儿特别设计的设备如下:

　　(1)适当大小的面罩:分娩前,准备好适合不同大小新生儿的各种尺寸的面罩,在分娩前不易确定所需面罩的大小。面罩应放在颏部并覆盖口鼻,但不要盖住眼睛,应能紧密与面部接触。

　　(2)复苏时应能供给不同浓度的氧:如第二课所讲,当进行正压通气或给氧时,应当用氧饱和度仪调整新生儿的氧合情况及指导给氧浓度。推荐的氧饱和度应与健康足月新生儿氧饱和度的目标值相近。

　　复苏时应用不同浓度的氧需要如下设备:

①压缩空气和氧源：需要压缩空气气源（中心供气，或气体罐），与100％氧混合经过调节达到21％（空气）～100％之间的氧浓度。

②空氧混合仪（图8-28A和图8-28B）：空氧混合仪可将氧浓度调节在21％～100％之间。来自氧源和气源的高压软管连至带有刻度盘的混合仪上，空氧混合仪可调节给氧浓度在21％～100％之间。然后，空氧混合仪再连接到一个可调节的流量仪使气体以0～20L/min的流量将调好氧浓度的混合气体送至新生儿或正压通气装置。给氧的管理将在本课后边讨论。

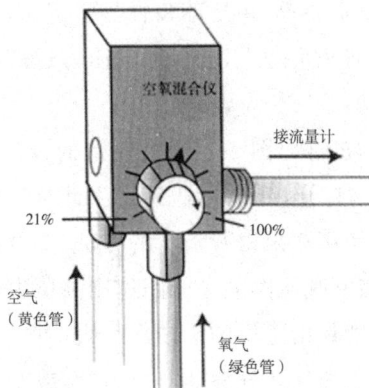

图8-28A　使用空氧混合仪将氧气和空气混合，在设置氧浓度时，控制旋钮转盘

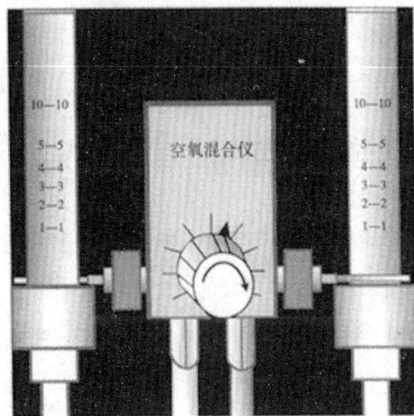

图8-28B　空氧混合仪，有两个输出的流量计，一个连接在气囊和面罩的装置上，
另一个连接在氧气管上，常压给氧时使用

（3）控制吸气峰压、呼气末压及吸气时间：建立充分的通气是新生儿复苏的最重要的步骤，正压通气的压力随新生儿肺的情况而变，过高的正压可造成肺损伤，压力不够延迟建立有效通气。当用间歇正压通气进行辅助通气时加用PEEP，或新生儿有自主呼吸时加用CPAP有助于建立有效的肺膨胀，特别是对新生儿不成熟的肺是有益的。压力表有助于监护吸气峰压和呼气末正压。

吸气时间是影响新生儿肺膨胀的因素之一。日加挤压气流充气式气囊的挤压时间和延长手指堵闭T组合复苏器PEEP帽的时间都可以增加吸气时间。新生儿复苏时最佳的吸气时间尚未确定。

(4)适当大小的气囊:用于新生儿的气囊的容量应为200~750ml。足月儿每次通气量需要10~20ml(4~6ml/kg)。大于750ml的气囊是为儿童和成人设计的,不能用于新生儿。如气囊太小,当呼吸频率40~60次/分时,在两次呼吸间不能达到足够的再充盈。

(5)安全功能:为了减少高通气压力的并发症,复苏装置应具有安全性能,以预防和控制高通气压的错误应用。每种复苏装置的安全性能不同。

(6)几种防止压力过高的安全装置:将复苏装置与紧密扣在新生儿面部的面罩或与插于病儿气管的气管导管连接。在任何一个病人,如果通气压力过高和(或)频率过快,可使肺过度膨胀,引起肺泡破裂和气漏,如气胸。

(7)自动充气式气囊:应有减压阀(图8-29),有制造商设定最高压力30~40cmH$_2$O,如吸气峰压>30~40cmH$_2$O,减压阀打开,限制传达到新生儿气道的压力。使减压阀打开的压力有大的变异性。气囊的制造和使用年限以及清洁的方法,都可以影响减压阀活瓣打开的压力。在某些自动充气式气囊,暂时堵塞减压阀或经旁路使用高压力,通常不需要。但当新生儿的肺不充气,通常的压力无效时,特别是出生后的头几次呼吸,可以这样做。必须注意,避开减压阀时不要用过高的压力。有些自动充气式气囊装有压力计,或有一个连接压力计的端口,以监护挤压气囊时的吸气峰压。

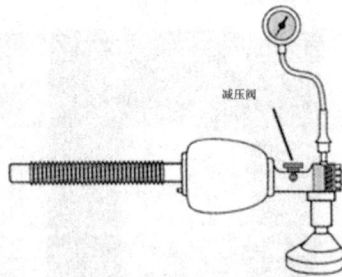

图8-29 有减压阀的自动充气式气囊

(8)气流充气式气囊:有一个气流控制阀(图8-30),通过调节控制阀,得到希望的PEEP,如果流量控制阀调节不正确,引起新生儿双肺的过度通气。压力计用于避免过高的压力。

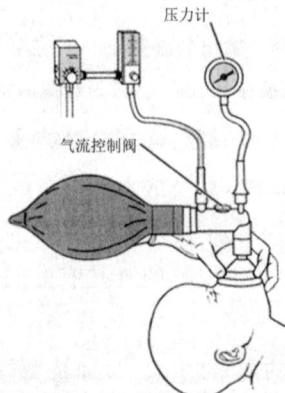

图8-30 有流量控制阀和连接了压力计的气流充气式气囊

(9)T组合复苏器:有两个控制钮调节吸气压力,吸气压力控制钮设定正常辅助通气时希望有的吸气压力。最大压力释放控制钮是一个安全装置,防止压力超过预设值(通常是40cmH$_2$O,可调)。过高的压力也可通过观察压力表来避免(图 8-31)。

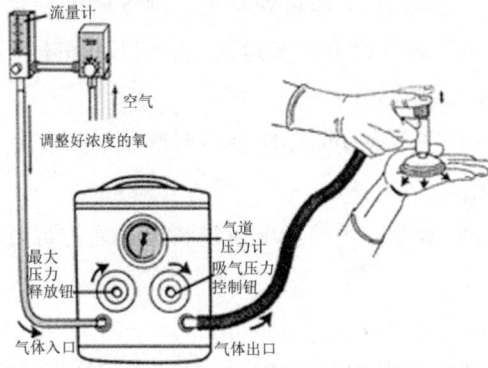

图 8-31　有最大压力释放钮和吸气峰压控制钮的 T 组合复苏器

注意:某些说明书推荐当设备首次应用时将最大释放控制钮调节到一个规定的限度,并且在常规应用时不再调节。

表 8-1　新生儿复苏时正压通气装置的特点

特征	自动充气式气囊	气流充气式气囊	T 组合复苏器
适当的面罩	可用	可用	可用
氧浓度			
	·仅用储氧器	·是	·是
·90%~100%	·仅用空氧混合气加储氧器	·仅用空氧混合仪	·仅用空氧混合仪
·不同浓度	不连储氧器,给氧浓度不可预知		
吸气峰压	挤压的力度推荐用压力计测量	挤压的力度压力计测量	用可调的机械装置确定吸气峰压
呼气末正压	无直接的控制(除非加用PEEP瓣)	调节气流控制阀	PEEP 控制
吸气时间	挤压时间	挤压时间	关闭 PEEP 帽的时间
适当大小的气囊	可用	可用	不用
安全装置	·减压阀	·压力计	最大压力释放阀
	·压力计		压力计

以上这特征见附录中每一个装置的详细叙述

6.如何评估正压通气的效果?

心率增加是有效复苏的最重要的指征。每次实施 PPV 后,首先评估心率,如果已连接脉搏氧饱和度仪,同时评估血氧饱和度。

给正压通气后如果心率不增加,应通过观察正压通气时的胸廓起伏并听诊双侧的呼吸音以评价通气的效果。如果正压通气时有胸壁运动,能听到双肺呼吸音,即使心率不增加和氧饱和度未改善,也应当考虑通气是有效的。

然而,多数新生儿对有效正压通气的反应是心率增加至 100 次/分以上,血氧饱和度升高,最后,开始有效的自主呼吸。

以上述重要指征为标准,本课所述的正压通气装置都能进行有效的正压通气。可根据医院的条件选择仪器。

7.复苏时正压通气氧浓度的选择

新近的研究建议足月新生儿用 21%氧浓度(空气)进行复苏可获得与 100%氧浓度同样的效果。也有证据显示使用 100%氧对围产窒息的新生儿有害。然而,因为窒息造成机体组织的氧缺失,氧浓度增加可以改善肺的血流,从理论上讲复苏时给氧可以更快地恢复组织给氧,或许可以改善肺血流及减少永久性组织损害。

出生前,胎儿在整个宫内发育过程中,生活环境的氧饱和度在 60%左右。出生后新生儿脐带剪断,开始呼吸,正常足月新生儿的氧饱和度逐渐增加到 90%以上(图 8-32)。健康足月新生儿要花 10 分钟或更长的时间达到此正常宫外氧饱和度值。

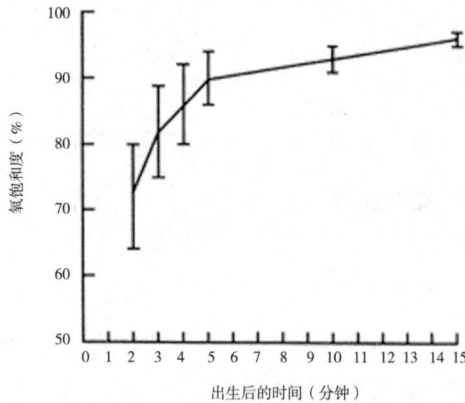

图 8-32　新生儿出生后动脉导管前氧饱和度改变

复苏时,为观察新生儿是否达到正常足月新生儿逐渐增加的血氧饱和度目标值,应尽快连接氧饱和度仪,以指导给氧浓度。连接氧饱和度仪后,足月儿可应用 21%的氧浓度进行复苏。早产儿开始复苏时用稍高的氧浓度,可以更快地达到正常的血氧饱和度。如果你有足够的时间为复苏做准备(如早产儿),可以用中间浓度的氧进行复苏,使你更迅速地达到要求的血氧饱和度,而不使血氧饱和度太高或太低。

一旦氧饱和度仪显示出可信的读数,根据此读数上调或下调空氧混合仪的给氧浓度,以达到氧饱和度的目标值。

8.可以用复苏装置常压给氧吗?

自动充气式气囊:不能用自动充气式气囊经面罩常压给氧(图 8-33)。

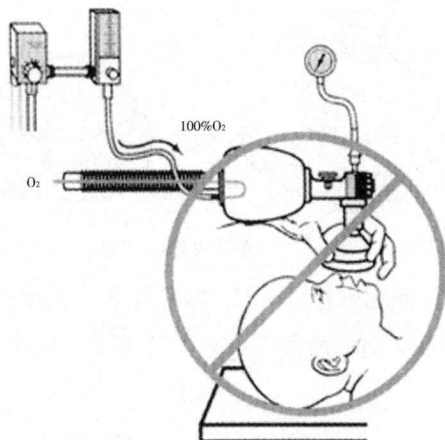

图 8-33 自动充气式气囊不能可靠地常压给氧,如给氧则必须挤压气塞

正常情况下,氧流进入自动充气式气囊,再进入储氧器,然后由储氧器或连接到储氧器的活瓣外出。送至病人的氧的数量取决于活瓣的相对阻力,因此,如不挤压气囊,氧气不能到达病人。如用自动充气式气囊进行复苏,则要准备另外的装置常压给氧。

气流充气式气囊和 T 组合复苏器:气流充气式气囊和 T 组合复苏器可用于常压给氧(图 8-34)。

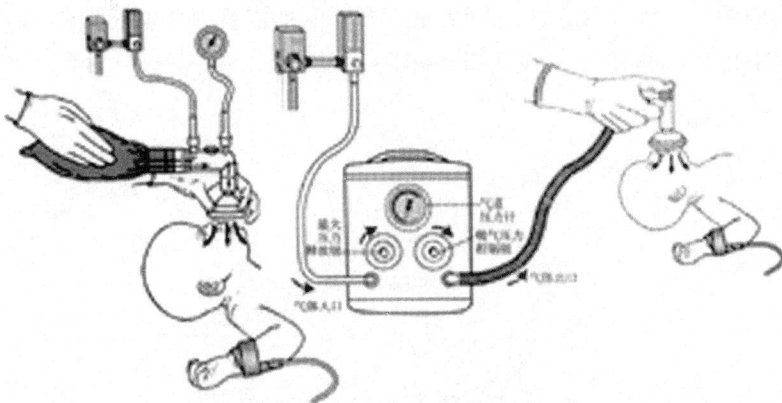

图 8-34 气流充气式气囊和 T 组合复苏器可以常压给氧,但注意面罩不要紧贴面部,
在给低于 100% 浓度的氧时要求有压缩气源和空氧混合仪

面罩不应紧压面部,使其周围可有气体漏出,如果面罩紧压面部可增加气囊内或 T 组合复苏器的压力,此压力传达到肺形成 CPAP 或 PEEP。气流充气式气囊常压给氧时,气囊不应充盈。气囊充盈说明面罩压得太紧并且已给了正压。

9.什么样的面罩可以有效地给新生儿通气?

面罩有不同的形状、大小,可以用不同的材料制成。用于新生儿的面罩的选择取决于它是否适合新生儿的面部。正确的面罩应使面罩与新生儿面部形成密闭。

新生儿面罩的边缘是带垫的(图 8-35),是由软的、有弹性的材料制成,如泡沫橡胶或充气环。

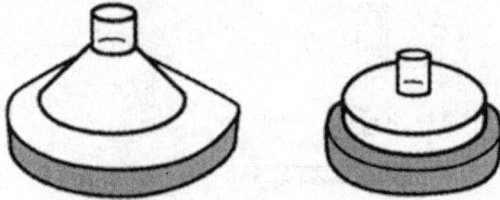

图 8-35　有缓冲垫的面罩

有两种边缘的形状与新生儿面部形状一致,容易与新生儿面部形成密闭。面罩可有两种形状:圆形和解剖形(图 8-36),解剖形面罩适合新生儿的面部轮廓,面罩尖端部分恰好罩在新生儿的鼻子上。

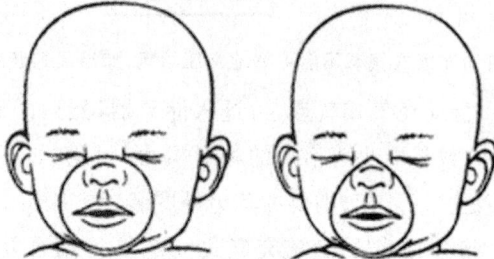

图 8-36　圆形和解剖形面罩

面罩有不同的大小型号,以适用于足月儿和早产儿的需要。如果面罩大小合适,边缘恰好覆盖新生儿的下巴和口鼻,但不应覆盖眼睛(图 8-37)。

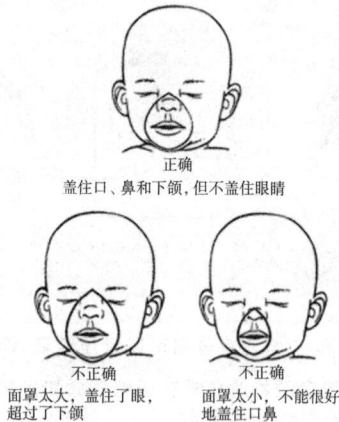

正确
盖住口、鼻和下颌,但不盖住眼睛

不正确
面罩太大,盖住了眼,
超过了下颌

不正确
面罩太小,不能很好
地盖住口鼻

图 8-37　正确(上)和不正确(下)的面罩大小

太大——可损伤眼睛,且密闭不好。

太小——不能覆盖口鼻,且可堵塞鼻孔。

10.如何准备复苏装置?

(1)设备的组装:估计新生儿的大小。保证面罩大小合适。组装正压通气的装置并与空氧混合仪连接。空氧混合仪能提供 21%（空气）～100% 的氧。如果使用自动充气式气囊，必要时连接储氧器。准备氧饱和度仪，并有新生儿的传感器（注：如果暂时没有脉搏氧饱和度仪和空氧混合仪，用 21% 氧即空气开始正压通气，尽快安装空氧混合仪和脉搏氧饱和度仪）。

（2）设备的检查：一旦设备选择和组装好，检查设备和面罩以保证功能良好。气囊是否有破裂或漏洞，活瓣是否有粘连或漏气，功能不好的设备和有缺陷的面罩不能应用。当设备由储存室拿出，在每次分娩前都应检查。操作者在应用前还要检查。每个装置都有不同检查内容，讲述在各自的附件中。

11.为什么面罩和面部的密闭如此重要？

不论用哪种复苏装置，面罩的边缘与新生儿面部的密闭对达到肺充盈所需要的正压是必要的。

尽管自动充气式气囊在面罩与面部没有密闭时，气囊仍能充盈，但在挤压气囊时却不能产生足够的肺充盈所需要的正压。

没有好的面罩和面部的密闭，气流充气式气囊不能充盈，因此，不能通过挤压气囊产生正压。

T 组合复苏器也只有在面罩和面部密闭的情况下才能给予正压。

面罩和面部的密闭对气流充气式气囊的充盈是必需的。

不论对哪一种复苏装置，密闭对产生使肺充盈所需要的正压都是必需的。

12.如何知道所需的充盈压？

胎儿的肺内充满着肺液，但新生儿的肺内充满着气体。出生后开始的几次呼吸，需要较高的压力使肺充盈。但是，过高的肺容量和压力可引起肺损伤，因此，适当的挤压复苏囊以使心率和血氧饱和度增加是重要的。

开始的吸气压约 $20cmH_2O$，心率的增加（如安装了氧饱和度仪则同时检测氧饱和度）和听到诊双侧肺的呼吸音是肺充盈压足够的最好指征。

每一次呼吸可以使新生儿胸廓运动，但有时供给了足够的通气，而没有见到胸廓运动也是有可能的，特别是早产儿。

正压通气时如新生儿出现呼吸过深，说明肺膨胀过度。压力过高有产生气胸的危险。推荐正常足月儿的呼吸容量在自动充气式气囊要小于气囊容量（240ml）的 1/10，在气流充气式气囊要小于气囊容量 750ml 的 1/30（图 8-38）。早产儿应给更小的气体容量，避免肺损伤。

13.如果新生儿心率和血氧饱和度不增加而且听不到双肺呼吸音及无胸廓运动应如何做？

挤压气囊或用 T 组合复苏器给予 $20cmH_2O$ 的压力，如果心率和血氧饱和度没有迅速地改善（在第一个 5～10 分钟内），观察每一次正压通气时有无胸廓运动，并请助手用听诊器听诊两肺呼吸音。不要把气体进入胃引起的腹部运动误认为是肺的有效通气。

假如无胸廓运动，听不到双肺呼吸音，应开始通气的校正步骤。通气无效的原因有以下三点：

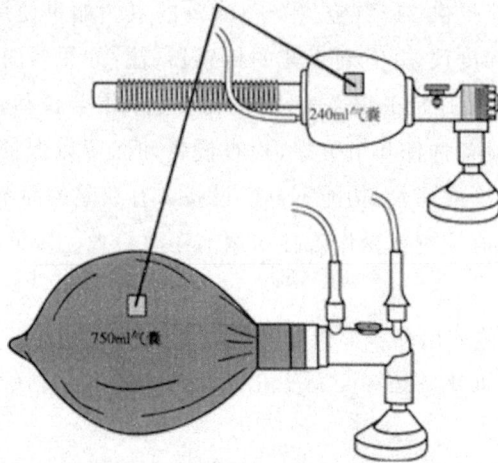

图 8-38　正常呼吸容积和常用复苏囊容积的比较

面罩与新生儿面部密封不够。

新生儿气道阻塞。

没有足够的压力使新生儿肺膨胀。

(1)密封不够:假如听到或感觉到气体由面罩周围漏出或以上四个指征无改善,重新放置面罩改善其封闭。对面罩的边缘稍加一点压力,同时把下颌轻轻向前举。不要用力压新生儿面部,最容易漏气的地方是脸颊和鼻梁处(图 8-39)。

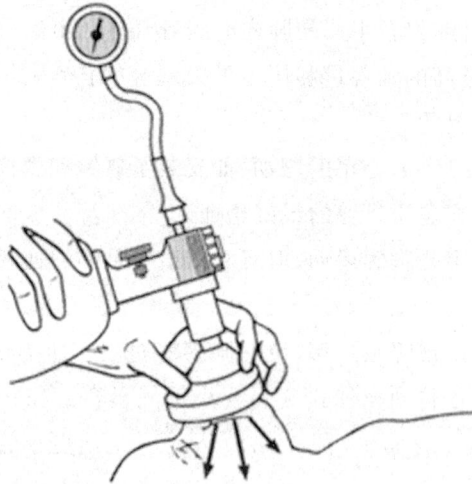

图 8-39　面罩与面部密封不够,可使胸廓不能抬起

(2)气道阻塞:新生儿肺通气不足可能的原因是气道阻塞,纠正的方法是:

重新摆正头部体位。

检查口腔、口咽部和鼻内有无分泌物,必要时吸引口鼻。

通气时使新生儿口略张开(特别是对极低体重的早产儿鼻孔很小者特别有帮助)。

重新放置面罩以保证良好的密封,摆正新生儿的头部体位以保证气道通畅,通常就能进行有效的通气。

（3）压力不够：如果以上处理新生儿仍无改善有时需要增加压力至 30cmH$_2$O。使用压力计可以避免肺容量和气道压力过高。必要时评估肺的顺应性，选择通气装置。

逐渐增加压力直到可见胸廓运动和听到两侧呼吸音，以及心率和血氧饱和度的改善。调整给氧浓度以达到表中氧饱和度的目标值。注意达到改善心率、SpO$_2$、颜色、呼吸音和胸廓运动的压力。

应用自动充气式气囊时，如减压阀在 40cmH$_2$O 以前打开，可以通过堵塞减压阀达到高压，可小心的提高压力直至最高 40cmH$_2$O。

如果经以上处理仍未达到胸廓运动和心率增加，可建立更有效的气道—气管插管或喉罩气道。这时应请掌握相关专门技术的人员帮助。

新生儿肺的气体容量（功能残气量）建立以后，要降低压力。只要有胸廓运动及临床情况稳定，就要小心地减少吸气的压力。调整氧浓度以达到流程图内氧饱和度目标值。

14.正压通气时的呼吸频率应是多少？

在新生儿复苏的开始阶段，呼吸频率为 40～60 次/分或略少于 1 次/秒（图 8-40）。过快的频率减少呼吸效率，应避免。

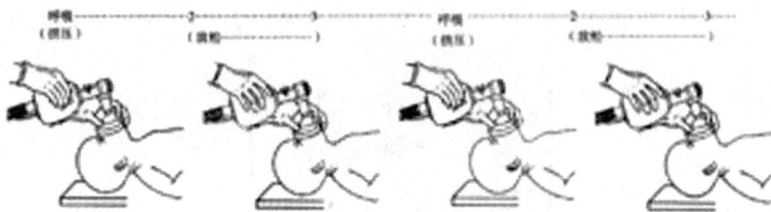

图 8-40　大声计数帮助维持呼吸在 40～60 次/分，在念"呼吸"时挤压气囊或堵塞 T 组合复苏器的 PEEP 帽，念"2、3"时放松

15.假如新生儿无改善应做什么？

以下是到目前为止已完成的步骤：

开始正压通气，吸气压力在 20cmH$_2$O，呼吸频率是 40～60 次/分。

请求助手帮助。

助手连接脉搏氧饱和度仪于新生儿的右手或腕部，然后，监测心率是否增加，氧饱和度是否改善。如以上指征不明显，助手应在每次正压通气时听双侧呼吸音及观察呼吸运动。

如在开始的 5～10 次呼吸没有以上有效通气 的表现，开始进行矫正通气步骤（MRSO-PA）。

经过 30 秒有效正压通气后新生儿情况持续恶化或无改善，心率＜60 次/分（有效通气由听诊双侧 肺有呼吸音和观察有胸廓运动确定），下一步应开始 胸外按压。开始胸外按压时，给氧浓度应增加至 100%。当心率增加至＞60 次/分，脉搏氧饱和度仪可用且读数可信，调节氧浓度使氧饱和度达到流程图的目标值。

如心率＞60 次/分但＜100 次/分，继续进行正压通气，直到新生儿得到稳定的改善。

监测氧饱和度，调整氧浓度，使氧饱和度达到流程图的目标值。

如通气时间长,考虑经口插胃管。

如胸廓扩张太强,考虑减少吸气压力。

如继续通气,至少每30秒再评估新生儿的呼吸、心率和血氧饱和度。

如心率>60次/分但<100次/分,确保有效的通气。

请求专业人员的帮助。

考虑其他并发症的可能,如气胸、低血容量等。

16.面罩正压通气持续数分钟以上,还应当做什么?

如果新生儿接受面罩PPV在数分钟以上,应经口腔插入胃管并保留之。当通过面罩进行正压通气时,气体经口咽部进入气管和食管。如新生儿体位正确,大部分气体进入气管和肺,但也有少数气体经食管进入到胃(图8-41)。

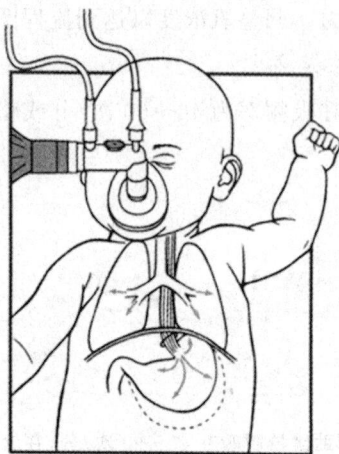

图8-41 气囊面罩通气引起胃中气体过多

气体进入胃通过以下方式干扰通气:

气体使胃扩张向上压迫横膈阻碍肺的充分膨胀。

胃部的气体可引起胃内容物的反流,反流物可在PPV时被吸入肺内。

与此问题有关的胃和腹部膨胀以及胃内容物的吸入可以通过如下方法解决:经口插一条胃管吸出胃内容物,保留胃管在胃里,胃管的外口保持开放,作为整个复苏期间胃内气体的排放通道。

17.如何插入胃管?

人工通气时插入胃管需如下物品:

8F胃管

20ml的注射器

一位复苏人员应当经口插入胃管,同时其他成员继续进行正压通气及每30秒评估心率、氧饱和度和自主呼吸。主要步骤如下:

(1)首先测量要插入胃管的长度,其长度必须足以达到胃,但不能超过它。胃管插入的长度应等于鼻梁到耳垂然后到剑突与脐之间连线的中点。量好后在胃管上做一标记(图8-42)。

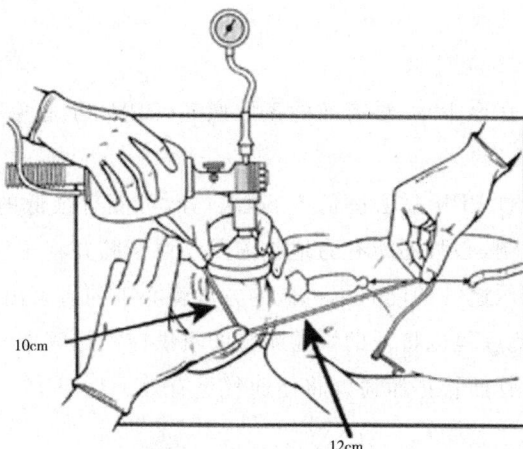

图 8-42 气囊面罩通气引起胃中气体过多

为减少通气中断的时间,测量胃管长度时面罩通气应继续。

(2)通过口腔而不是鼻腔插入胃管(图 8-43A)。鼻腔开放用于通气。安放胃管后尽快恢复通气。

(3)插入胃管到预期长度,迅速连接注射器,轻轻地抽出胃内容物(图 8-43B)。

(4)取下注射器,胃管的口保持开放,以使胃管成为气体排出的通道(图 8-43C)。

(5)用胶带将胃管固定在新生儿面颊部,保持在胃管尖端在新生儿胃里不被拉回到食管(图 8-43D)。

如果用 8F 的胃管,且胃管由面罩的侧面婴儿颊部柔软处引出,它将不影响面罩和面部的密封,大号胃管可造成密封不良,尤其对于早产儿。太小的胃管又容易被分泌物堵塞。

18.何种情况下停止正压通气?

当心率接近正常,继续以 40~60 次/分通气。血氧饱和度应逐渐增加,继续监护胸廓运动及两肺呼吸音,注意避免肺过度膨胀及膨胀不足。

当心率超过 100 次/分且稳定,减少正压通气的压力和频率,同时观察新生儿是否建立有效的自主呼吸,可给新生儿适当的刺激诱发呼吸。以下情况时可以停止正压通气:

心率持续>100 次/分

保持自主呼吸

氧饱和度达到目标值时,逐渐减少至停止用氧。

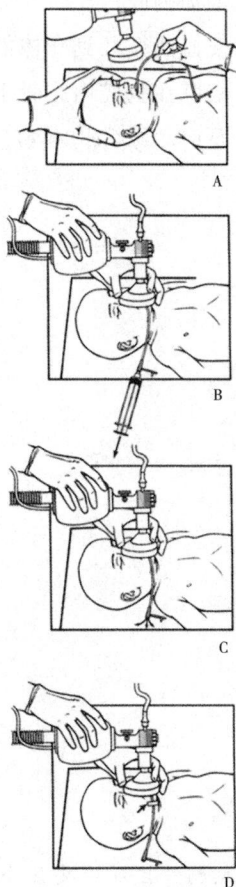

图 8-43 插管、抽吸和胃管的固定

（三）胸外按压

1.开始胸外按压的指征是什么？

胸外按压的指征是：在至少30秒有效的正压通气（PPV）后，心率＜60次/分。

2.为什么进行胸外按压？

新生儿在刺激和30秒PPV后心率低于60次/分，可能有很低的血氧水平和明显的酸中毒。结果，心肌功能受抑制，心脏不能有力地收缩及泵血至肺并将正压通气中得到的氧运到全身。因此，需要在继续正压通气的同时用机械的方法将心脏的血泵出，直到心肌充分的氧合并恢复足够的自主功能。此过程也将帮助恢复颅脑的氧供应。尽管在气囊面罩正压通气时可进行胸外按压，此时改为气管插管正压通气将使通气更有效。

3.什么是胸外按压？

胸外按压由有节奏的按压胸骨构成，包括：

按压脊柱上方的心脏

增加胸腔内压

使血液循环到身体的重要器官

心脏在胸腔内胸骨下1/3和脊柱之间，通过对胸骨的压迫使心脏受压并增加胸腔内压使血液泵向动脉（图8-44）。当对胸骨的压迫放松时，血液由静脉进入心脏。

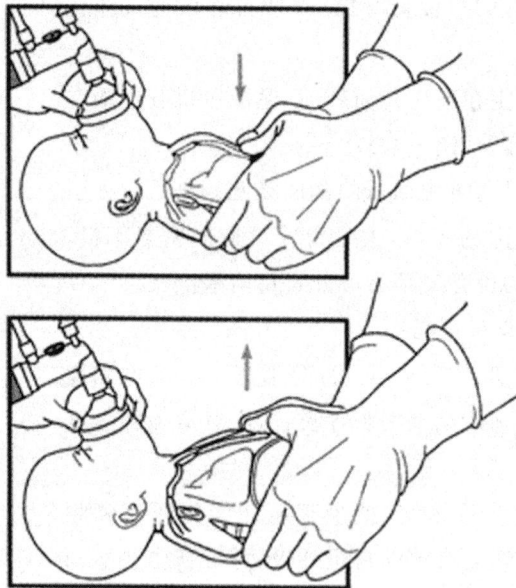

图8-44 胸外按压的压迫（上）和放松（下）阶段

4.胸外按压需要几个人？他们应当站在什么位置？

记住，胸外按压必须与正压通气同时进行，否则将毫无价值。因此，要进行有效的胸外按压需要两个人同时操作，一人进行胸外按压，另一人继续正压通气。后者可同时监测心率和呼吸音。

进行胸外按压的人必须接近新生儿的胸部,并能将手放在正确的位置。进行辅助通气的人应当站在新生儿的头侧,以便保持面罩和面部的密封并且观察正压通气时胸廓的有效运动(图 8-45)。其他的团队成员要保证氧饱和度仪的功能良好,还要准备当正压通气和胸外按压后心率不改善时经脐静脉插管给药。为给团队中的其他成员做脐静脉插管留出更多的空间,胸外按压者应移至床头,靠近给正压通气的成员。

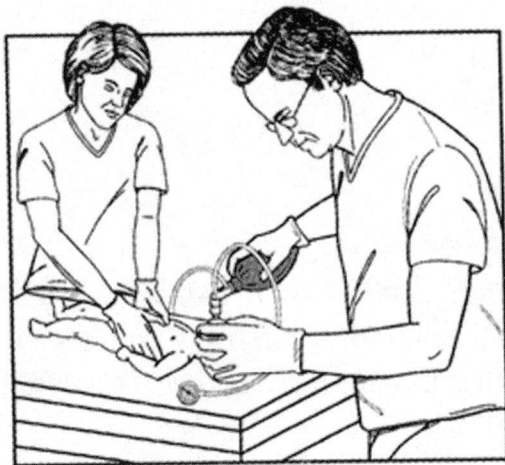

图 8-45　施行胸外按压时需要两个人

5.如何把手放在新生儿胸部开始胸外按压?

你将学习两种进行胸外按压的方法:拇指法:用两个拇指按压胸骨,两手环绕新生儿躯干,其他手指支持脊柱(图 8-46A)。这是首选的方法。双指法:用一手的中指加食指或中指加无名指,用指尖按压胸骨。用另一手支撑新生儿背部(图 8-76B)。

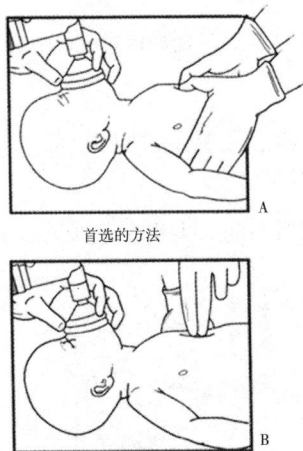

首选的方法

图 8-46　胸外按压的两种方法:拇指法(A)

6.为什么首选拇指法?

首选拇指法是因为它比双指法能更好地控制深度,并能更持久地给予压力。拇指法能产生更高的收缩峰压和冠状动脉灌注压。留长指甲的人比较喜欢拇指法。因此,在大多数情况下应用拇指法。

尽管双指法的应用可使复苏操作的成员更容易接近脐部进行脐静脉插管,但操作时做胸外按压和正压通气的两个人如都在病人头侧的位置,仍可应用拇指法进行有效的胸外按压,气管插管正压通气可使在床头进行胸外按压更容易进行。

两种方法的共同点是:

新生儿体位

——对背部的强有力的支持

——颈部轻度仰伸

按压

——部位、深度和频率

7.拇指或其他手指在胸廓的安放位置

给新生儿进行胸外按压时,对胸骨下 1/3 用力,位置在乳头连线和剑突之间(图 8-47)。剑突是肋骨下方中间汇合的小突起。手指顺着肋骨的下沿移到剑突,就能很快地找到胸骨的正确位置。然后立即将拇指或双指放在胸骨上,注意避免直接对剑突用力。

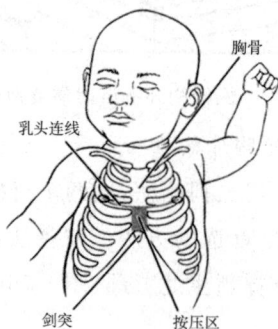

图 8-47　胸外按压位置图示

8.拇指法的双手位置

应用拇指法操作时,双手握住新生儿躯干,两拇指放在胸骨上,其余手指放在新生儿背部,支持脊柱(图 8-48)。

两拇指可并排放置,当患儿体型小时,两拇指可以重叠放置(图 8-48)。

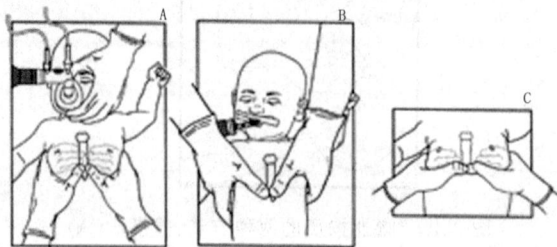

图 8-48　用拇指法做胸外按压:操作者站立在新生儿足侧(A)或头侧(B)以及对小胸廓的新生儿拇指重叠(C)

拇指用于按压胸骨,而其他手指用于支撑背部。拇指第一关节应弯曲,垂直按压在胸骨和脊柱间的心脏(图 8-49)。

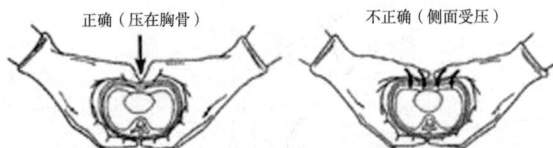

图 8-49　胸外按压拇指法正确和错误的用力

拇指法也受到某些限制。当新生儿体型太大而操作者手太小时，则无法有效的执行。同时，当新生儿需要用药时，此手法会妨碍操作者经脐静脉给药，除非按压者站立在新生儿的头侧。

9.双指法的双手位置

双指法可用一手的中指加食指或中指加无名指，用指尖按压胸骨（图 8-50）。一般右势者用右手，左势者用左手比较方便。如图所示两指与胸骨垂直，用指尖按压。如你的指甲太长，无法使用指尖，那么与正压通气者对换工作，或改用拇指法。

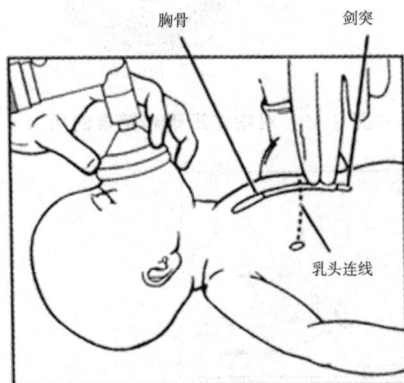

图 8-50　双指法的正确手指位置

应用双指法时用另一只手支撑新生儿背部，这样可更有效地挤压在胸骨和脊柱间的心脏，并可更容易地判断按压的压力和深度。

按压时只有着力的两指尖允许接触患儿胸部，这样可以较好地控制施加于胸骨和脊柱的压力（图 8-51A）。

与拇指法一样，应垂直对在胸骨和脊柱间的心脏进行按压（图 8-51A）。

如按压时间长时，双指法比拇指法容易疲劳。

10.按压胸廓的压力要多大？

控制施加于胸廓的压力是胸外按压的要点。

摆好手与手指的位置后要用足够的压力使胸骨下陷约前后径 1/3 的深度（图 8-52）。然后放松使心脏充盈。一次按压包括一次下压与一次放松的动作。实际下压的距离取决于新生儿体型的大小。

A.正确

B.不正确

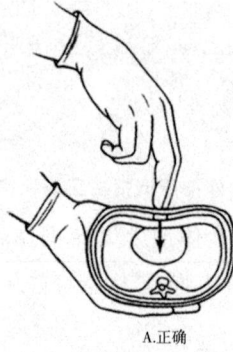

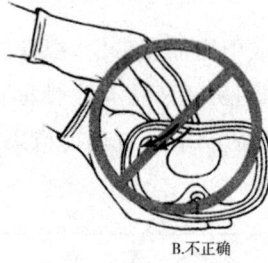

图 8-51 双指法正确和错误的用力

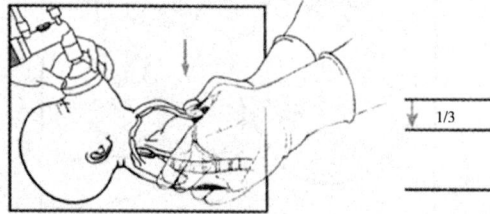

图 8-52 按压的深度应为前后胸直径 1/3 左右

胸外按压的下压时间应稍短于放松时间,以达到最大的心脏输出量。

拇指或双指尖(取决于按压的方法)在按压和放松的过程中,应始终不离开胸骨的压迫区(图 8-53)。当抬起拇指或双指时胸廓充分扩张使血液通过静脉回到心脏,但是,两次按压之间,拇指或双指不得离开胸部(图 8-54)。如按压之后将拇指或双指完全离开胸骨,则

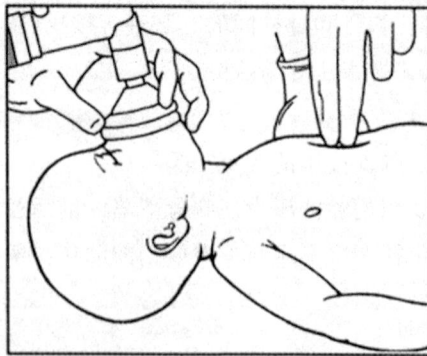

图 8-53 胸外按压的正确方法(放松时手指仍接触胸部)

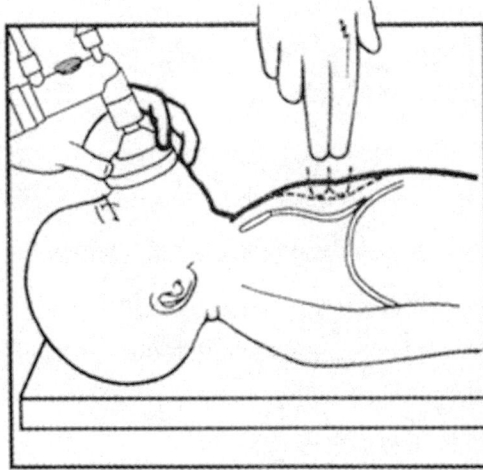

图 8-54　胸外按压的错误方法（放松时手指离开胸部）

要浪费时间重新定位。

丧失按压深度的控制。

可能压错位置,造成对胸廓或胸廓内脏器的损害。

11.执行胸外按压有危险吗?

胸外按压可能对新生儿造成外伤。

胸廓内有两个重要器官——心和肺。肝脏虽属腹腔脏器,却有部分位于肋骨之下。胸外按压要求压力适当,既要使位于胸骨和脊柱间的心脏受到足够的压力,又不能损伤脏器。按压时若位置太低,作用于剑突上,可损伤其下的肝脏(图 8-55)。

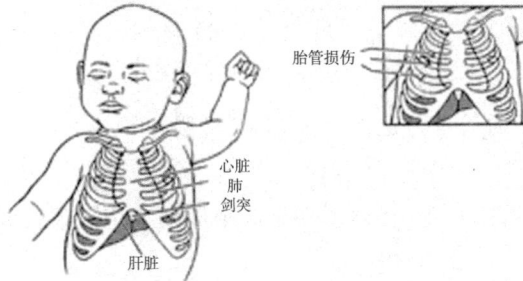

图 8-55　胸外按压时可能损伤的身体结构

另外,肋骨也脆弱易骨折。

若按照介绍的方法进行按压,则上述伤害可降低至最低限。

12.胸外按压的速度及其如何配合正压通气?

心肺复苏过程中,胸外按压一定要伴有正压通气,但应避免按压和通气同时进行,因为它们会互相影响效果。因此,两个动作须配合好,每 3 次胸外按压后,正压通气 1 次。共计每分钟 30 次呼吸和 90 次胸外按压(图 8-56)。

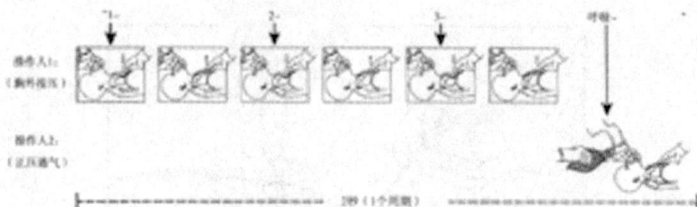

图 8-56　胸外按压和正压通气的配合

操作时由胸外按压者大声数数,胸外按压者边按压边大声数"1—2—3—呼",正压通气者在"呼吸-"时挤压气囊,在"1-"时放松。注意呼气发生在下一次按压的下压过程中。数出节拍有助于整个过程协调有序地进行。

每个动作周期包括 3 次按压和 1 次通气。

每 60 秒(1 分钟)应有大约 120 个"动作"——90 次按压加 30 次呼吸。

注意:胸外按压时,正压通气频率实际上是 30 次/分,而不是先前学过的正压通气频率 40～60 次/分。这种低通气频率可保障必要的胸外按压次数,防止胸外按压与正压通气同时进行。要保证配合默契,必须与另一位成员一起进行练习,分别充当胸外按压者和正压通气者两种角色。

13.如何练习胸外按压和正压通气的节奏?

设想你是胸外按压者。在按压胸廓时重复念"1—""2—""3—"几次。在念"呼吸—"时不要按压,手指不要离开胸骨的按压区,但要放松手指的压力以便进行通气。

现在自己计时,看是否能在 10 秒内念和做 5 个周期。记住念"呼吸—"时不要按压。练习边念边按压胸廓。

1—2—3—呼吸—1—2—3—呼吸—1—2—3—呼吸—

1—2—3—呼吸—1—2—3—呼吸—

现在设想你是做正压通气者。这次你要在念"呼吸—"时,而不是"1—""2—""3—"时挤压气囊。

现在自己计时,看是否能在 10 秒内念和做 5 个周期。记住仅仅是在念呼吸时挤压气囊。

1—2—3—呼吸—1—2—3—呼吸—

1—2—3—呼吸—

1—2—3—呼吸—

在真实情况下,应有两个小组成员进行复苏,一人按压,一人做正压通气。按压者大声念"1—2—…",两人要交换两种角色进行练习。

14.何时停止胸外按压?

尽管如前所述每 30 秒的操作后要评估效果,研究显示自主循环可能要在胸外按压开始后 1 分钟左右恢复。而且,为测心率中断胸外按压可引起冠状动脉灌注压的下降,成人和动物实验研究建议在冠状动脉灌注压恢复以前,胸外按压应继续 45 秒或更长。因此,在建立了协调的胸外按压和正压通气后,要在至少 45～60 秒后才能够短时间停下来测定心率。脉搏氧饱和度仪和心脏监护仪的应用有助于在不停止按压的情况下评估心率。然而,如果血流灌注很差,脉搏氧饱和度仪就不能测定连续的脉搏搏动。如果心率＞60 次/分,停止胸外按压,以 40～60 次/分的频率继续给予正压通气。

如果在胸外按压后心率＞60 次/分,则可不再继续胸外按压,但以 40～60 次/分的速率继续正压通气。因为心排出量可能是充分的,按压会降低正压通气的效果,所以不应继续胸外按压。

一旦心率＞100 次/分,新生儿开始自主呼吸,应逐渐减少正压通气的频率和压力,如第三课所述,将新生儿转移至新生儿室进行复苏后护理。

15.如新生儿情况无好转,该怎么做?

在继续给予胸外按压并配合正压通气时,应自问以下问题:

正压通气是否充分?(是否进行矫正通气步骤?是否进行气管插管?如是,气管导管位置是否正确?)

是否给氧?胸外按压的深度是否约为胸廓前后径的 1/3?

胸外按压和正压通气是否配合默契?

(四)气管插管和喉罩气道插入

(1)喉镜:包括备用电池和备用灯泡。

(2)镜片:1 号镜片(足月儿用),0 号(早产儿用),00 号(适用于超低出生体重儿)。直镜片比弯镜片好。

(3)气管导管:内径为 2.5mm、3.0mm、3.5mm 和 4.0mm。

(4)金属导管芯(可选)。

(5)二氧化碳监护器或检测器。

(6)吸引装置:10F 的吸引管用于吸引咽部,8F 或 5F、6F 的吸引管用于吸引不同大小的气管导管。

(7)胶布卷 1/2 英寸或 3/4 英寸,或气管导管固定装置。

(8)剪刀。

(9)口腔气道。

(10)胎粪吸引管。

(11)听诊器(最好新生儿钟形听头)。

(12)正压通气装置(复苏囊或 T 组合复苏器),传送空气和(或)氧气的导管,自动充气式气囊应配有储氧器,所有的正压通气装置都应配有压力计。

(13)脉搏氧饱和度仪和新生儿传感器。

(14)喉罩气道(1 号)和 5ml 注射器。

这些设备应该集中存放在一个有标记的清洁容器内并置于易取的位置。

气管插管最好作为一种清洁程序执行。气管导管和金属导管芯应保持清洁,防止污染。

在插管前放在包内。喉镜镜片和镜柄在每次使用后应彻底清洁。

最好用哪种气管导管？

气管导管应使用无菌包装并用无菌技术操作。导管的管径应一致,管端处不应有狭窄(图8-57),后者的弊端之一是气管开口处的视线易被较粗的导管部分所遮挡。另外,带肩的导管更可能引起阻塞并对声带造成损伤。

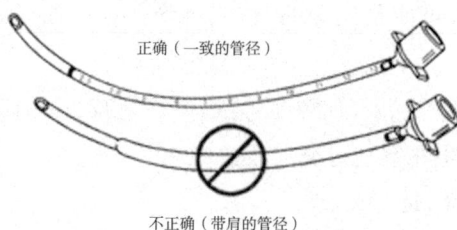

图 8-57　新生儿最好用一致的管径

大多数新生儿气管导管在近管端处有一道黑线,叫"声带线"(图8-58)。插管时声带线应在声带水平,这样管端恰好在气管分叉(隆凸)上方。

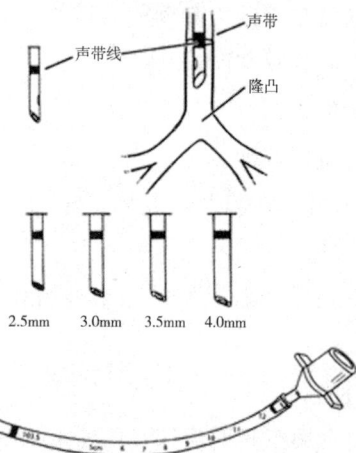

图 8-58　用于新生儿复苏的气管导管的特征

早产儿的气管长度比足月儿短,正常足月儿 5～6cm,而早产儿为 3cm。因此,导管越小,其声带线越靠近管端。然而,关于声带线的位置,不同生产商的产品可能会有不同。

尽管在声带线水平有防护圈的气管导管是可用的,但新生儿复苏时不推荐使用带防护圈的导管。

绝大多数气管导管沿着导管的侧面刻有厘米标记,用于辨别距管端的长度。下面你将会学习如何使用这些标记辨别插入导管的适当深度。

如何准备使用气管导管？

选择适当的气管导管。

气管导管的型号根据新生儿的体重而定。表 8-2 推荐不同体重、不同孕周所需导管型号。可将此表贴在每一个分娩室和辐射暖台上。有时需用比推荐型号小的气管导管,但会增加气流的阻力,对同样的潮气量需给更大的压力。另外,小内径导管更易插入。

表 8-2　不同体重和孕周导管内径

体重(g)	妊娠周数(w)	导管内径(mm)
<1000	<8	2.5
1000~2000	28~34	3.0
2000~3000	34~38	3.5
>3000	>38	3.5~4.0

考虑剪短导管长度

许多生产商生产的气管导管都比经口插管所需的气管导管长得多。额外的长度会增加气流的阻力。有些临床医生认为在插管前先将导管修短有好处(图 8-59)。可于 13~15cm 处剪断,这有利于插管时的控制,不易插得太深。13~15cm 的导管可在唇外保留足够的长度,如必要时既便于调节插入导管深度,又可稳妥地固定于病儿面部。拿开接管(注意导管的接管可能很紧),导管应斜剪,这样较容易再把接管接上。

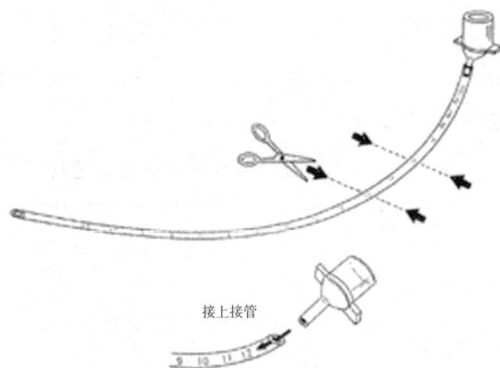

接上接管

图 8-59　插入前将气管导管修短的过程

将气管导管再接上接管,接管要接牢,以免插管时脱落。要确保接管和导管对齐以免导管扭折,要使接管的大小和导管的型号一致。不同型号的导管使用的接管也不同。

有些医师喜欢在开始时将导管留得长些,如想要保留的导管比复苏时长,插入后再剪断也可。注意 15cm 的长度更能适宜于不同型号气管导管的固定。

考虑使用金属导管芯(可选)

有些人认为将金属芯插入气管导管可使导管变硬且曲度合适使导管易插入气管内(图 8-60)。插入金属芯时,必须:

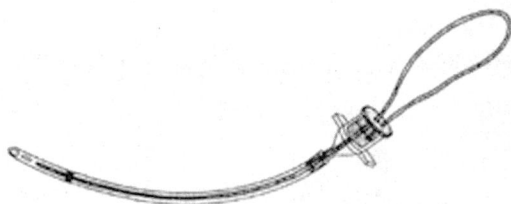

图 8-60　复苏时增加气管导管硬度和保持曲度可选用的金属芯

金属芯的顶端不超过气管导管的管端或侧孔(以免损伤组织)。

固定金属芯,以至使其在复苏时不能进一步进入气管。

虽然许多人认为金属芯有助于插管,也有人觉得导管本身的硬度已足够。使用金属芯与否取决于操作者的喜好和技能。

如何准备喉镜和其他用品?

选择镜片并装到镜柄上。

首先选择适当型号的镜片并把它装到喉镜柄上。

早产儿用 0 号,极度早产儿用 00 号

足月儿用 1 号

检查电源。

然后打开开关,检查电池及灯泡功能是否正常,灯泡是否旋紧,以免插入时松动或脱落。

准备吸引器装置。

堵塞吸引管的终端调节吸引器的吸引水平到 80~100mmHg。

连接 10F(或 10F 以上)吸引管和导管,使其能吸出口鼻内的分泌物。

如需在气管内保留气管导管,经导管内吸引,则准备较小号的吸引管(5F、6F 或 8F 根据导管型号而定)更有效见表 8-3。

表 8-3　不同内径气管导管的吸引管型号

导管内径(mm)	吸引管型号
2.5	5F 或 6F
3.0	6F 或 8F
3.5	8F
4.0	8F 或 10F

准备施行正压通气的设备。

应在手头准备一个复苏囊或 T 组合复苏器和面罩,如插管不成功,在两次插管的间隙应用或在胎粪吸引后需要进行正压通气时应用。无面罩的复苏设备也能用于检查导管的位置并提供持续正压通气。

安置二氧化碳检测仪。

有助于确定气管导管是否在气管内。

打开空氧混合仪。

导管连接到空氧混合仪,可调节 20%~100%氧浓度并与复苏装置相连接。氧流量调节到 5~10L/min。

确保复苏床旁准备好一副听诊器。

听诊器用来检查心率和双肺呼吸音。

剪胶布或准备固定。

剪数条胶布把导管固定在新生儿面部。如你医院里有的话,也可使用气管导管支架或托。

气管插管后如何继续复苏?

气管插管时多数复苏操作不能继续进行。

气管插管时面罩必须从气道拿开,正压通气中断。

胸外按压必须中断,因按压动作会影响观察到插管标志的视线。

应努力减少插管时低氧血症的不良影响,尽量减少插管的操作时间,插管时间不得超过30秒。如在30秒内不能暴露声门并插进导管,则要撤出喉镜,进行面罩通气,尤其是当气管插管引起心动过缓时,要保证稳定新生儿,然后再进行气管插管。

正确插入导管需要了解哪些解剖标志?

与气管插管有关的解剖标志见图8-61至图8-63。利用所有插图学习这些标志相应的位置对了解插管的操作至关重要。

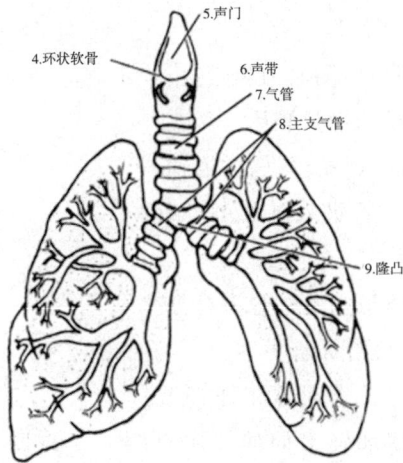

图 8-61　气道解剖

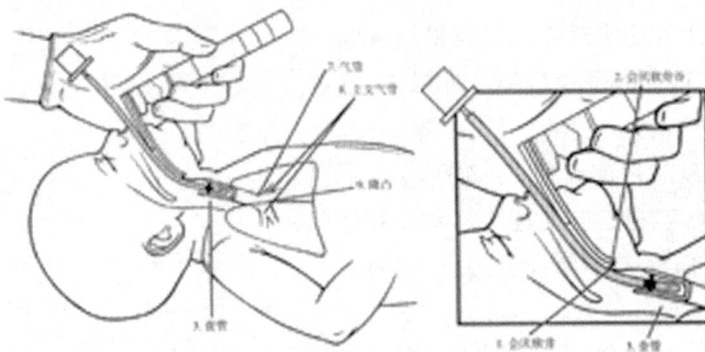

图 8-62　气道的矢状位,喉镜位置

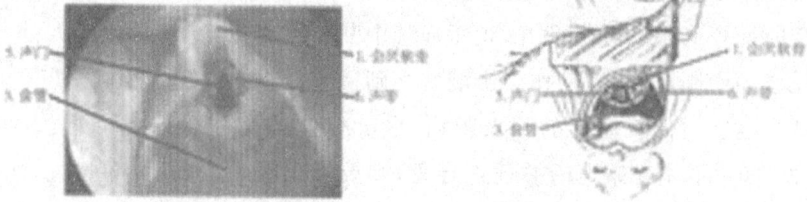

图 8-63　喉镜下声门及其周围结构的照片和图

（1）会厌软骨——气管开口处的一块软骨瓣

（2）会厌软骨谷——舌根至会厌之间的一个陷凹

（3）食管——食物由口咽入胃的通道

（4）环状软骨——喉软骨的下部

（5）声门——喉至气管的开口，侧面为声带

（6）声带——声门两侧黏膜的带状皱褶

（7）气管——空气由咽喉进入主支气管的通道

（8）主支气管——两条从气管进入肺部的空气通道

（9）气管隆凸——气管与两条主支气管汇合处

应如何摆放新生儿体位使气管插管更容易？

新生儿插管的正确体位与气囊面罩正压通气一样——平卧，头在正中位，颈部轻度仰伸。在肩胛后垫一卷棉布有利于保持颈部的轻度仰伸位。然而，如棉布卷太大可使头过度仰伸，使气道不通畅（见下文）。

此"鼻吸气"体位是使气管上端与视线在同一直线上的最佳位置，插入喉镜后即可见到声门（图 8-64）。

注意不要使颈部过度仰伸，否则声门高于视线，且气管变狭窄，不利于空气进入。如头过分屈曲，则贴近胸部，将会看到后咽，而无法直视声门。

如何手持喉镜？

打开喉镜电源，左手持喉镜，在拇指与第 2 或第 3 手指间，镜片朝外（图 8-65）。应有 1 或 2 个手指空闲，靠在新生儿面部提供稳定性。

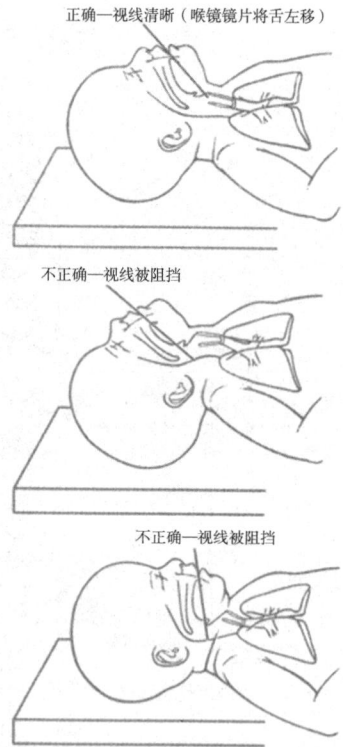

图 8-64　正确（上）和错误（中和下）的体位

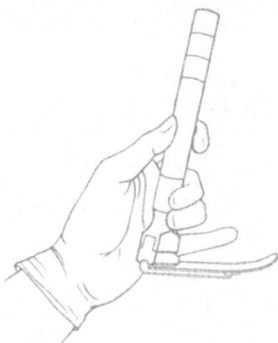

图 8-65 持喉镜为新生儿插管的正确手势

不论是左势者还是右势者都只能用左手持喉镜。若用右手持镜则镜片的弯度要遮挡视线,声门不能暴露,导管无法插入。

如何暴露声门并插入导管?

(1)用右手稳住新生儿的头部(图 8-66)。最好有第二个人帮助控制头部期望得到"鼻吸气"位。

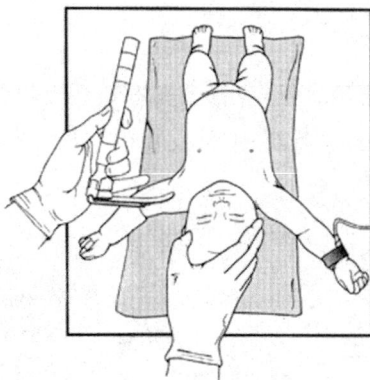

图 8-66 准备插入喉镜

(2)打开新生儿的口腔。需要用右手食指张开新生儿的口腔,以便更易于插入喉镜。喉镜镜片应沿着舌面右边滑入,将舌推至口腔左边,推进镜片直至其顶端达会厌软骨谷,即刚超过舌根(图 8-67)。

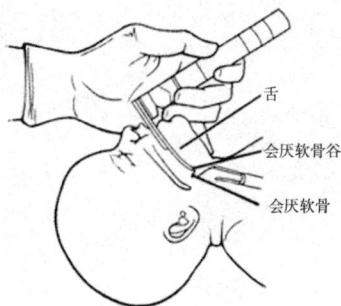

舌
会厌软骨谷
会厌软骨

图 8-67 喉镜位置的标记

注意:尽管本课描述放置镜片顶端在会厌软骨谷,但有些人喜欢将其直接放在会厌软骨上,轻轻压会厌软骨紧靠舌根。

(3)轻轻提起镜片,舌即抬起,暴露咽喉区(图8-68)。上提时需将整个镜片平行朝镜柄方向移动。

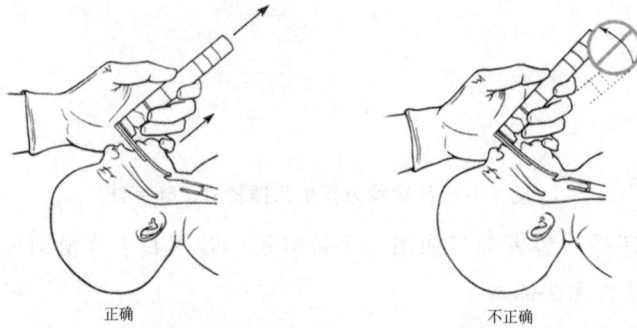

正确   不正确

图 8-68   提起镜片暴露声门正确(左)和不正确(右)的方法

上撬而不是抬高镜片顶端既不能暴露声门,又会把过大压力作用在患儿牙槽。上抬镜片的力量应来自肩,而不是手腕。

(4)寻找解剖标志(图8-69)。

如镜片顶端在会厌软骨谷正确放置,应在上方看到会厌软骨,下方暴露打开的声门。还应看到声带,看起来像声门两侧的垂直条纹,或像反向的字母"V"(图8-69 和图8-70D)。

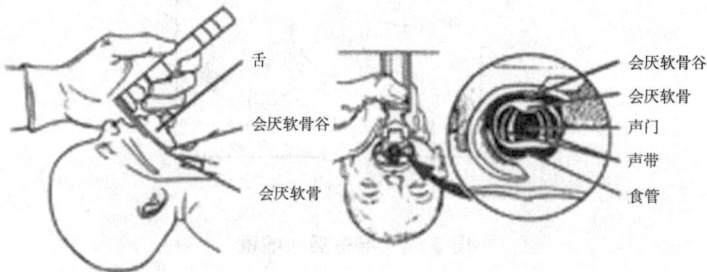

舌
会厌软骨谷
会厌软骨

会厌软骨谷
会厌软骨
声门
声带
食管

图 8-69   通过声门放置导管前识别解剖标志

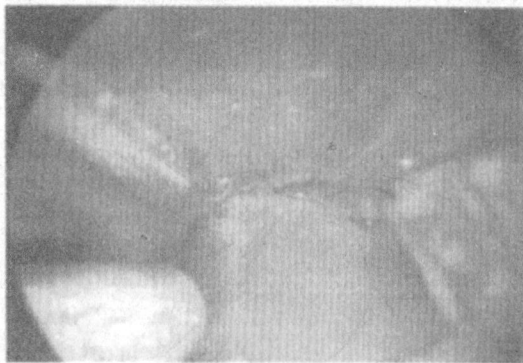

图 8-70A   插入喉镜第一步看到后咽

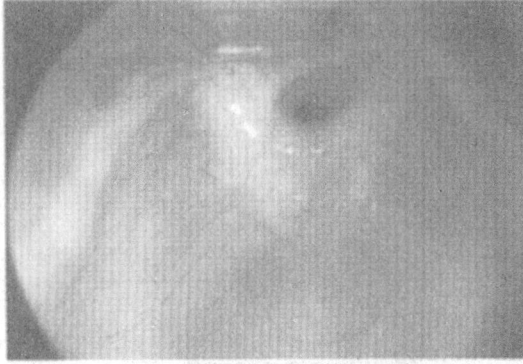

图 8-70B 喉镜插入过深看到食管

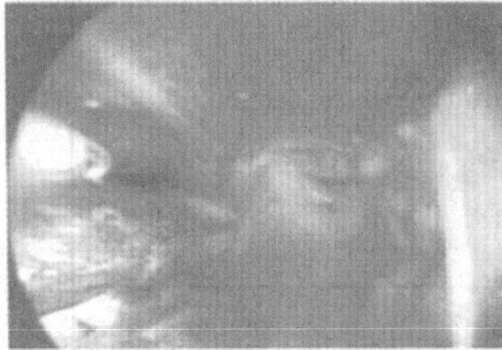

图 8-70C 喉镜稍退出看到会厌软骨和后声门

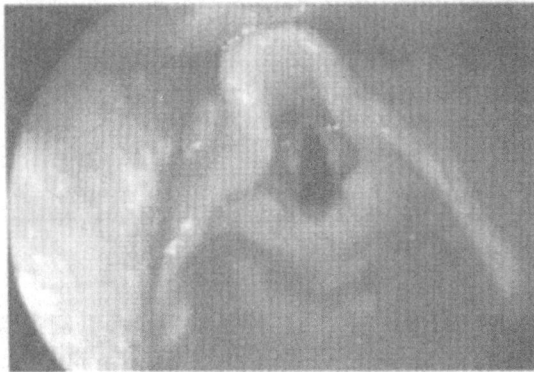

图 8-70D 轻轻提起喉镜看到声门和声带(声门最佳暴露—译者注)

　　如这些构造未立即出现,应快速调整镜片直至能看到这些构造。你可以慢慢地前进或后退镜片观察声带,向下压环状软骨(覆盖喉的软骨)有助于暴露声门(图 8-71)。可由助手协助下压。吸出分泌物可有助于改善视野(图 8-72)。

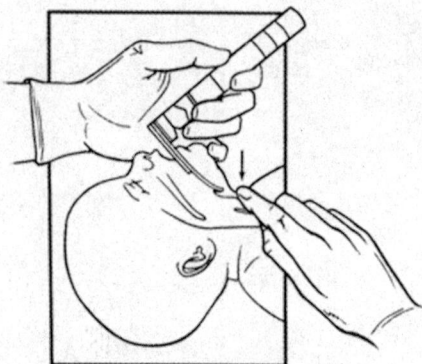

图 8-71　由助手压环状软骨以改善可见度

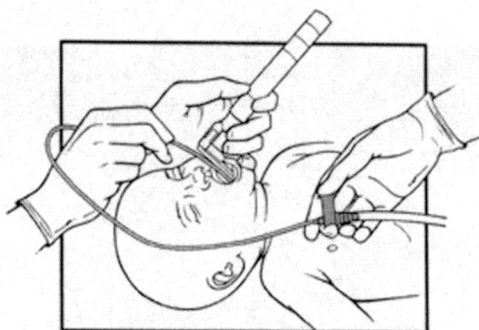

图 8-72　吸引分泌物

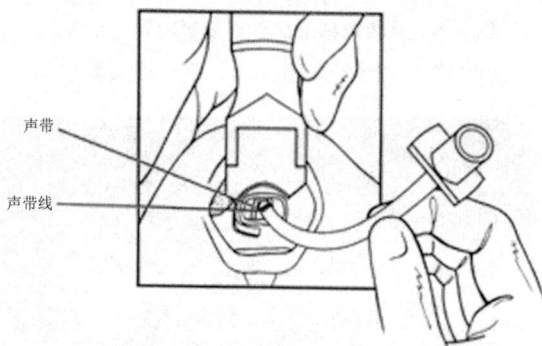

声带

声带线

图 8-73　在声带之间插入气管导管

　　(5)插入气管导管(图 8-73)。　　　　右手持导管,沿着口腔右侧进入导管,利用导管的弯曲位于水平位,以防导管挡住视野,看不清声门。

　　看准声门,当声门张开时,插入导管顶端,直到导管上的声带线达声门水平。

　　如声门关闭,要等待开放。不可用管端触推声门,这会引起声带痉挛,声门关闭时不要硬行插管。如果在 30 秒内,声门未张开,暂停托管,施行气囊面罩人工通气待心率和肤色改善后,重新再试。

　　小心插入导管直到声带线达到声门水平(图 8-74)。在绝大多数情况下,导管管端在气管内的位置,将会在声门与气管隆凸之间接近气管中点。

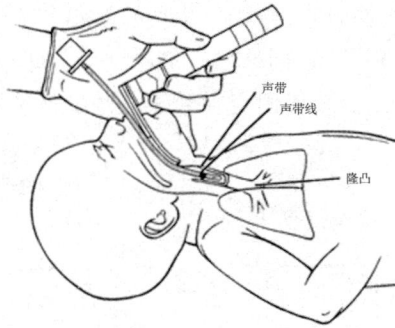

图 8-74 气管导管插入的正确深度

注意患儿口唇处的导管厘米标记。

(6)用右手稳定导管小心撤出喉镜,而不移动导管。用拇指和食指稳固地握住新生儿的头部防止导管意外的移动。将导管紧贴在唇上和(或)用一个手指按在病儿硬腭(图 8-75)。

如是右手操作,要转移气管导管从右手到左手。

如有金属芯,将其从气管导管中撤出,小心固定导管(图 8-76)。

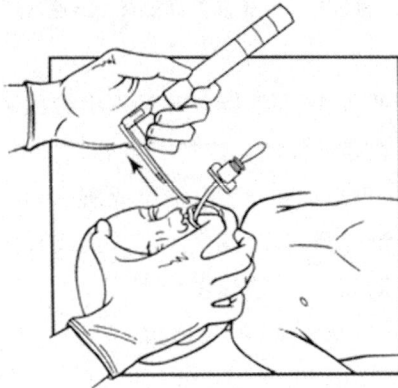

图 8-75 撤出喉镜时固定导管

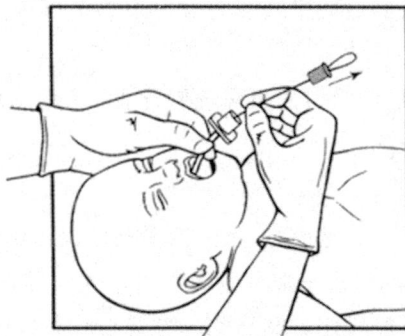

图 8-76 从气管导管内撤出金属芯

现在可就当初插入导管的不同目的使用导管。

如目的是吸引胎粪,则应使用导管来吸胎粪。

如目的是正压通气,则应快速将正压通气气囊或 T 组合复苏器连到导管上,用二氧化碳检测器确认导管在气管内并观察其色泽的改变,重新开始做正压通气(图 8-77)。请复苏小组的另一成员用胶带或气管插管固定装置固定导管。这些步骤见胎粪吸引相关内容。

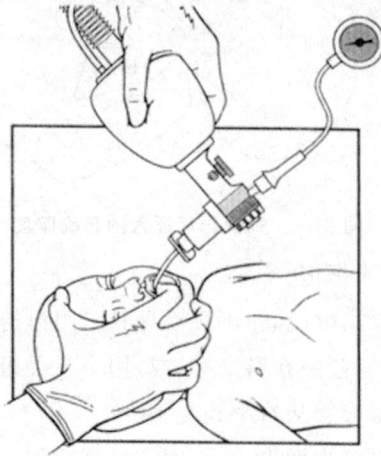

图 8-77　气管插管后重新正压通气

气管插管要求多长时间完成?

尽管前面已描述气管插管的步骤,在实际复苏过程中需尽快地在近 30 秒内完成。插管的过程中不能进行通气,因此,尽快是必需的。因插管操作时间长致新生儿病情恶化,如心率减慢,氧饱和度降低,应停止插管,重新面罩 PPV,情况改善后,再尝试插管。如开始插管失败,应请麻醉师、急诊科医师、呼吸治疗师、新生儿室工作人员或其他插管有经验的人员来插管。

如插入的导管是用来吸引胎粪,下一步该做什么?

若羊水中有胎粪,且新生儿肌张力差,呼吸抑制,或心率＜100 次/分(即无活力),应做气管插管吸引胎粪。

只要气管导管已插入,撤出金属芯,立即:

将气管导管接上已连接吸引器的胎粪吸引管。市场上有很多种胎粪吸引管,有些还包括气管导管作为设备的部件。

堵住胎粪吸引管的手控口,用吸引器吸引气管导管(图 8-78),边吸引在气管内的胎粪,边慢慢撤出导管。

吸引胎粪需要多长时间?

是否吸引胎粪需要判断。前面已讲过,只有当受到胎粪污染的新生儿有呼吸抑制、肌张力低下或心率＜100 次/分的情况时,需采取气管内吸引胎粪。因此,当开始吸引气管内胎粪时,新生儿情况可能已明显变重且最终还需要复苏。吸引胎粪会将复苏延迟几秒钟,但非常必要,不能耽搁。

以下是几条指南:

当撤出气管导管时,导管吸引时间不要超过 3～5 秒。

如未发现胎粪,不要重复操作;要进行复苏。

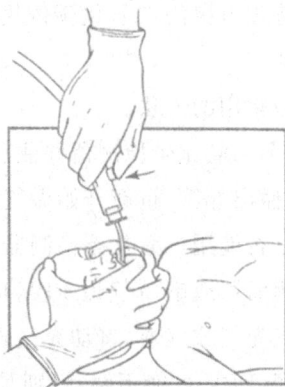

图 8-78　用连接于吸引器的胎粪吸引管、气管导管自气管内吸胎粪

如首次吸引时发现胎粪,应插管吸引,如气道内仍有胎粪影响正压,则要进行第二次吸引。然而,重复的插管可推迟进一步的复苏。在进行第二次插管前,检查心率。如新生儿无明显的心动过缓,可再次插管吸引。如心率减慢,可决定不再重复操作而进行正压通气。

如插管给新生儿做正压通气,如何确定导管是否在气管内?

看见导管在声带间通过,使用正压通气后观察到胸廓运动以及听到呼吸声是气管导管在气管内而不在食管内的很有帮助的体征。但这些体征能引起误导,心率增快及二氧化碳检测是确定气管导管位置正确的主要方法(图 8-78)。

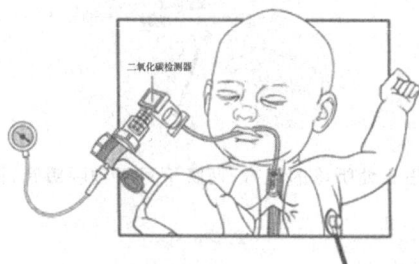

图 8-79　如气管导管在气管内,二氧化碳检测器将变色

目前有两种基本类型的二氧化碳检测器。

连接气管导管的比色计装置,有二氧化碳存在时会改变颜色(图 8-79 和图 8-80)。

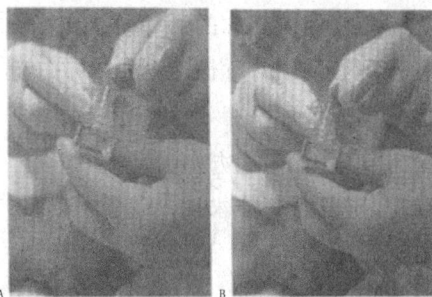

图 8-80　A.比色二氧化碳检测器在连接气管导管前呈现紫色或蓝色

B.当导管在呼吸气道或正压通气时会转为黄色

在气管导管接管上安装一种特殊电极的二氧化碳浓度监测器。如导管在气管内,每次呼吸时其波形能显示二氧化碳的波动。

比色计装置是二氧化碳检测最常用的方法。

当已插入气管导管,就接上一个二氧化碳检测器并注意呼气时是否有二氧化碳,在几次正压通气后如未测到二氧化碳,考虑撤出导管,重新开始做气囊面罩正压通气,再做气管插管。

面罩或喉罩气道正压通气时是否能用二氧化碳检测器确定通气是否足够?

二氧化碳检测器也可用于检测面罩或喉罩气道 PPV 时通气是否充分。此装置应安放在面罩或喉罩气道与 PPV 装置(气流充气式气囊、自动充气式气囊或 T 组合复苏器)之间,如二氧化碳检测器未检测到颜色的改变,PPV 可能不够,特别是如新生儿的心率不增加,应进行第三课所描述的矫正措施。然而,尚无足够的研究确定面罩正压通气时二氧化碳检测的准确性。

如管导已在正确位置,应观察到:

心率和氧饱和度改善

有双肺呼吸音,但胃区有很小或无声音(图 8-81)

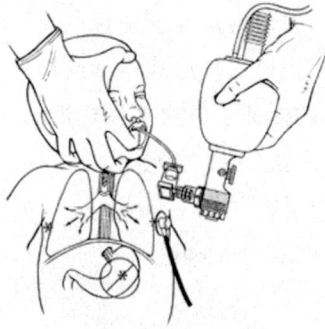

图 8-81 "＊"指三处听诊的地方,两腋下可听到呼吸音,而胃区不能听到

正压通气时胃不扩张

呼气时,雾气凝结在导管内壁

每次呼吸时胸廓对称扩张

听呼吸音时,务必使用小听诊器,并放在胸廓侧上方(腋下)。用大听诊器,或听诊器放得太中央或太低,可能会传出食管或胃里的声音。

每次正压通气时需观察无胃扩张两侧胸廓的运动。

正压通气时听两侧呼吸音及观察胸廓对称性运动是确定气管导管是否插入气道及管端是否在隆凸上的第二种方法。心率迅速增加是有效正压通气的指征。

如怀疑气管导管可能未插入气管,该怎么办?

如存在以下一个或更多状况,导管很可能未插入气管:

尽管正压通气新生儿仍心动过缓和 SpO_2 不上升。

二氧化碳检测器未发现呼出二氧化碳。

未听到良好的两肺呼吸音。

可见腹部膨胀。

确实听到胃内有嘈杂声。

导管内无雾气。

每一次正压通气时无对称性胸廓运动。

如怀疑气管导管未插入气管,应:

右手固定导管,左手重新插入喉镜直至能看见声门,并看清导管是否穿过声带。

和(或)

撤出导管,用一个复苏装置和面罩稳定心率和肤色,再重新气管插管。

怎样才能知道导管管端已插入气管内正确位置?

应用管端-上唇距离(端-唇距离)估计导管是否已插到正确位置。将新生儿体重(kg)加 6 就能估计到导管管端到上唇的正确距离。帮助你记住"端-唇距离"可用如下方法:体重 1-2-3kg 分别为 7-8-9cm。(注意:此规定对那些有颈和上腭先天畸形如 Robin 综合征的新生儿不可靠)。

记住端-唇距离仅是正确导管位置的估计,因此应在导管定位后去听两腋下的呼吸音,如导管位置正确则肺会充盈,就能听到强度一致的双两肺呼吸音。

如插得太深,听到一侧呼吸音会比另一侧要响(通常是右侧高于左侧)。如此种情况,应边听左胸呼吸音边慢慢拉出导管。当导管管端到气管隆凸上时,应会听到阻塞侧的呼吸音并且两侧呼吸音相等。

如最初复苏后导管仍要留在气管里,应摄胸片最后确认导管所在位置正确。

如导管位置正确,其管端将会在气管中央、声门与气管隆凸连线中点上,胸片上显示导管管端应在锁骨或稍下水平(图 8-82)。如插得太深,通常会往下进入右支气管,仅对右肺做正压通气(图 8-83)。

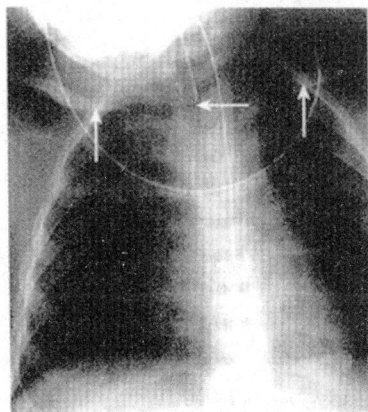

图 8-82　气管导管的正确位置

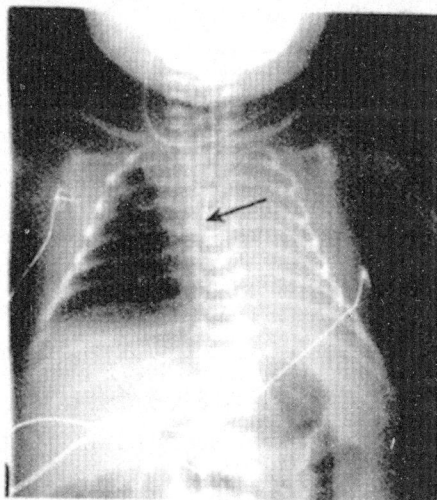

图 8-83　气管导管的错误位置

气管插管时,可能出现哪些问题?

你可能会看不到声门(图 8-84)。

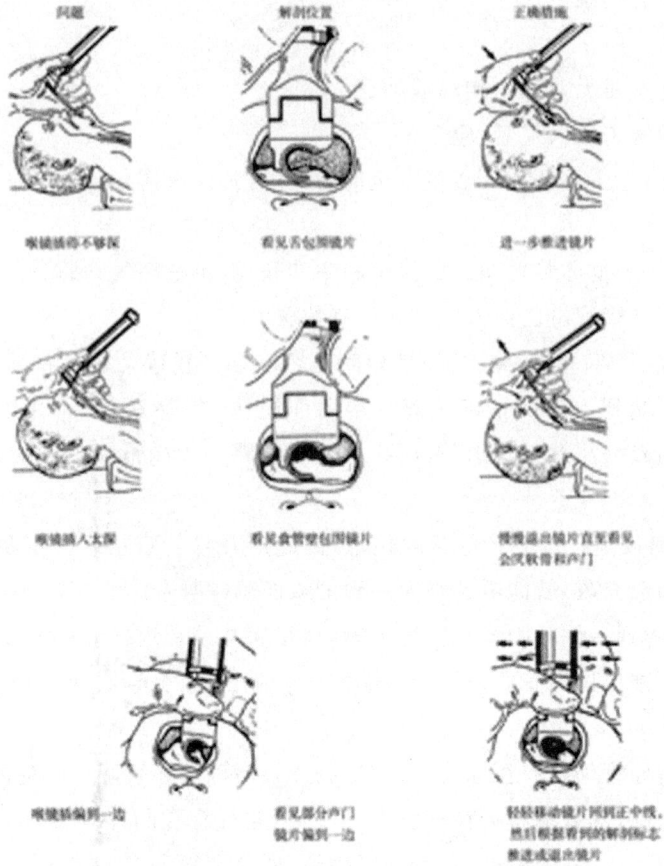

问题　　　　　　　解剖位置　　　　　　　正确措施

喉镜插管不够深　　　看见舌包围镜片　　　进一步整进镜片

喉镜插入太深　　　看见会管壁包围镜片　　慢慢退出镜片直至看见
　　　　　　　　　　　　　　　　　　会厌软骨和声门

喉镜插偏到一边　　　看见部分声门　　　　轻轻移动镜片回到正中线，
　　　　　　　　　镜片偏到一边　　　　然后根据看到的解剖标志
　　　　　　　　　　　　　　　　　　推进或退出镜片

图 8-84　气管插管有关的常见问题

声门暴露不好也可能是由于舌抬得不够高而不能看见声门(图 8-85)。

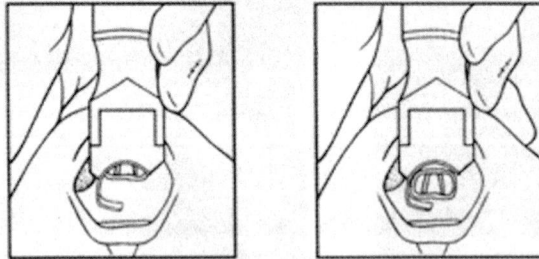

图 8-85　声门暴露差(左)可通过抬高舌或下压喉(右)得到改善

有时,用力压覆盖在喉上的环状软骨会有助于声门暴露(图 8-86)。

插管者熟练地用左手的无名指或小指压或请助手用右手食指下压,见图 8-86。

应在模型上练习足够多的次数,直到能很快找到正确的解剖标志,在 30 秒内插入气管导管。

可能会将导管误插入食管而非气管内。

将气管导管插入食管比未插管更坏,因为导管容易阻塞新生儿咽部气道,并且无气体可靠

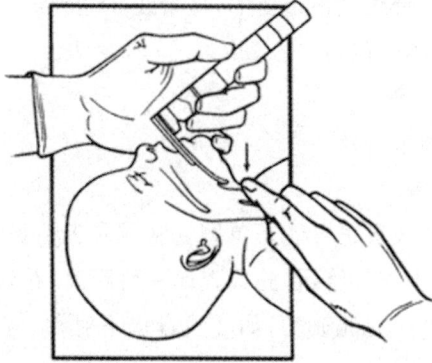

图 8-86　由助手向下压环状软骨以改善暴露(右)

地进入气管内。因此,

在插入导管前,确定已暴露声门,看着导管经声带间进入声门。

导管插入后,仔细观察是否有食管插管的体征(如胃胀和对插管反应差)。使用二氧化碳检测器去查证导管是否在气管内。如导管可能插入了食管,用喉镜看声门和导管,和(或)撤出导管,迅速重新插入导管。

气管导管插入食管而不是气管的体片

对气管插管反应差(心动过缓、低 SpO_2 等)

二氧化碳检测器无法显示呼出二氧化碳

未听及呼吸音

听见空气入胃的声音

胃部扩张

管内无雾气

胸廓运动不良

可能将导管插得太深,进入右主支气管。

如果导管插得太深,可能进入右主支气管(图 8-87)。

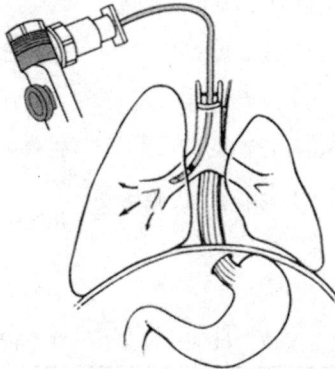

图 8-87　气管导管插入太深(管端已插入到 右主支气管)注意:尽管二氧化碳检测已确定导管在气管内,还将鉴别导管在气管内或在主支气管内

插管时,观察导管上的声带线是很重要的,声带线一达到声带导管就停止插入。

导管插入右主支气管的体征包括:

新生儿心率或 SpO_2 不改善

右胸听到呼吸音,但左胸未听及

右胸呼吸音比左胸响得多

少数病例中,不相等的呼吸音也可能是单侧气胸或先天性膈疝所致

如想到导管可能插到右主支气管,首先检查端—唇距离,看唇上的厘米数是否已超过了表 8-4 估计的长度。即使测量似乎是正确的,如呼吸音仍不对称,应边听左胸呼吸音边轻轻退出导管,使左侧呼吸音响亮。

可能会遇到其他并发症(表 8-4)。

表 8-5　气管插管常见并发症

并发症	可能原因	考虑采取的预防或纠正措施
低氧血症	插管时间过长	如可能用面罩正压通气
		30 秒后暂停气管插管
	导管位置不正确	重新插管
心动过缓/呼吸暂停	低氧血症	如可能用面罩正压通气
	插入喉镜或吸引管的迷走反应	插管间经气囊或 T 组合复苏器及导管给氧
		限制插管时间
气胸	由于导管插入右主支气管使一个肺过度通气	纠正导管位置
		使用适宜的正压通气压力
	正压通气压力过大	如怀疑气胸考虑透照及穿刺吸引
挫伤或擦伤舌、牙龈或气道	插入喉镜或气管导管时动作粗暴	加强练习/提高操作技能
		操作喉镜要轻巧
	错误地"上撬"而不是提起喉镜	
	喉镜镜片太长或太短	选择合适型号的器械
气管或食管穿孔	导管插入用力过大	动作宜轻柔
	金属芯超出导管管端	正确放置金属芯
气管插管堵塞	导管扭曲或分泌物阻塞、胎粪或血堵塞导管	用吸引管吸净导管分泌物
		如不成功,考虑重新插管
感染	通过污染的手或器械带入病菌	注意清洁,消毒技术

如何安全地固定气管导管?

在导管正确插入后,注意观察在上唇的厘米标志,以保持导管插入的适宜深度(图 8-88)。

如正压通气数分钟以上,需将导管固定在面部,固定导管可用防水胶带或为固定导管特别设计的装置。

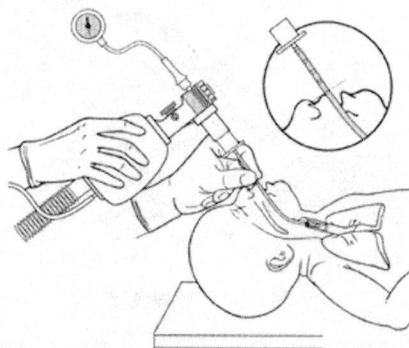

图 8-88 导管上唇标志的测定

一种方法是剪一条胶带长度由口腔的一侧,跨过人中,止于对侧颊部 2cm(图 8-89)。放一条清洁的胶带贴在新生儿的鼻和上唇之间。

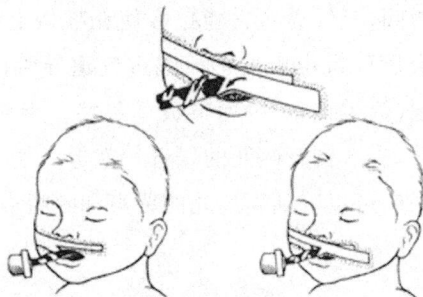

图 8-89 胶带固定气管导管的方法

剪两条 1/2 英寸宽约 4 英寸长的胶带。

将每片胶带从中间剪开至其长度的 1/2。

将胶带未剪开的部分及剪开的一半贴在新生儿的上唇。

将胶带的另一半包绕气管导管。

第 2 片胶带则反向粘贴。

用听诊器听诊两侧胸部确保气管导管无移位。

如果插管前未将导管剪短,现在可剪短。但是,剪断后要迅速再连接,这样才能连接复苏囊及 T 组合复苏器。

什么是喉罩气道?何时使用它?

喉罩气道是一个用于正压通气的气道装置,(图 8-90)为一个带有可膨胀边圈(充气囊)的软椭圆形面罩与弯曲的气道导管连接而成的装置。用你的食指将此装置插入新生儿的口腔并沿其硬腭直到顶端接近食管。当喉罩完全插入,充气囊扩张,扩张的喉罩覆盖喉口并使边圈与咽下部的轮廓一致,用低压封堵住食管。气道导管有一个 15mm 连接管口可连接复苏囊、T 组合复苏器或呼吸器。控制球与边圈连接用于监护喉罩的扩张。可再使用和一次性使用的商品都可买到。仅 1 号喉罩可用于新生儿。

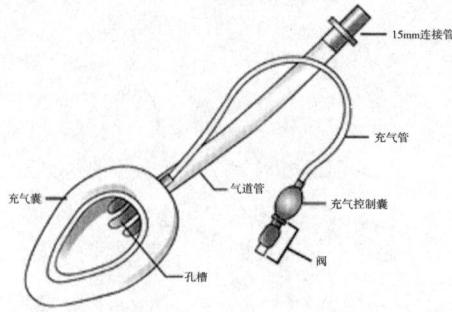

图 8-90　喉罩气道

　　以下的病例是一个在复苏过程中如何使用喉罩气道进行正压通气的实例。当阅读此病例时，你把自己想象为复苏小组成员之一。

　　喉罩气道如何工作？

　　喉是坚硬的结构形成气管进入前咽的开口。此装置的远端是一个软喉罩其功能像帽子盖在喉口上。喉罩有一个环形边圈（充气囊），它能扩张使在喉口上形成封堵（图 8-91）。有一个孔栅穿过喉罩的中央以防止会厌软骨由于变形而陷进气道导管内（见图 8-90 中"孔栅"）。在喉罩已经安放于喉口上后，充气囊被扩张，因而形成了封堵。当对气道导管施行正压通气时，压力通过气道导管传送到喉罩，进入到新生儿的气管。就像一个气管插管，新生儿可通过此装置进行呼吸，但在声带间无导管，可以听到新生儿的哭声和呼噜声。

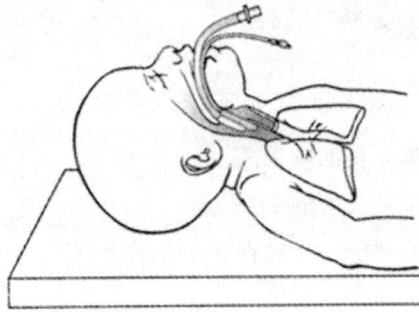

图 8-91　喉罩气道安放在喉口上

　　什么情况下使用喉罩气道？

　　当气囊面罩正压通气无效及气管插管不可能或不成功的情况下，喉罩气道可能有用。当你"不能通气及不能插管"时，此装置可提供一个急救气道。

　　例如，当患儿存在以下情况时，喉罩气道是有帮助的：

　　先先天性畸形包含口腔、唇、上腭，想要用气囊面罩得到一个好的密封是困难时。

　　口腔、舌、咽或颈的畸形，当使用喉镜观察喉有难度时。

　　很小的下颌或相对大的舌如 Robin 综合征和唐氏综合征。

　　气囊面罩或 T 组合复苏器提供的正压通气复苏无效以及试图气管插管不可能或不成功时。

喉罩气道不需要稳定密封于面部,因此不同于一个密封于面部的面罩,弯曲的喉罩越过舌得到比脸部面罩更有效的双肺通气,此外,不需要用什么器械看着喉部来放置此装置,而采用"盲"法,用术者的食指指引下进行安放。虽然喉罩气道不能提供像气管导管一样在气道内的密封,但对一些患儿能提供一个可接受的选择。

很多医院的手术室麻醉科医师在麻醉过程中采用喉罩气道给有正常肺的患者通气。

喉罩气道使用有什么限制?

此装置不用于从气道内吸引胎粪。

如你需要用压力高的正压通气,空气可从在声门与喉罩之间的不太密封的空隙中漏出,导致对肺的通气不充分并产生胃扩张。

当需要施行胸外按压时,推荐喉罩气道依据尚不充分。可是,如气管导管没有插成功,而又需要胸外按压时,尝试用本装置与胸外按压同时进行是合理的。

当需要气管内给药时,推荐喉罩气道依据尚不充分。气管内给药可在喉罩和声门之间漏进食管内而不进入肺。

对新生儿需延长辅助通气时间时,推荐喉罩气道依据尚不充分。

酶喉罩气道不能用于很小的新生儿,目前最小的喉罩气道用于大于 2000g 的新生儿,然而,某些喉罩的提供者已将 1 号喉罩成功用于小于 1500g 的早产儿。记住,一旦一个小早产儿需使用一个安全的气道,或新生儿有气道畸形,应当要求有气道管理专门技术经验的人员协助。

喉罩气道如何安放?

以下指导应用于一次性使用的装置,如是需反复使用的喉罩气道,你应听取制造商关于适当的消毒和维护程序的指导。

注意:如果放置喉罩的新生儿有胃胀,应经口放置胃管,在插入喉罩气道前将胃部气体吸出。在放置喉罩气道前先把胃管取出,因为胃管会影响喉罩的密封。

准备喉罩气道

(1)戴上手套按规范操作。

(2)从无菌袋取出型号一1装置并使用清洁的技术。

(3)立即对装置进行检查,保证喉罩、中线孔栅、气道导管、15mm 接管以及控制球完整无损。

(4)连接注射器到控制球阀口,测试用 4ml 空气扩张充气囊,用连接的注射器从充气囊内排除空气。

(5)在插入前检查并确认充气囊能否扩张,有的医生认为在充气囊内保留少量空气(消除充气囊的皱褶)安插会容易些,但是尚没有对此进行过系统的评估。

准备插入喉罩气道

(6)站在新生儿头侧,摆正体位呈"鼻吸气"位,如同气管插管的体位。

(7)像拿钢笔一样的手势持喉罩气道,食指放在充气囊和气道导管的连接处(图 8-92)。喉罩开口中央的孔栅必须面向前,向新生儿的舌,喉罩无孔栅或开口的平坦的部位应面向新生儿的硬腭。

(8)一些临床医师建议用水溶性润滑剂润滑喉罩的背部,如这样做,要小心保持润滑剂远离孔栅,不要进入喉罩内。

插入喉罩气道

(9)轻轻张开新生儿口腔,并压本装置的充气囊端,使充气囊的开口面向前,背着新生儿硬腭(图 8-93A)。

(10)用食指恰好在充气囊的上边使喉罩的顶部紧贴靠着硬腭,保证喉罩的顶部保持平直及不自身卷缩后倒。

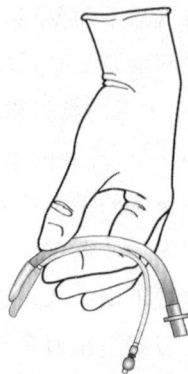

图 8-92　插入前持喉罩气道,
可握持在右或左手

(11)用食指轻轻引导喉罩沿着新生儿硬腭轮廓到喉的背部(图 8-93B)。不要用力,用一个平稳的运动引导喉罩通过舌进入咽下部直到你感觉有阻力。

安放喉罩气道在恰当位置

(12)撤出你的手指以前,用另外一个手保持气道导管的位置(图 8-93C)。可防止当你的手指撤出时,喉罩从原位牵出。在这个点,喉罩的顶部应停留在食管的入口(上食管括约肌)。

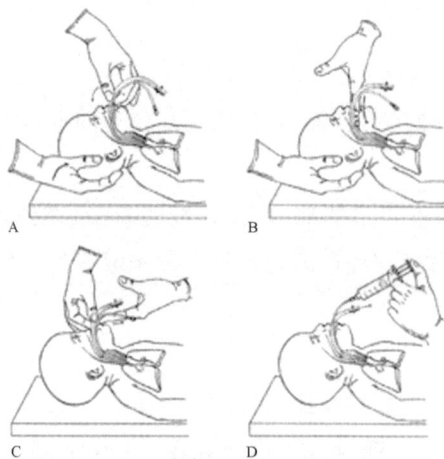

图 8-93　A-D.插入喉罩气道,插入充气囊应是不充气的,在插入后再充气膨胀

(13)注射 2～4ml 空气使边圈充气囊膨胀(图 8-94D)而形成密封。当扩张喉罩时不要握持气道导管。可注意到充气时装置稍向外移动,这是正常的。使用型号-1 喉罩气道充气囊膨胀时所用的空气不得大于 4ml。通过喉罩气道正压通气

(14)连接复苏气囊或 T 组合复苏器到本装置 15mm 接管上,开始正压人工通气(图 8-94)。

(15)根据评价心率增快、胸廓运动及用听诊器可听到呼吸音确定喉罩气道的放置正确。

(16)用胶布固定导管,正如固定气管导管一样。

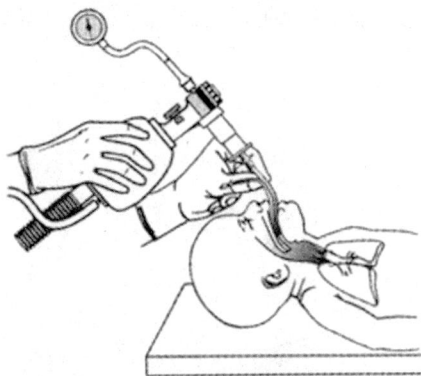

图 8-94　喉罩气道正压通气

如何知道喉罩气道放在恰当的位置？

如恰当地安放好装置，应该注意到新生儿心率迅速增快、用听诊器听到两侧等同呼吸音，SpO_2 增加及胸廓运动，与判断气管导管位置是否正确的方法一样。如在接管上放一个二氧化碳比色监测器，将发现快速的颜色改变提示有二氧化碳排出。新生儿可通过喉罩气道有自主呼吸，应当不会听到从新生儿口中传出的大漏气声或看到逐渐的颈部膨胀。

喉罩气道使用中会发生何种并发症？

此装置可发生软组织损伤、喉痉挛或由于气漏至喉罩周围发生胃膨胀。在成人超过数小时或数天的延长使用在很少数病人可发生口咽神经损害或舌水肿。但尚无新生儿发生这些并发症的资料。

何时将撤出喉罩气道？

新生儿建立有效的自主呼吸或气管导管，当成功插入时，喉罩气道便能撤出。新生儿通过此装置能自主呼吸。如果必需，在转运到 NICU 的过程中喉罩气道能连接正压通气或持续气道正压（CPAP）装置。但对需要正压通气新生儿的长期应用尚未研究。当决定撤出喉罩气道时，首先吸引口咽部的黏液，然后抽出充气囊的空气并撤出喉罩气道。

（五）药物

1.新生儿复苏过程中如何建立静脉通路？

（1）脐静脉：脐静脉是新生儿最快速直接的静脉途经。如果新生儿对早期复苏步骤无反应需要使用肾上腺素时，复苏小组的一位成员应开始放置脐静脉导管，而其他人员继续 PPV 和胸外按压。

1）戴无菌手套，准备无菌手术野。由于复苏是紧急操作的过程，完全无菌有一定困难。如复苏和稳定后仍继续需要脐静脉通路，则应拔出导管，在完全无菌的条件下重新置入新的导管。

2）用消毒液消毒脐带，沿脐根部用线打一个松松的结。如在切断脐带后出血过多，可将此结拉紧。

3）用生理盐水预注入 3.5F 或 5F 脐静脉导管，连接三通管和 3ml 注射器。导管应只有一个端孔。关闭连接导管的三通管防止液体流失和空气进入。

4)在出生时安放的夹钳下离皮肤线约 1～2cm 处用手术刀断脐带(图 8-95)。垂直切,不要斜切。

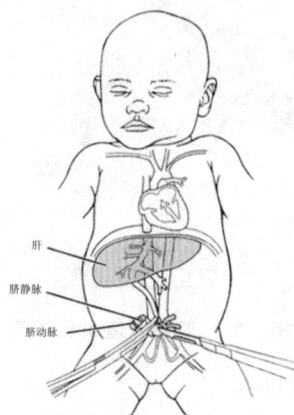

图 8-95　切断脐带准备插入脐静脉导管

5)脐静脉看似一个大的薄壁结构,通常在时钟 11～12 点的位置。两根脐动脉壁较厚、互相靠近,通常在时钟 4～8 点的位置(图 8-96)。但两根动脉在脐带内盘绕。所以,切口下的脐带残端愈长,所描述的血管位置就愈可能改变。

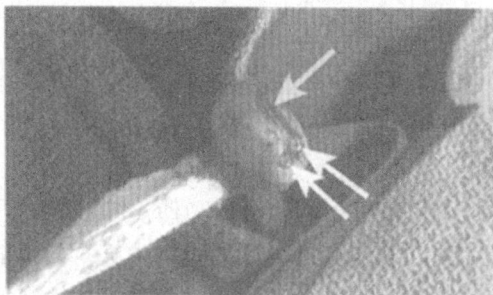

图 8-96　置导管前切断脐带,注意脐动脉(白色箭头所指)和脐静脉(黄色箭头所指)

6)将导管插入脐静脉(图 8-97)。静脉血是向上流入心脏的,所以应按这个方向插入导管。继续插入导管 2～4cm(早产儿更短),直到打开导管和注射器间的三通管,轻轻抽吸注射器出现回血即可。复苏期间紧急使用时,导管尖端进入静脉不可过深,以刚能抽出回血为准。插入过深,则注入的药物可能直接进入肝脏,造成肝脏损伤(图 8-98 右图)。

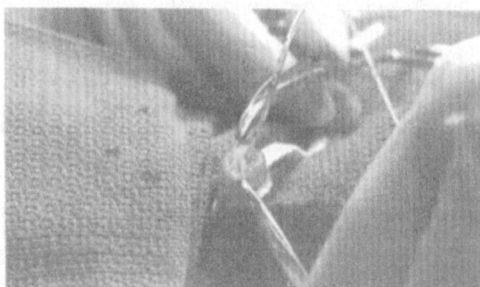

图 8-97　充满生理盐水的导管插入脐静脉 2～4cm(注意黑色的厘米标志),抽到回血后方可给药

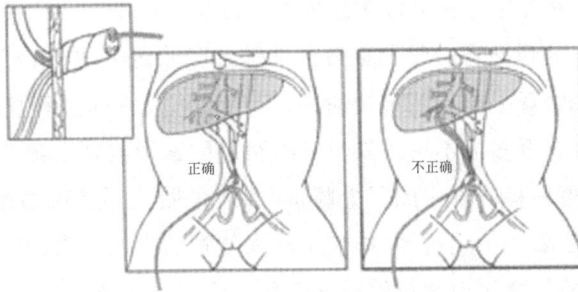

图 8-98　正确（左）和错误（右）的放置脐静脉导管

7）一人握住导管固定，另一人注入适当剂量的肾上腺素或扩容剂，再用 0.5～1.0ml 生理盐水冲洗导管内的药物使之进入患儿体内。

8）给药后，当转运至新生儿病房时，可撤出导管或保留其作为静脉通道。一旦消毒区域被污染，不要继续插入导管。

如果撤出导管，慢慢拉紧脐带结防止出血。因为脐静脉在皮下，肚脐上方，压迫肚脐上方可以止血（图 8-99）。

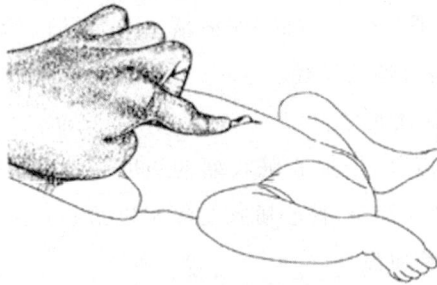

图 8-99　止住脐静脉出血

如果决定在继续稳定和转运期间保留脐静脉插管，则对导管进行固定（图 8-100）。

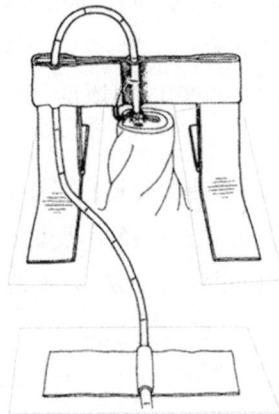

图 8-100　将缝合在脐带残端的脐静脉导管用胶布固定。在 NICU 或新生儿病房，这种缝合与固定的方法
　　　　　对延长使用脐静脉通路是有效的。但因需要时间，在实施复苏过程中不是最佳选择。
　　　　　另外的方法是用清洁的胶带将导管暂时地固定于新生儿腹部

2.新生儿复苏过程中应用药物时建立静脉通路的替代方法

(1)气管导管:注入气管导管的肾上腺素会被肺部吸收进入血管,直接流入心脏。尽管这通常是气管插管新生儿给肾上腺素的最快途径,但是肺部吸收的过程使其反应时间比肾上腺素直接注入血液要长且有更多的不可预知性。有很多因素影响肾上腺素在新生儿肺内足够的吸收,包括肺泡内液体可稀释气管内的肾上腺素,和通过胎儿循环的血液分流(尤其在低氧和酸中毒的情况下)使血液灌注不经过肺,影响了注入气管的肾上腺素的吸收和分布。动物模型和临床研究显示,常用的静脉注射剂量给予气管导管注入是无效的。有动物实验的证据指出,给予较大的剂量可以补偿肺吸收延迟的不足,但尚未确定其有效性或安全性。然而,因气管导管途径容易建立,一些临床医师认为当静脉通路正在建立时可考虑使用一次气管导管内剂量。如气管导管内给药,则需要较大剂量,并需准备一个较大的注射器。此注射器应清楚标明"仅为气管导管内使用",以避免因疏忽而将较大剂量的肾上腺素注入静脉。尽管本教程包括气管内给药技术的说明,但推荐静脉途径给药为最佳和最有效的选择。

(2)骨髓内给药:在医院环境内复苏新生儿时,脐静脉是清晰最易得到的血管通路。而在门诊环境下,不易得到脐静脉导管,对那些受过骨髓内给药训练的医务人员来说,骨髓内给药可能是对静脉给药的一个合理替代。然而,评估新生儿骨髓内给药的资料不多,特别是早产儿。在分娩室,脐静脉给药是首选的途径。

3.何为肾上腺素及何时该使用它?

盐酸肾上腺素是一种兴奋剂,增加心脏收缩的强度和速率,更重要的是引起外周血管收缩,从而增加脑部和冠状动脉血流量,使心脏接受氧和供给心脏活动的能量。应用肾上腺素能帮助重新建立正常的心肌和脑血流。

在建立充分的正压通气之前,不要使用肾上腺素,因为:

(1)将会浪费宝贵的时间,而这些时间应集中在建立有效的正压通气和氧合上。

(2)肾上腺素会在缺氧的情况下增加心肌负荷和耗氧量,可能引起心肌损伤。

4.应如何准备肾上腺素及应给多少量?

虽然肾上腺素有 1:1000 和 1:10000 两种浓度,但是仅 1:10000 的浓度用于新生儿复苏。

由于建立静脉通路需要时间,给药可能会延迟。当正在进行脐静脉置管时,一些医生可能选择从气管导管内给一剂肾上腺素。从气管途径给药通常较快,但由此产生的血药浓度较低并不可预测,可能导致无效。如预期应用肾上腺素,分娩前应准备好脐静脉导管,复苏时如有指征可迅速静脉给药。

推荐新生儿静脉剂量是 1:10000 溶液 0.1~0.3ml/kg(相当于 0.01~0.03mg/kg),你将需要估计新生儿的出生体重。

过去,当成人及儿童对小剂量无反应时,曾提出应用较大的静脉剂量。但无证据表明能产生较好预后,且证明较大剂量可导致脑和心脏损害。

动物及成人和新生儿的研究均证明经气管内给予明显高于静脉剂量的肾上腺素更能显示

其正性效果。当正在建立静脉通路时,如决定自气管导管给药,要考虑给一次较大剂量(0.5～1ml/kg,或0.05～0.1mg/kg),仅在此途径使用。但气管内较大剂量的安全性尚未研究。静脉内不能给大于0.1～0.3ml/kg的剂量。

无论静脉或气管内给肾上腺素都要快速给药。经气管导管给药时需确信药物直接进入导管内,要小心不可让药物聚集在气管导管接头内或粘在导管壁。有人喜欢用导管将药物注入气管导管的深部,但未显示更好的效果。因为要在气管导管内给较大剂量,故进入气管导管内的液量相对较大(直到1ml/kg)。应在用药后给几次正压通气使药物向下分布到整个肺而利于吸收。通过导管静脉给药时,应该用0.5～1ml生理盐水冲洗,确保药物到达血液。

5.注入肾上腺素后你期望发生什么?

注入肾上腺素后1分钟监测新生儿的心率(如气管内给药要更长一点)。当你继续用100%氧进行正压通气和胸外按压,静脉给肾上腺素后约1分钟内心率应增加到60次/分以上。如果气管内给药,心率增加需要的时间可能较长(或不发生)。肾上腺素作用的主要机制是增加血管收缩,增加体循环血压,改善冠状动脉血流,增加心肌收缩力。

在应用首剂肾上腺素后心率未增加至60次/分以上,可每隔3～5分钟重复注入相同剂量。如开始应用为小剂量,应考虑增加剂量直到最大剂量。如有可能,任何重复剂量应使用静脉注射。并应确保:

(1)良好的气体交换,以充分的胸廓运动及有双肺呼吸音作为依据。应给予气管插管。

(2)确保气管导管在复苏期间不脱出气管。

(3)胸外按压深度为胸部前后径1/3,且胸外按压与人工呼吸配合默契。

如新生儿对复苏反应不良,有苍白或失血的依据,应考虑是否有血容量不足。

6.如新生儿在给予肾上腺素后依然心动过缓并怀疑有急性失血,该怎么办?

如前置胎盘或脐带失血,新生儿可能会出现低血容量性休克。有时,新生儿流失的血液可能会进入母体循环,只出现休克体征而无明显失血依据。休克的新生儿肤色苍白,毛细血管再充盈延迟和(或)脉搏微弱,有持续心率慢,有效的正压通气、胸外按压和肾上腺素通常不会改善循环状况。

7.扩充血容量应该用什么?给多少剂量?如何应用?

紧急治疗低血容量的推荐溶液是等渗晶体溶液。可使用的溶液包括:

(1)生理盐水

(2)乳酸林格液

当已证明或预期有严重胎儿贫血时,Rh阴性的O型红细胞应考虑作为补充血容量的一部分。如时间上允许,供血应与母亲作交叉配血,其母可能是有问题抗体的来源。紧急情况下可输入Rh阴性的O型红细胞。然而,如果已知新生儿有慢性宫内贫血,扩容应当小心,因为即使此新生儿的血红蛋白低,但其血容量正常,快速输注红细胞可引起心力衰竭。

在缺乏急性失血的病史或间接证据的情况下,复苏时不应常规给予扩容剂。对因低氧致心肌功能减低的新生儿,给予大容量负荷能减低心排出量和进一步加重新生儿的病情。

扩容的首次剂量为 10ml/kg。如首次注射后新生儿改善不明显,可能需要再输注 10ml/kg。在一些大量失血的特殊病例,可考虑追加剂量。

如怀疑新生儿低血容量,应在复苏小组其他成员继续复苏的同时,用生理盐水或其他扩容剂注入大注射器备用。

扩容剂必须注入血液循环系统,脐静脉通常是新生儿最便利的静脉途径。其他途径(如经骨髓注入)也能应用,但这多是在分娩室和新生儿病房以外应用。

在大多数情况下,应迅速纠正急性低血容量。有证据显示对新生儿快速扩容可能导致颅内出血,尤其是早产儿,因此对于胎龄小于 30 周的早产儿复苏扩容时可能需要较长的时间,尚未进行临床试验确定最适当的注射速度,但 5～10 分钟以上稳定的输注是适宜的。

8.复苏过程,到达给药这一步骤需多长时间?如情况仍无好转,该怎么办?

如新生儿严重窒息,而且实施了所有的复苏措施,则应尽快应用肾上腺素。前三个基本复苏步骤的每一步都要求在 30 秒内完成。一旦胸外按压开始,要用稍微长的中断时间来进行评估。附加的时间用于确定是否最佳地实施每一个步骤。

(1)评估和初步复苏

(2)正压通气

(3)正压通气和胸外按压的配合

(4)正压通气、胸外按压和应用肾上腺素

当复苏进程到达这一步骤时,常常已经完成了气管插管。检查每个步骤的效果,并考虑有无低血容量的可能性。如可测及心率,但仍＜60 次/分,新生儿仍可能对复苏有反应,除非极不成熟的早产或严重的先天畸形。如确定正压通气、胸外按压和用药都实施恰当,应考虑复苏反应不良的机械原因,如气道畸形、气胸、膈疝或先天性心脏病。

第二节　新生儿呼吸窘迫综合征

一、概述

新生儿呼吸窘迫综合征(NRDS)又称新生儿肺透明膜病(HMD),系指出生后不久即出现进行性呼吸困难,呼吸衰竭,病理特征为肺泡壁上附有嗜伊红透明膜和肺不张。

二、病因

1.早产儿

早产儿肺发育未成熟 PS 合成分泌不足。胎龄 15 周时,可在细支气管测得 SP-B 和 SP-C 的 mRNA,胎龄 24～25 周开始合成磷脂和活性 SP-B,以后 PS 合成量逐渐增多,但直到 35 周左右 PS 量才迅速增多。因此,胎龄小于 35 周的早产儿易发生 RDS。胎龄越小,发生率越高。

2.围生期窒息

是增加 NRDS 发病率和影响其严重程度的重要因素,围生期窒息可能影响肺泡表面活性物质的产生和肺动脉痉挛。

3.糖尿病母亲

NRDS 的发病率为无糖尿病母亲的同胎龄新生儿的 5～6 倍。糖尿病母亲的胰岛素水平升高,具有拮抗肾上腺皮质激素的作用,可延迟胎儿的肺发育成熟。

4.其他的危险因素

如急症剖宫产,正常分娩的子宫收缩可使肾上腺皮质激素水平升高,促进肺发育成熟,剖宫产缺乏这种刺激。

三、发病机制

本病因缺乏由Ⅱ型肺泡细胞发生的表面活性物质所造成。表面活性物质的 85% 由脂类组成,在胎龄 20～24 周时出现,35 周后迅速增加,故本病多见于早产儿。表面活性物质具有降低肺表面张力,保持呼气时肺泡张开的作用。表面活性物质缺乏时,肺泡表面张力增高,肺泡半径缩小,吸气时必须增加压力,吸气时半径最小的肺泡最先萎陷,导致进行性呼吸困难和肺不张。低氧血症等又抑制表面活性物质的合成,由于肺组织缺氧、毛细血管通透性增高、细胞外液漏出、纤维蛋白沉着于肺泡表面形成透明膜,严重妨碍气体交换。

四、临床表现

本病多见于早产儿。出生时或生后不久(4～6 小时内)即出现呼吸急促、呼气性呻吟、鼻扇和吸气性三凹征等典型体征。病情呈进行性加重,至生后 6 小时症状已十分明显。继而出现呼吸不规则、呼吸暂停、发绀,甚至面色青灰合并四肢松弛;心音由强转弱,两肺呼吸音减弱,早期多无啰音,以后可闻及细湿啰音。

五、辅助检查

1.肺成熟度检查

(1)磷脂酰胆碱/鞘磷脂比值:胎儿肺内液体与羊水相通,故可测羊水中磷脂酰胆碱/鞘磷脂比值(L/S),L/S<l.5 表示肺未成熟,RDS 发生率可达 58%;L/S 1.5～1.9 表示肺成熟处于过渡期,RDS 发生率约 17%;L/S 2.0～2.5 表示肺基本成熟,RDS 发生率仅 0.5%。

(2)磷脂酰甘油(PG):小于 3% 表示肺未成熟,敏感度较高,假阳性率较 L/S 低。

(3)泡沫试验:生后 1 小时内从新生儿胃内抽出胃液 0.5ml,加等量 95% 乙醇溶液在试管内,振荡 15 秒,然后静立 15 分钟,观察管壁内泡沫多少来判断结果。"-"为管壁无泡沫;"+"为气泡占管周<1/3;"++"为>1/3 管周至单层泡沫;"+++"为有双层气泡排列者。"一"者示肺泡表面活性物质不足,易发生 NRDS;"+++"示可排除 NRDS;"+"～"++"为可疑。

2.肺 X 线检查

本病 X 线检查有特异性表现,需在短期内连续摄片动态观察。通常按病情程度将 NRDS 的 X 线所见分为 4 级:

Ⅰ级:肺野透亮度普遍减弱,细小网状及颗粒状阴影分布于两肺野,无肺气肿。

Ⅱ级:除全肺可见较大密集颗粒阴影外,出现支气管充气征。

Ⅲ级:肺野透亮度更加降低,呈毛玻璃样,横膈及心界部分模糊,支气管充气征明显。

Ⅳ级:整个肺野呈"白肺",支气管充气征更加明显,似秃叶树枝。胸廓扩张良好,横膈位置正常。

六、诊断与鉴别诊断

NRDS需与围生期引起呼吸困难的其他疾病鉴别,如吸入综合征、肺湿、宫内肺炎、膈疝和肺出血等。通过病史、临床症状和X线片不难区别。此类引起呼吸困难疾病大多见于足月儿。

1.早产儿官内感染性肺炎

早期X线片很难区别。下述症状提示婴儿有肺炎:胎膜早破超过24小时;发热或持续有低体温;四肢肌张力减弱,反应低下;生后12小时内出现黄疸;早期出现呼吸暂停和持续性低血压。可抽取胃液检菌协助诊断。

2.青紫型先天性心脏病

先天性心脏病体格检查有异常体征,X线片可见心影增大,肺血增多或减少。

七、治疗措施

1.肺泡表面活性物质(PS)替代疗法

目前已常规性的用于预防或治疗患有RDS的新生儿。目前主张预防性给药,仅限于确有表面活性物质缺乏可能的早产儿,生后15分钟内给药。确诊患儿,应立即给药。临床推荐治疗剂量:PS首剂为100~200mg/kg,必要时再重复1~2次,剂量减为100mg/kg,每隔8~12小时给药1次。

2.一般治疗

(1)维持中性温度,适度保持温度与湿度以减少氧气的消耗。使用呼吸器的患儿应置于远红外线开放暖箱,监护呼吸、心率、血压,血氧饱和度等,给予氧气时亦应加热与湿化。

(2)维持营养、体液及电解质平衡,生后最初2~3天内禁止经口喂养,应静脉滴注维持营养需要和体液平衡。生后2~3天液体需每日60~80ml/kg,钠每日1~2mmol/kg。生后第3天起,钾每日1~2mmol/kg。3天后可经鼻饲胃管喂养,如不能接受经口喂养则进行部分或全部胃肠外营养。加用氨基酸和脂肪乳使热量>232kj/kg(60kcal/kg),并注意补钙,当血浆蛋白低于20~25g/L时,可输血浆或白蛋白0.5~1.0g/kg。

(3)纠正代谢性酸中毒:根据mL气结果纠正,5%碳酸氢钠溶液5ml/kg,加2.5倍5%~10%葡萄糖溶液配成等渗液静脉滴注,可提高血HCO_3^- 3~5mmol/L;呼吸性酸中毒用呼吸机改善通气纠正,而不应给碱性药。

(4)抗生素使用:由于RDS易与B组溶血性链球菌感染等宫内肺炎相混淆,且常急剧恶化。经气管内插管可使呼吸道黏膜损伤而发生感染,故所有RDS均应用抗生素治疗。根据呼吸道分泌物培养药敏试验选用有效抗生素。

3.氧疗

根据缺氧程度选择不同供氧方法。轻症者用面罩、头罩给氧,使PaO_2维持在60~80mmHg(8~10.7kPa),吸入氧浓度应根据PaO_2值调整,一般为40%~60%。如吸氧浓度达60%,PaO_2仍低于50mmHg(6.67kPa),青紫无改善,应及早选用CPAP给氧。

4.CPAP 给氧

一旦发生呼气性呻吟,即给予 CPAP。CPAP 一般用于轻型和早期 RDS,PaCO₂ 低于 60mmHg(8kPa),使用 CPAP 后可避免进行机械通气。

5.机械通气

用 CPAP 治疗时压力＞8cmH₂O（0.79kPa），氧浓度 80％，如 PaO₂ 仍＜50mmHg（6.67kPa），呼吸暂停反复发作;血气分析呈Ⅱ型呼吸衰竭,PaCO₂ 仍＞70mmHg(9.33kPa);X 线片显示病变在Ⅲ级或以上。具有其中任何一条者,均为应用机械通气的指征。呼吸机参数初调值:吸入氧浓度 60％,吸气峰压(PIP)20～25cmH2I(1.96～2.45kPa),PEEP 4～5cmH₂O（0.139～0.49 kPa）,呼吸频率 30～40 次/分,吸呼比 1：1～1：1.2。然后根据血气分析和病情变化适当调节参数。

八、预后

病情轻者,72 小时后逐渐恢复。病情重者,如无机械辅助通气,多在数小时到 3 天内死亡;如能生存 3 天以上而未并发脑室内出血或肺炎等并发症,则肺泡Ⅱ型细胞可产生足够的表面活性物质,使病情逐渐好转,经数日可痊愈。

第三节　新生儿溶血症

一、概述

新生儿溶血症(hemolytic disease of newborn,HDN)主要指母、子血型不合引起的同族免疫性溶血。在已发现的人类 26 个血型系统中,以 ABO 血型不合最常见,Rh 血型不合较少见。有报道 ABO 溶血病占新生儿溶血病的 85.3％,Rh 溶血病占 14.6％,MN(少见血型)溶血病占 0.1％。

二、病因及发病机制

1.ABO 溶血

主要发生在母亲 O 型而胎儿 A 型或 B 型,如母亲 AB 型或婴儿 O 型,则不发生 ABC)溶血病。

(1)40％～50％的 ABO 溶血病发生在第一胎,其原因是:O 型母亲在第一胎妊娠前,已受到自然界 A 或 B 血型物质(某些植物、寄生虫、伤寒疫苗、破伤风及白喉类毒素等)的刺激,产生抗 A 或抗 B 抗体(IgG)。

(2)在母子 ABO 血型不合中,仅 1/5 发生 ABO 溶血病,其原因为:①胎儿红细胞抗原性的强弱不同,导致抗体产生量的多少各异;②除红细胞外,A 或 B 抗原存在于许多其他组织,只有少量通过胎盘的抗体与胎儿红细胞结合,其余的被组织或血浆中可溶性的 A 或 B 物质吸收。

2.Rh 血型不合溶血病

Rh 血型系统有 6 种抗原:D、E、C、c、d、e,抗原性依次为 D＞E＞C＞c＞d＞e。故以 ThD

溶血病最常见,红细胞缺乏 D 抗原为 Rh 阴性,反之为阳性。Rh m 型不合溶血病一般不发生在第一胎,Rh 阴性母亲首次妊娠时,经 8~9 周,Rh 阳性胎儿血进入母血刺激产生 IgM,不通过胎盘。如母亲再次妊娠(与第一胎 Rh 血型相同),怀孕期少量胎儿血进入母体循环即可产生大量 IgG 抗体,该抗体可通过胎盘引起胎儿溶血。

三、临床表现

症状轻重与溶血程度基本一致。多数 ABO 溶血病患儿除黄疸外,无其他明显异常。Rh 溶血病症状较重,严重者甚至死胎。

1.黄疸

大多数 Rh 溶血病患儿生后 24 小时内出现黄疸并迅速加重,而多数 ABO 溶血病在生后第 2~3 天出现。血清胆红素以未结合型为主,但如溶血严重,造成胆汁淤积,结合胆红素也可升高。

2.贫血

程度不一。重症 Rh 溶血,生后即可有严重贫血或伴有心力衰竭。部分患儿因其抗体持续存在,也可于生后 3~6 周发生晚期贫血。

3.肝脾大

Rh 溶血病患儿多有不同程度的肝脾增大,ABO 溶血病患儿则不明显。

4.胆红素脑病(核黄疸)

早产儿更易发生。多于生后 2~7 天出现症状,表现为嗜睡、喂养困难、吸吮无力、拥抱反射减弱或消失,肌张力减低。1/2~1 天后很快出现凝视、肌张力增高、角弓反张、前囟隆起、呕吐、尖叫、惊厥,常有发热。如不及时治疗,1/2~1/3 患儿死亡,幸存者吸吮力及对外界反应逐渐恢复,呼吸好转,肌张力恢复正常,但常逐渐出现手足徐动症,听力下降,智能落后,眼球运动障碍等后遗症。

四、辅助检查

1.母子血型检查

检查母子 ABO 和 Rh 血型,证实有血型不合存在。

2.检查有无溶血

溶血时红细胞和血红蛋白减少,早期新生儿血红蛋白<145g/L 可诊断为贫血;网织红细胞增高(>6%);血涂片有核红细胞增多(>10/100 个白细胞);血清总胆红素和未结合胆红素明显增加。

3.致敏红细胞和血型抗体测定

(1)改良直接抗人球蛋白试验:即改良 Coombs 试验,是用"最适稀释度"的抗人球蛋白血清与充分洗涤后的受检红细胞盐水悬液混合,如有红细胞凝聚为阳性,表明红细胞已致敏。为确诊试验,Rh 溶血病其阳性率高而 ABO 溶血病阳性率低。

(2)抗体释放试验:通过加热使患儿血中致敏红细胞的血型抗体释放于释放液中,将与患儿相同血型的成人红细胞(ABO 系统)或 O 型标准红细胞(Rh 系统)加入释放液中致敏,再加入抗人球蛋白血清,如有红细胞凝聚为阳性。为确诊试验.Rh 和 ABO 溶血病一般均为阳性。

(3)游离抗体试验:在患儿血清中加入与其相同血型的成人红细胞(ABO 系统)或 O 型标准红细胞(Rh 系统)致敏,再加入抗人球蛋白血清,如有红细胞凝聚为阳性。表明血清中存在游离的 ABO 或 Rh 血型抗体,并可能与红细胞结合引起溶血。此实验有助于估计是否继续溶血、换血后的效果,但不是确诊试验。

五、诊断与鉴别诊断

1.诊断

(1)产前诊断:凡既往有不明原因的死胎、流产、新生儿重度黄疸史的孕妇及其丈夫均应进行 ABO、Rh 血型检查,不合者进行孕妇血清中抗体检测。孕妇血清中 IgG 抗 A 或抗 B>1:64,提示有可能发生 ABO 溶血病。Rh 阴性孕妇在妊娠 16 周时应检测血中 Rh 血型抗体作为基础值,以后每 2~4 周检测一次,当抗体效价上升,提示可能发生 Rh 溶血病。

(2)生后诊断:胎儿娩出后黄疸出现早,且进行性加重,有母子血型不合,改良 Coombs 和抗体释放试验中有一项阳性者即可确诊。

2.鉴别诊断

本病需与以下疾病鉴别。

(1)先天性肾病:有全身水肿、低蛋白血症和蛋白尿,但无病理性黄疸和肝脾大。

(2)新生儿贫血:双胞胎的胎-胎间输血,或胎-母间输血可引起新生儿贫血,但无重度黄疸、血型不合及溶血三项实验阳性。

(3)生理性黄疸:ABO 溶血病可仅表现为黄疸,易与生理性黄疸混淆,血型不合及溶血三项实验可资鉴别。

六、治疗措施

1.产前治疗

如提前分娩,血浆置换,宫内输血及孕妇于预产期前 1~2 周口服苯巴比妥等。

2.新生儿治疗

(1)光照疗法:波长 425~475nm 的蓝光效果较好,光照时需遮盖眼部及会阴处,注意发热、腹泻、皮疹等不良反应,出现青铜症应停止光照,光疗时补充核黄素。

(2)药物治疗:白蛋白 1g/kg;5%碳酸氢钠溶液纠正代谢性酸中毒;苯巴比妥诱导肝酶活性;静脉应用免疫球蛋白阻断网状内皮系统 Fc 受体,以降低抗体吸附的红细胞被破坏。

(3)换血疗法:大部分 Rh 溶血病及个别严重的 ABO 溶血病需行换血疗法,选用 Rh 系统与母亲同型,ABO 系统与患儿同型的血液。换血量一般为新生儿血量的 2 倍。一般通过脐静脉或其他较大静脉进行换血。

(4)其他:防止低血糖、低体温、纠正缺氧、贫血、水肿和酸中毒。

七、预防

迄今,对新生儿溶血病的预防仅限于 RhD 抗原。Rh 阴性孕妇在娩出的 Rh 阳性婴儿 72 小时内应肌内注射 RhD IgG 300μg,以避免被致敏;下次妊娠 29 周时再肌内注射 300μg,效果更好。Rh 阴性妇女在流产、羊膜穿刺后、产前出血或宫外孕输过 Rh 阳性血时，也应用同样剂量预防。对 ABO 缸型不合溶血病的孕妇可给中药，如茵陈等预防。

第四节　新生儿硬肿症

一、概述

新生儿硬肿症也称新生儿寒冷损伤综合征，是由多种原因引起的皮肤和皮下脂肪变硬及水肿，常伴有低体温及多器官功能低下或损害的临床综合征。本病的主要临床特征是低体温，病情严重时出现皮肤硬肿。95% 的患儿发生在生后 48 小时以内，主要发生在冬春季节。与产房温度低有关。近 20 年来，随着居住条件的改善、新生儿转运技术的开展和新生儿保暖技术的普及，该病的发病率已有显著下降。

二、病因及发病机制

1.新生儿体温调节与皮下脂肪组成特点

(1)新生儿体温调节功能低下：新生儿体温调节中枢发育不成熟，易于散热，能量（糖原、棕色脂肪）储备少，产热不足，生后早期主要以棕色脂肪组织的化学性产热为主，缺乏寒战的物理产热机制以及产热代谢的内分泌调节功能（如儿茶酚胺、甲状腺素水平）低下等，尤以早产儿、低出生体重儿和小于胎龄儿更为明显。

(2)皮下脂肪组成特点：新生儿皮下白色脂肪组织的饱和脂肪酸含量，比不饱和脂肪酸多，SFA 熔点高，当体温降低时，皮下脂肪易发生硬化。

2.感染

严重新生儿感染性疾病，如败血症（金黄色葡萄球菌、大肠埃希菌、鼠伤寒杆菌感染）、化脓性脑膜炎、肺炎、感染性腹泻等可伴发硬肿症。感染引起硬肿症的机制目前尚不十分清楚。促进因素可能包括：感染时消耗增加，摄入不足，产热不足；感染中毒、体温改变（发热或低温）所致能量代谢紊乱；休克、缺氧、酸中毒等病理生理机制等。致硬肿常是感染严重的指征，病死率高。

3.寒冷环境

寒冷使末梢血管收缩，去甲肾上腺素分泌增多，致棕色脂肪分解，增加产热以维持体温，寒冷时间长，则储备的去甲肾上腺素耗尽，棕色脂肪耗竭，化学产热能力剧降，导致新生儿寒冷损伤发生心肺功能抑制的恶性循环。胎儿娩出后体温随室温下降。窒息、麻醉、母用镇静剂、感染及产伤等因素，影响体温调节更易发生低体温。

4.多器官损害

低体温及皮肤硬肿，可使局部血液循环淤滞，引起缺氧和代谢性酸中毒，导致皮肤毛细血管壁通透性增加，出现水肿。如低体温持续存在和（或）硬肿面积扩大，缺氧和代谢性酸中毒进一步加重，可引起多器官功能损害。

5.疾病影响

肺炎、败血症、腹泻、窒息、严重先天性心脏病或畸形影响新生儿代谢和循环功能。特别是严重感染时,可导致微循环障碍和 DIC,当缺氧、酸中毒、休克时抑制了神经反射调节及棕色脂肪产热。

三、临床表现

1.一般表现

反应低下,吮乳差或拒乳、哭声低弱或不哭,活动减少,也可出现呼吸暂停等。

2.低体温

新生儿体温低是本症主要表现之一。全身或肢端凉,体温常在 35℃ 以下(80.7%),严重者可在 30℃ 以下(13.3%),体温最低者仅为 21.5℃。低体温患儿中以早产儿和低出生体重儿居多。

3.硬肿

包括皮脂硬化和水肿两种病变。皮脂硬化处皮肤变硬,皮肤紧贴皮下组织,不易提起,严重时肢体僵硬,不能活动,触之如硬象皮样,皮肤呈紫红或苍黄色。水肿则指压呈凹陷性,主要表现在皮肤或皮下脂肪硬化部位。皮脂硬化与水肿各占比例不同,以硬化为主者多在出生1周后,或感染、病情危重者;以水肿为主者多在生后 1~2 日或早产儿。

4.多器官功能损害

重症可出现休克、DIC 和急性肾衰竭等。肺出血是较常见的并发症。

四、辅助检查

1.血常规

中性粒细胞计数升高,但在严重的革兰阴性杆菌感染时可降低。血小板减少,$<100\times10^9/L$ 或动态减少提示可能发生 DIC。

2.凝血功能

包括凝血酶原时间及有关弥散性血管内凝血(DIC)的全面检查,常有凝血酶原时间延长,重症者可有 DIC 表现,纤维蛋白原降低。

3.血糖

低温时因拒乳,糖原及能量消耗增加,出现低血糖。

4.心电图

主要表现 PR 间期、QT 间期时间延长,低电压,T 波低平或倒置,ST 段下降。

5.血气分析

以酸中毒为主要表现,pH 下降,PaO_2 降低,$PaCO_2$ 增高。

6.肝、肾功能

如有黄疸应测定血清胆红素,重症者可有肝、肾功能损害。

7.X 线片

常提示肺部炎症、淤血、肺水肿,甚至肺出血改变。

五、诊断与鉴别诊断

1.诊断

(1)病史:有发病处于寒冷季节、环境温度过低或保温不当史;或有严重感染、窒息、产伤等所致的摄入不足或能量供给低下史。

(2)临床表现:早期吮乳差、哭声低、反应低下。病情加重后,体温(肛温或腋温)<35℃,严重者<30℃。硬肿为对称性。多器官功能损害:早期心率减慢、微循环障碍,严重时休克、心力衰竭、DIC、肺出血、肾衰竭等。

(3)实验室检查:根据需要检测动脉血气,检测血糖、钠、钾、钙、磷、尿素氮或肌酐,进行心电图、胸部 X 线摄片检查等。

2.鉴别诊断

应与新生儿水肿和新生儿皮下坏疽相鉴别。

(1)新生儿水肿:①局限性水肿:常发生于女婴会阴部,数日内可自愈;②早产儿水肿:下肢常见凹陷性水肿,有时延及手背、眼睑或头皮.大多数可自行消退;③新生儿 Rh 溶血病或先天性肾病:水肿较严重,并有其各自的临床特点。

(2)新生儿皮下坏疽:常由金黄色葡萄球菌感染所致。多见于寒冷季节。有难产或产钳分娩史。常发生于身体受压部位(枕、背、臀部等)或受损(如产钳)部位。表现为局部皮肤发硬、略肿、发红、边界不清楚并迅速蔓延,病变中央初期较硬以后软化,先呈暗红色以后变为黑色,重者可有出血和溃疡形成,亦可融合成大片坏疽。

六、治疗措施

重点包括复温,供给足够能量、抗感染、抗休克,预防和治疗 DIC、肺出血。

1.复温

(1)复温时的监护:①生命体征:包括血压、心率、呼吸等;②判断体温调节状态:检查肛温、腋温、腹壁皮肤温度及环境温度(室温或暖箱温度),以肛温为体温平衡指标,腋-肛温差为棕色脂肪代偿产热指标;③摄入或输入热量、液体量及尿量监护。

(2)复温时的方法:①如肛温>30℃,可通过减少散热,使体温回升。将患儿置于已预热至中性温度的暖箱中,一般在 6~12 小时内可恢复正常体温。②若肛温<30℃时,一般均应将患儿置于箱温比肛温高 1~20C 的暖箱中进行外加温。每小时提高箱温 0.5~1℃(箱温不超过34℃),在 12~24 小时内恢复正常体温。然后根据患儿体温调整暖箱温度。若无上述条件,也可以采用温水浴、热水袋、火炕、电热毯或母亲将患儿抱在怀中等加热方法。

2.热量和液体补充

供给充足的热量有助于复温和维持正常体温。热量供给从每日 210kJ/kg(50kcal/kg)开始,逐渐增加至每日 419~502kJ/kg(100~120kcal/kg)。喂养困难者可给予部分或完全静脉营养。液体量按 0.24ml/kJ(1ml/kcal)计算,有明显心脏、肾功能损害者,在复温时因组织间隙液体进入循环,可造成左心功能不全和肺出血,故应严格控制输液速度及液体入量。

3.感染控制

可根据感染性质加用青霉素、氨苄西林、头孢菌素等,对新生儿肾有毒副作用的药物应慎用。

4.其他

有缺氧表现或重症应进行氧疗法。维生素 E 每次 5mg.每天 3 次口服。

七、预后

轻中度预后尚可,重度病死率高,肺出血、休克、弥散性血管内凝血和急性肾衰竭常是其致死的主要原因。

第五节 新生儿坏死性小肠结肠炎

一、概述

坏死性小肠结肠炎(NEC)是新生儿期的一种严重威胁患儿生命的疾病,也是新生儿重症监护室(NICU)最常见的胃肠道急症。临床上以腹胀、呕吐、腹泻、便血,严重者发生休克及多系统器官衰竭为主要临床表现,腹部 X 线检查以肠壁囊样积气为特征。大多发生于早产儿,其发病率和病死率随胎龄和体重增加而减少。目前,我国本病的病死率为 10%～50%。

二、病因

1.早产

由于肠道功能不成熟、血供调节能力差、胃酸低,肠蠕动弱,食物易滞留及发酵,致病菌易繁殖,而肠道对各种分子和细菌的通透性高;肠道内 SIgA 低下,也利于细菌侵入肠壁繁殖。多数国外学者认为 NEC 的主要病因是早产及早产儿的一系列并发症,如窒息、肺透明膜病(HMD)、动脉导管未闭(PDA)、呼吸衰竭等,感染和喂养不当参与了 NEC 的发生。回顾性分析发现在 NICU 住院的合并 NEC 的早产儿与对照组比较,呼吸暂停、增加奶量过快和合并感染是早产儿发生 NEC 的三个最危险因素。

2.肠黏膜缺氧缺血

缺氧时机体重新分配全身血液以保证心脏、脑等重要脏器的供应,此时肠系膜血管收缩使肠道血流减少至正常的 35%～50%,从而发生缺氧性缺血性损伤。围生期窒息、严重呼吸暂停、严重心肺疾病、休克、交换输血、红细胞增多症、母亲孕期滥用可卡因等都可能通过肠壁缺氧缺血导致肠黏膜损伤。

3.感染及炎症

败血症或肠道感染时,细菌及其毒素可直接损伤黏膜或间接通过增加炎症介质如血小板活化因子(PAF)、白细胞介素(IL)、肿瘤坏死因子(TNF)等的释放,引起肠黏膜损伤。另外,肠道内细菌的过度繁殖造成的肠胀气也可加重肠损伤。病毒和真菌也可引起本病。

4.肠道喂养

几乎所有 NEC 患儿都曾经接受肠道喂养。摄入渗透压过高(＞460mmol/L)的配方奶、奶量过多、增加过快等都和 NEC 的发生有关。

三、发病机制

NEC 的发病机制为在肠黏膜的屏障功能不良或被破坏和肠腔内存在食物残渣情况下,细菌在肠腔和肠壁繁殖并产生大量炎症介质,最终引起肠壁损伤甚至坏死、穿孔和全身性炎症反应(SIRS),甚至休克、多器官衰竭。

四、临床表现

1.腹胀

常为首发症状,先胃部,后全腹胀,肠鸣音减弱或消失,当肠坏死或穿孔时,腹壁可出现局部红肿、发硬。

2.呕吐

呕吐物可带胆汁或呈咖啡样。

3.血便

多先有腹泻,排水样便,每日 5～10 次,1～2 天后排血便,可为鲜血、果酱样或黑便,亦可为便中带血。

4.非特异性表现

全身症状为精神萎靡、反应低下、四肢厥冷、面色苍灰、酸中毒、呼吸暂停、心率减慢。由于病情轻重不同临床表现差异很大,轻者仅表现为腹胀、胃潴留,或有呕吐、腹泻,重者可有腹膜炎表现,腹壁可见红斑及板结,腹部触诊压痛、肌紧张及捻发感,右髂窝可出现实体团块,常因回肠麻痹或腹膜炎出现肠鸣音消失。

五、辅助检查

1.X 线检查

为诊断 NEC 的确诊依据,如一次腹部平片无阳性发现时,应随访多次摄片,在发病开始 48～72 小时期间每隔 6～8 小时复查 1 次。非特异性表现包括肠管扩张、肠壁增厚和腹腔积液。具有确诊意义的表现:①积气,仅见于 85% 的患儿。典型表现为肠壁间有条索样积气,呈离散状位于小肠浆膜下部分或沿整个小肠和结肠分布。②黏膜下"气泡征",类似于胎粪潴留于结肠的征象,其特异性不如肠壁间积气有意义。③门静脉积气为疾病严重的征象,病死率达 70%。表现为自肝门向肝内呈树枝样延伸,特异性改变多于 4 小时内消失。④气腹征,提示肠坏死穿孔。采取左侧卧位摄片,易于发现,在前腹壁与肠曲间出现小三角形透光区。

2.血常规

白细胞计数增高,有核左移现象。白细胞形态可见异常,如颗粒及空泡,血小板减少,贫血。

3.大便常规

可见白细胞、红细胞、潜血实验阳性。

4.C 反应蛋白(CRP)

对诊断及处理都有价值。NEC 时 CRP 增高,如连续测 CRP 不增高,应考虑诊断的可靠性。连续测定居高不下,示有脓肿或早期肠狭窄可能。

5.细菌学检查

血、粪、胃内容物、腹水细菌培养及药敏实验。

六、诊断与鉴别诊断

1.诊断

有学者认为,下列四项特征具备 2 项可考虑临床诊断:①腹胀;②便血;③嗜睡、呼吸暂停、肌张力低下;④肠壁积气。若无 NEC 放射影像学及组织学证据,则视为可疑。

2.鉴别诊断

(1)新生儿其他胃肠道疾病很少出现肠壁积气征,但可见于各种急性或慢性腹泻病,这在营养不良患儿中尤其常见。此外,心导管或胃肠道手术后、先天性巨结肠、中性粒细胞减少症、肠系膜静脉血栓、先天性恶性肿瘤患儿也可能出现肠壁积气征。

(2)肠扭转常见于足月儿,且多发生于生后较晚期,可伴各种畸形,剧烈呕吐胆汁,X 线检查可发现近端十二指肠梗阻征象,中段肠扭转很少有肠壁积气征(1%~2%),以上特点可与NEC 鉴别。若怀疑肠扭转,可用水溶性造影剂行上消化道造影或 X 线检查以除外十二指肠位置异常。腹部超声对诊断肠扭转也有一定帮助。

(3)NEC 是造成早产儿气腹症的最常见病因,但必须与间质性肺气肿、气胸、纵隔积气造成的胸腔向腹腔漏气鉴别,后者常见于接受机械通气治疗的患儿。若无法鉴别,应做穿刺或上消化道造影除外肠穿孔。气腹症也可南特发性肠穿孔引起,或见于地塞米松、吲哚美辛治疗的患儿。特发性肠穿孔常发生于早产儿,穿孔部位局限,很少有类似 NEC 的严重临床表现,但应行腹腔引流和穿孔修补,预后良好。

七、治疗措施

1.内科治疗

(1)禁食、胃肠减压:禁食时问视病情发展而定.一般 8~12 天,轻症有时禁食 5~6 天即可,重症需禁食 10~15 灭或更长。腹胀消失,大便潜血转阴性,有觅食反射,临床一般情况明显好转,可开始恢复饮食。如进食后义出现腹胀、呕吐或胃内经常潴留超过 2ml,即应再行禁食至症状消失,再重新开始。有时可如此反复几次才得成功,不可开奶过早或加奶过快,否则都易复发,甚至病情恶化。

(2)禁食期间,营养和液体不足部分由全肠外营养液或部分营养液补充,可以从周围静脉滴入。

(3)抗感染:根据细菌培养及药敏实验选择抗生素,细菌不明时可用氨苄西林、哌拉西林钠或第三代头孢菌素,如为厌氧菌首选甲硝唑。使用疗程:疑似患儿 3 天,确诊病例 7~10 天,重症 14 天或更长。

(4)支持疗法:保证每天热量供给,适当给予全血、血浆及白蛋白。

(5)应用低分子右旋糖酐:10ml/kg,每 6 小时 1 次,以减低血黏度,改善肠管血流灌注。

(6)其他措施:保暖、吸氧等。

(7)内科治疗期间应密切观察与检查,根据病情调整治疗方案。

2.外科治疗指征

(1)发生气腹。

(2)腹膜炎症状体征明显,腹部肌卫和腹壁有明显红肿时,常表示有肠坏死或有脓肿。

(3)经内科积极治疗临床情况继续恶化。

外科手术通常包括腹腔穿刺引流,切除坏死或穿孔的肠断,再做肠造瘘或吻合术,手术有可能发生回肠结肠连接处狭窄,或由于切除肠断过多,发生短肠综合征。

八、预后

经内科保守治疗即治愈者存活率达 80%，经手术治疗者存活率约 50%，其中 25% 有胃肠道的长期后遗症。早产儿 NEC 存活者可伴有脑室内出血、低氧血症、休克和败血症，严重者可出现神经发育障碍，需定期随访智力筛查。

第六节　新生儿出血症

一、概述

新生儿出血症是由于维生素 K 缺乏引起的一种出血性疾病。由于维生素 K 很少通过胎盘进入胎儿体内，因而新生儿维生素 K 水平较低，加之生后最初肠道内缺乏细菌合成维生素 K，使血液维生素 K 水平进一步下降。凝血因子 Ⅱ、Ⅶ、Ⅸ、Ⅹ 的合成依赖维生素 K 参与，维生素 K 缺乏引起这些凝血因子合成障碍，导致出血。由于对高危新生儿出生后常规注射维生素 K_1 预防，该病的发生曾明显减少，但近 20 年来，由于推行纯母乳喂养，新生儿维生素 K 缺乏的发生率有所升高，须引起高度重视。

二、病因

维生素 K 缺乏是导致本病发生的根本原因。在新生儿期与下列因素有关：

(1)孕妇维生素 K 通过胎盘量少，胎儿肝内储存量亦低，特别早产儿、小于胎龄儿血中维生素 K 水平更低。

(2)母乳中维生素 K 含量仅为 $15\mu g/L$，明显低于牛乳 $60\mu g/L$，故母乳喂养者多见。

(3)肠道合成维生素 K 有赖于正常菌群的建立，新生儿出生时肠道无细菌，维生素 K 合成少。

(4)存在先天性肝胆疾病(如先天性胆道闭锁、肝炎综合征)、慢性腹泻，影响肠黏膜对维生素 K 的吸收和合成。口服抗生素者可抑制肠道正常菌群合成维生素 K。

(5)母亲在孕期摄入影响维生素 K 代谢的药物.包括抗凝药如华法林，抗惊厥药如苯巴比妥及苯妥英钠，抗结核药如异烟肼、利福平等，可诱导肝线粒体酶增加，加速维生素 K 的降解氧化或阻断维生素循环而产生维生素 K 缺乏。

三、发病机制

维生素 K 不参与凝血因子 Ⅱ、Ⅶ、Ⅸ、Ⅹ 的合成，但在这些凝血因子的前体蛋白转变成具有凝血生物活性(功能性凝血酶原)过程中，其谷氨酸残基必须在肝细胞微粒体内羧化后才具有凝血的生物活性，此羧化过程依赖维生素 K 参与。缺乏维生素 K，这些凝血因子是无功能的，不能参与凝血过程，常导致出血。在给予维生素 K 治疗后，其凝血机制得以迅速改善。但早产儿由于肝不成熟，上述凝血因子前体蛋白侯成不足，因此维生素 K 疗效不佳。

四、临床表现

本病特点是突然发生出血，其他方面无特殊异常。出血部位以胃肠道、脐残端及皮肤出血常见。其他如肺出血、阴道出血、尿血、穿刺部位出血不止及鼻出血少见。颅内出血可发生于早产儿。一般为少量或者中量出血，一般情况良好，但消化道、脐残端大出血或者颅内出血可威胁生命。依据出血时间分为三型：

1.早发型

在生后 24 小时内发病,较罕见,多与母亲产前应用影响维生素 K 代谢的药物有关。出血程度轻重不一,从轻微的皮肤出血、脐残端渗血、头颅血肿至大量胃肠道出血、致命性颅内出血、胸腔或腹腔内出血。这种出血不能被生后注射维生素 K 预防,因出血始于分娩过程中。如在分娩发作前母亲接受维生素 K 治疗,可能取得预防效果。

2.经典型

在生后 1～7 天发病。较常见,多与母乳喂养或开奶过迟、出生时未使用维生素 K 有关。多数新生儿于生后 2～3 天发病,最迟可于生后 1 周发病,早产儿可迟至 2 周,病情轻者具有自限性,预后良好。出血部位以脐残端、胃肠道(呕血或便血)、皮肤受压处(足跟、枕、骶骨部等)及穿刺处最常见。此外,还可见到鼻出血、肺出血、尿血和阴道出血等。一般为少量或中量出血,可自行停止;严重者可有皮肤大片瘀斑或血肿,个别发生胃肠道或脐残端大量出血、肾上腺皮质出血而致休克。颅内出血多见于早产儿可致死亡,成活者可有脑积水后遗症。

3.晚发型

出生 8 天后发病,最常见,与某些因素有关,如未接受维生素 K 预防治疗、母乳喂养或长期腹泻、肝胆疾患等。此外,长时间饥饿或长期接受胃肠道外高营养的新生儿也可发生。多发生在生后 2 周至 2 个月,治疗后部分患儿可成活,但大多留有神经系统后遗症(如发育迟缓、运动功能障碍、脑瘫或癫痫等),病死率和致残率高,应高度重视。此型发生隐蔽,出血之前常无任何先兆,多以突发性颅内出血为首发临床表现。颅内出血(硬膜下出血、蛛网膜下隙出血、硬膜外出血)发生率高达 65％以上(甚至 100％),临床上出现惊厥和急性颅内压增高表现。颅内出血可单独出现,也可与广泛皮肤、注射部位、胃肠和黏膜下出血等同时存在。

五、辅助检查

对确定维生素 K 缺乏性出血症(VKDB)的诊断非常重要,主要检查项目包括患儿凝血功能、血清 PIVKA-Ⅱ和维生素 K 水平等。

1.凝血功能检测

反映凝血功能的检查,包括凝血酶原时间(PT)、活化部分凝血活酶时间(APTT)或白陶土部分凝血活酶时间(KPTT)、凝血酶时间(TT)等。维生素 K 缺乏时,维生素 K 依赖因子(Ⅱ、Ⅶ、Ⅳ、Ⅹ)活性下降,PT、APTT 或 KPTT 延长,但 TT 正常,纤维蛋白质和血小板计数也在正常范围内,用维生素 K 治疗有效。另外,早期正常新生儿的凝血因子可有生理性降低,与维生素 K 缺乏引起的凝血因子Ⅱ、Ⅶ、Ⅳ、Ⅹ 低下常有交叉,应注意区分。

2.PIVKA-Ⅱ测定

PIVKA-Ⅱ是无凝血活性的凝血酶原前体蛋白,其半衰期长达 60～70 小时,维生素 K 缺乏时,PIVKA-Ⅱ因凝血因子Ⅱ、Ⅶ、IⅩ、Ⅹ 不能羧化而出现在血液循环中;在患儿使用维生素 K 后 2～3 天,且 PT 恢复正常后仍可测得,为反映患儿机体维生素 K 缺乏状况和评估维生素 K 疗效准确而简便的生化指标。一般认为,PIVKA-Ⅱ≥2μg/L 为阳性。

3.维生素 K 测定

维生素 K 测定可从采用高效液相层析加荧光法。VKDB 患儿血清维生素 K 水平一般>200ng/L。

4.其他检查

血红蛋白下降,大便潜血阳性;有颅内出血者脑脊液呈均匀血性。

六、诊断与鉴别诊断

新生儿VKDB的诊断主要根据病史特点、临床表现、试验室检查和维生素K治疗效果等,其中PIV-KA-Ⅱ是诊断VKDB的金标准,直接测定m清维生素K也是诊断的可靠指标。本病需与以下疾病鉴别:

1.咽下综合征

婴儿娩出时吞下母血,于生后不久发生呕血和便血。与本病鉴别点:①患儿无贫血,凝血机制正常,洗胃后呕吐停止;②碱变性(Apt)试验:取吐出物1份加水5份,搅匀,静置或离心(2000转/分)10分钟,取上清液(粉红色)4ml加入1‰碳酸氢钠溶液1ml,1~2分钟后观察,上清液由粉红色变为棕黄色者,提示母(成人)血;粉红色保持不变者,提示胎儿血。

2.新生儿消化道出血

如应激溃疡、胃穿孔、坏死性小肠结肠炎等,常有诱发因素如窒息缺氧、感染、喂食不当等,可见腹胀、腹腔内游离气体、休克等症状体征。

3.新生儿期其他出血疾病

先天性血小板减少紫癜有血小板减少。弥散性血管内凝血常伴有严重原发疾病,除凝血酶原时间及凝血时间延长外,纤维蛋白原及血小板计数降低,可资鉴别。

七、治疗措施

1.病因治疗

轻症患儿只需注射维生素K_1 1~2mg,出血即止,因亚硫酸氢钠甲萘醌或甲萘氢醌可致溶血和黄疸,不宜应用。严重者除注射维生素K_1以外,同时静注新鲜血浆或全血10~15ml/kg,可及时补充凝血因子,纠正贫血。

2.一般治疗

消化道出血期间应禁食,静脉维持营养,脐部或注射部位出血处局部应用止血药如云南白药、凝血酶等。

3.对症治疗

对有颅内出血者,针对神经系统症状进行处理,如止惊、降颅压等。

八、预防

1.孕妇产前维生素K_1的应用

对孕期服用影响维生素K代谢的药物的孕妇,在妊娠最后3个月内肌内注射维生素K_1,每次10mg,共3~5次,临产前1~4小时再肌内注射或静脉滴注维生素K_1 10mg,或于孕32~36周起开始口服维生素K_1 10~20mg,每日1次,直至分娩,新生儿出生后立即肌内注射维生素K_1 1mg,即可防止早发型的发生。

2.新生儿维生素K_1的应用

新生儿需在出生时和生后3个月内补充维生素K_1。常用方案有二:①新生儿出生后肌内注射维生素K_1 1mg或口服维生素K_1 2mg一次,然后每隔10天以同样的剂量口服1次至3个月,共 10 次;②新生儿出生后肌内注射维生素 K_1 1mg 或口服维生素 K_1 2mg 一次,然后分别于 1 周和 4 周时再口服 5mg,共 3 次。对于慢性腹泻、肝胆疾病、脂肪吸收不良或长期应用抗生素的患儿,应每月肌内注射维生素 K_1 1mg。

3.乳母维生素 K_1 的应用

乳母口服维生素 K_1(5mg/d),乳汁中维生素 K_1 含量升高可达配方奶水平,有利于防止新生儿出血症的发生。

第七节　新生儿低血糖

一、概述

新生儿低血糖症指全血葡萄糖(BG)水平低于 2.2mmol/L(400mg/L),是新生儿期最常见的代谢问题之一,多见于早产儿及小于胎龄儿。通过对新生儿低血糖与神经系统损伤关系的研究发现.当血糖<2.6mmol/L,尤其是反复低于此水平,可引起神经系统损害。

二、病因及发病机制

1.糖原和脂肪储存不足

低出生体重儿包括早产儿和小于胎龄儿,肝糖原和棕色脂肪储存量少,生后代谢所需能量又相对高,易发生低血糖症。小于胎龄儿糖原合成的酶系统活性较低,糖原的形成障碍,而一些重要器官组织的代谢需糖量却相对较大。孕母发生过妊娠高血压综合征或胎盘功能不全者其婴儿低血糖症的发生率更高。

2.消耗过多

新生儿患严重疾病如窒息、NRDS、硬肿症和败血症易发生低血糖。这些应激状态常伴有:①代谢率增加;②缺氧;③低体温;④摄入减少。

3.高胰岛素血症

暂时性高胰岛素血症常见于患糖尿病母亲的患儿,也可见于严重溶血病患儿、红细胞增多症患儿经用枸橼酸葡萄糖做保养液的血换血后。持续性高胰岛素血症包括胰岛细胞瘤、胰岛细胞增生症和 Beckwith-Wiedemann 综合征。

4.内分泌疾病

垂体功能低下、生长激素缺乏、肾上腺皮质功能低下、甲状腺功能低下、胰高血糖素缺乏等。

5.遗传代谢病

糖代谢障碍如半乳糖血症、糖原累积症、果糖不耐受、α_1-抗胰蛋白酶缺乏等。氨基酸代谢缺陷如枫糖尿病、甲基丙二酸血症等。

三、临床表现

多数患儿并无临床症状,即使出现症状也多是非特异性的。主要表现为:震颤,阵发性青紫、呼吸暂停或呼吸增快、哭声减弱或音调变高、肌张力低下、异常眼球、反应差及嗜睡、惊厥,也可出现面色苍白、多汗、体温不升、心动过速、哭闹等。一般症状出现于生后数小时至 1 周内,多见于生后 24～72 小时。糖尿病母亲的患儿生后数小时即可出现症状。

四、类型

1.早期过渡型低血糖症

此型多发生在窒息、重度溶血病、母亲患糖尿病和延迟开奶者,80%的患儿仅血糖低而无症状。有症状者多发生于生后 6～12 小时内,低血糖持续时间不长,只需补充少量葡萄糖(<6mg/min)即可纠正.血糖常于 12 小时内达正常水平。

2.继发型低血糖症

此型由某些原发病如窒息、硬肿症、败血症、低钙血症、低镁血症、中枢神经系统缺陷、先天性心脏病或突然中断静脉滴注高浓度葡萄糖液等引起。低血糖症状和原发病症状常不易区别,如不监测血糖易漏诊。

3.经典型或暂时性低血糖症

发生于母亲患妊娠高血压疾病或双胎儿,多为 SGA 儿,80%出现症状,可发生在刚出生时或生后 2～3 天,还可伴发于红细胞增多症、低钙血症、中枢神经系统病变或先天性心脏病。需积极治疗,在新生儿期可多次发生低血糖症。

4.严重反复发作型低血糖症

多由于先天性内分泌或代谢性疾病引起,可伴有原发病如脑垂体发育不良、胰岛腺瘤、甲状腺功能亢进、亮氨酸过敏、半乳糖血症、糖原贮积症等的临床表现。患儿对治疗的反应差。如孕妇过去曾分娩过类似的可疑胎儿,本次怀孕时需常规检查血和尿的雌三醇值以及其他项目,以预测本胎发病的可能。

五、辅助检查

(1)血糖:生后 1 小时内应监测血糖。对有发生低血糖高危因素的患儿生后 3、6、12、24 小时动态监测血糖。

(2)尿酮体。

(3)胰岛素:正常空腹血浆胰岛素一般不高于 71.8mmol/L。

(4)糖耐量试验:5%葡萄糖溶液 2ml/kg 静脉注射,约 1.5 分钟注射完。注射前采取空腹动脉血,作为 0 分钟标准,注射后 5、15、30、45 和 60 分钟分别采动脉血测血糖。

(5)血 pH、乳酸、酮体、生长激素、皮质醇或肾上腺素等。

(6)胰高血糖素耐量试验肌内注射胰高血糖素 $30\mu g/kg$(最大量 1mg)于 0、10、30、45、60、90、120 分钟测血糖。结果:正常时 15～45 分钟内血糖升高 1.38～2.77mmol/L,糖原代谢病葡萄糖-6-磷酸脱氢酶缺乏时空腹及餐后无血糖升高。

(7)脑干诱发电位和皮质诱发电位。

六、诊断与鉴别诊断

全血葡萄糖(BG)水平低于 2.2mmol/L(400mg/L),即可诊断。需与以下疾病鉴别,尤以呼吸暂停、惊厥为主要表现者:

1.低钙血症

低钙血症是新生儿惊厥的重要原因之一。低血糖和低血钙均可发生在新生儿早期,但低血钙发生在任何类型的新生儿,血钙总量低于 1.75～2mmol/L(70～80mg/L)或游离钙低于

0.9mmol/L(35mg/L)。而低血糖多见于低出生体重儿,有相应病史和临床表现特点,实验室检测血糖降低可助诊断。

2.颅内出血

多发生在早产儿和窒息儿,颅内超声、头颅CT等检查有助于诊断。

七、治疗措施

1.口服原则

首次发生的无症状性低血糖,且 BG>1.4mmol/L 尝试口服或鼻饲牛奶 10ml/kg,1 小时后复测 BG。对于生后无法给予经口喂养的高危新生儿,需生后即开始给予静脉滴注葡萄糖维持。

2.10% GS 小剂量静脉注射原则

首次低血糖发生时的 BG≤1.4mmol/L,或首次治疗后再次 BG<2.2mmol/L,或任一的症状性低血糖,给予 10% GS 1~2ml/kg 静脉注射,同时给予葡萄糖静脉滴注或提高糖速。

3.10%GS 静脉滴注的原则

第二次或之后的血糖仍低下或首次症状性低血糖给予静脉推注的同时。10% GS 以 6~8mg/(kg·min)静脉滴注维持,以 2mg/(kg·min)递增至 12mg/(kg·min)仍无法维持正常BG,或低血糖持续>72 小时,则考虑为顽固性或持续性低血糖。

4.顽固性或持续性低血糖的处理原则

(1)查找病因:在 BG<2.0mmol/L 时监测血胰岛素水平,如静脉血胰岛素/葡萄糖比值(IRI/G)≥0.3,则诊断高胰岛素血症。

(2)药物提升血糖:①氢化可的松 5~10mg/(kg·d),q12h,至症状消失或血糖正常后 24~28 小时停止,维持目标 BG≥3.3mmol/L。②胰岛高血糖:0.1~0.3mg/kg,肌内注射,必要时 6 小时重复。③二氮嗪:5~15mg/(kg·d),q8~12h,口服。④生长抑素:2~10μg/(kg·d)起始,q6~8 小时或静脉维持[最大量为 40μg/(kg·d)]。

5.静脉糖速减量原则

BG≥2.8mmol/L 至少稳定 24 小时,则静脉糖速以每天 2mg/(kg·min)递减,并逐渐增加肠道喂养量,当糖速减至 4mg/(kg·min)时停静脉补液,改全肠道口服喂养。

6.停止血糖监测的原则

高危儿(如糖尿病母亲新生儿生后 12 小时、早产或小于胎龄儿生后 36~48 小时)监测时间范围内均未发生过低血糖,则可停止监测。全肠道喂养后血糖稳定 12~24 小时,至少两次餐前 BG≥2.8mmol/L,可停止监测。

八、预后

若能及时诊断处理,预后良好。低血糖对脑组织的损伤取决于低血糖的严重程度及持续时间,症状性低血糖预后较差,但无症状的低血糖持续时间过长,也会导致中枢神经系统损伤。早产儿、小于胎龄儿和伴有原发疾病的患儿预后以本身情况和原发病的严重程度而定。典型和严重反复发作型,持续低血糖时间较长者,对智力发育的影响是肯定的。因神经细胞代谢的改变而发生神经系统后遗症,与原发病引起的后遗症不易区分。

第八节　新生儿弥散性血管内凝血

弥散性血管内凝血(disseminated intravascular coagulation,DIC)是指发生于许多疾病过程中的一种获得性出血综合征,其特征是在致病因素的作用下,凝血系统被广泛激活,凝血过程加速,在微小血管内广泛形成微血栓.大量消耗凝血因子和血小板,并激活纤维蛋白溶解系统,引起继发性纤维蛋白溶解进,是危重新生儿较常见的并发症,也是新生儿死亡的重要原因。新生儿DIC绝大多数为急性,且较严重。早期诊断、及时治疗是提高新生儿DIC治愈率的关键。

一、病因

1.感染

生后感染引起新生儿败血症,宫内细菌或病毒感染。

2.缺氧、酸中毒

新生儿窒息、新生儿胎粪吸入综合征、新生儿呼吸窘迫综合征、先天性心脏病等,致缺氧、酸中毒、血液黏稠度增加。

3.低体温

新生儿寒冷损伤综合征时,微循环灌注减少致组织缺氧、酸中毒,引起毛细血管损伤,血液黏稠。

4.溶血

ABO或Rh血型不合新生儿溶血病时,红细胞释放大量磷脂类凝血活酶类物质,血小板破坏释放血小板第3因子,促发内源性凝血和血小板黏附。

5.产科因素

羊水栓塞,严重妊高征,胎盘早剥、前置胎盘等。胎盘所含组织凝血活酶进入胎儿循环,激活外源凝血系统.并可产生缺氧、酸中毒及血管内皮损伤。

6.其他

早产儿、小于胎龄儿凝血因子低,易硬肿和感染;休克和坏死性小肠结肠炎易出现微循环障碍。

二、发病机制

新生儿DIC比较常见,其原因为:①免疫力低下,易患感染;②各种凝血因子及纤溶因子生理性低下,肝合成凝血因子功能不成熟,胎盘阻碍凝血因子通过(纤维蛋白原和Ⅷ因子);③易患各种疾病,低体温、呼吸衰竭、缺氧、酸中毒等;④血液黏稠,呈高凝状态,纤溶活性强;⑤某些产科因素的影响。

在上述致病因子和易患因素作用下,外源性凝血系统和内源性凝血系统相继被激活,凝血系统激活后产生大量病理性凝血酶,使血液呈高凝状态,导致微循环内广泛血栓形成。由于新生儿的生理病理特点,单核—巨噬细胞功能低下不能及时清除血液循环中的凝血酶等凝血物质;代谢性酸中毒可使血管内皮损伤并抑制肝素的抗凝作用;循环障碍时因血液淤滞和浓缩易使血小板破坏,这些因素均可诱发或加重 DIC。

在凝血系统被激活的同时,体内生理抗凝血因子被消耗和功能受抑制,如抗凝血酶Ⅲ水平下降、蛋白 C 和蛋白 S 水平下降、组织因子通路抑制物缺乏,进一步促进微血栓形成。体内广泛性凝血过程,消耗了血小板和大量凝血因子,使血液由高凝状态转变为消耗性低凝状态而引起出血。

病理性凝血酶能激活纤溶酶原转化为纤溶酶,大量纤溶酶导致纤维蛋白溶解亢进。纤维蛋白降解产物(FDP)可干扰纤维蛋白单体聚合,又可与血小板膜结合造成血小板功能缺陷,同时 FDP 还有抗凝血酶的作用,从而进一步损害凝血功能。加之,缺氧、酸中毒、低体温等可致部分凝血因子失活,加重出血倾向。

低出生体重儿与正常出生体重儿相比,其纤溶活性和纤溶潜能也较低。因此我们推测,早产儿和低出生体重儿生后机体的抗凝活性和纤溶活性均处于被抑制或未激活状态,和凝血系统在极低水平上维持相对平衡,缺氧、低体温、感染等因素易使这种极低水平动态平衡受到破坏,而造成早产儿和低出生体重儿出血倾向明显增高。

三、临床表现

(一)出血

最常见,常为首发症状,是 DIC 临床诊断的主要依据之一。常见皮肤瘀斑,脐残端及穿刺点渗血不止,消化道出血亦较常见,严重者可见泌尿道出血、肺出血、颅内出血等。出血多,且不易止血。血小板$\leqslant 30 \times 10^9/L$ 时有颅内出血的可能。

(二)微循环障碍与休克

广泛微血栓致微循环障碍,回心血量及心排血量不足,全身小动脉扩张,出现休克,表现为面色青灰或苍白、四肢凉、精神萎靡、尿少、血压下降等。休克进一步加重 DIC。

(三)栓塞

受累器官缺血缺氧致功能障碍,甚至坏死,包括肝、脑、肾、肺、消化道。临床表现随受累器官不同而异,可出现呼吸窘迫,肝、肾衰竭.惊厥、昏迷、肺出血、消化道出血、皮肤瘀斑或坏死等。

(四)溶血

纤维蛋白丝与红细胞膜相互作用,红细胞变形受损发生溶血。有贫血、血红蛋白尿、黄疸、发热等。

四、实验室检查

实验室检查是诊断 DIC 的重要依据,对检验结果应结合原发病的性质、DIC 病程的早晚以及新生儿日龄等做出判断。近年来,应用一些新的实验室项目对协助 DIC 的诊断有重要意义。

(一)反映消耗性凝血障碍的检查

包括凝血因子及抗凝血因子消耗的检查。

1.血小板计数(PLT)

血小板因在 DIC 时参与微血栓的形成被消耗而减少,如呈进行性下降则更有诊断价值。

2.凝血酶原时间(PT)

PT 的延长或缩短反映血浆凝血因子Ⅰ、Ⅱ、Ⅴ、Ⅶ、Ⅹ水平的减低或增高。新生儿 PT 正常值与日龄有关,DIC 时,PT 于生后 4 天内超过 20 秒、出生 4 天后超过 15 秒才有意义。

3.活性部分凝血活酶时间(APTT)

正常值新生儿为 44~73 秒,早产儿范同更宽。APTT 比正常对照延长 10 秒以上有临床意义。高凝期 APTT 可缩短.低凝期及继发性纤溶期 APTT 延长。

4.纤维蛋白原(Fib)

Fib 为急性相反应蛋白,在 DIC 高凝期可增高,低凝期及继发性纤溶期常减低。新生儿正常值为 1.17~2.25g/L,<1.17g/L 为诊断标准。DIC 时 Fib 极度低下则提示预后不良。

5.凝血因子Ⅷ测定

DIC 时凝血因子Ⅷ中有促凝作用的Ⅷ:C 部分减少。

6.凝血酶原活化肽片段 1、2(F1,F2)

为凝血酶原向凝血酶转化过程中所释放的片段,能敏感地反映因子 Xa 的活化和凝血酶的生成。在 DIC 前期(Pre-DIC)F1,F2 即可升高。

7.纤维蛋白肽 A(FPA)/B(FPB)测定

FPA/FPB 在凝血酶的作用下最早从纤维蛋白原分子上释放出来,血中 FPA/FPB 增高,表明凝血酶活性增强,故 FPA/FPB 可作为凝血亢进的早期指标。

8.组织因子(TF)和组织因子途径抑制物(TFPI)

TF 释放进入血流是诱发 DIC 的重要机制,血浆中 TF 活性或抗原浓度升高是 DIC 存在的证据之一。TFPI 是 TF 诱导的凝血过程中的负性调节物之一,在体内可与 Xa 形成复合物。TFPI-Xa 复合物在 DIC 及 Pre-DIC 患者中是一种异常的独立分子标志物,与 TF 等无明显关系。

9.可溶性纤维蛋白单体复合物(SFMC)测定

失去 FPA 和 FPB 的纤维蛋白原可自行聚合成 SFMC,血浆 SFMC 的增高反映凝血酶的活性增强和纤维蛋白的生成,故可作为 DIC 的诊断指标。

10.抗凝血酶(AT-Ⅲ)测定

AT-Ⅲ是体内最重要的凝血酶抑制物,DIC 由于凝血酶、因子 Xa、Ⅸa 等大量形成,并与 AT-Ⅲ结合,因此 AT-Ⅲ被消耗而明显减低,可早期诊断 DIC。测定 AT-Ⅲ活性比测定 AT-Ⅲ抗原含量更为重要。DIC 时<60%,正常活动度为 80%~120%,或 200~300mg/L。约 80%~90%的 DIC 患者 AT-Ⅲ活性降低。在抗凝治疗时,尤其是肝素治疗,需 AT-Ⅲ的参与,故 AT-Ⅲ活性亦可作为抗凝疗效的指标之一。

11.凝血酶/抗凝血酶复合物(TAT)测定

凝血酶生成后可与抗凝血酶结合形成复合物,因此 TAT 是反映凝血系统激活与凝血酶生成的标志物。血浆 TAT 水平在 DIC 前期即升高,所以 TAT 可作为 DIC 及 Pre-DIC 的诊断指标,其特异性和敏感性达 80%~90%。

12.蛋白 C(PC)测定

DIC 时蛋白 C 活性下降,其测定有助于 DIC 的诊断。

（二）反映纤维蛋白形成及纤维蛋白溶解亢进的检查

1.血浆鱼精蛋白副凝试验（3P 试验）

DIC 继发纤溶亢进时，纤维蛋白降解产物（FDP）与纤维蛋白单体形成的复合物增多，此试验为阳性。DIC 晚期由于凝血因子被消耗和 FDP 的抗凝血酶作用，或 FDP 被单核巨噬细胞系统所清除，此试验可转为阴性。另外，患儿出生后 24 小时内纤溶活力增加，可有 FDP，故出生 24 小时后 3P 试验阳性才有诊断意义。

2.纤维蛋白降解产物（FDP）

FDP 是纤维蛋白及纤维蛋白原在纤溶酶的作用下所降解产生，主要为 X、Y、D、E 碎片，FDP 增高（$>20\mu g/ml$）时提示纤溶亢进。

3.凝血酶时间（TT）

纤溶亢进时 TT 延长。新生儿正常为 19～44 秒，比对照>3秒有意义。

4.D-二聚体（D-D）测定

可溶性纤维蛋白单体经闪子作用后生成交联纤维蛋白，交联纤维蛋白在纤溶酶作用下裂解生成特异性的纤维蛋白降解产物——D 二聚体。D-D 反映凝血酶的生成及纤溶酶的活性，可作为高凝状态和纤溶亢进分子标志之一。DIC 时血浆 D-D 含量明显增高，它是确诊 DIC 的特异性指标，敏感性达 93％，被视为 DIC 诊断的首选分子标志物，且其测定对 DIC 的病情观察、判断疗效及预后有一定价值。高于正常 4 倍以上可诊断。

5.纤溶酶-抗纤溶酶复合物（PAP）测定

PAP 为纤溶酶与 A2-抗纤溶酶形成的复合物，其血浆水平的高低与 DIC 的病情相关，在 DIC 的诊断中有重要价值。它既反映纤溶系统的激活，也反映纤溶抑制物被消耗。

6.α_2-抗纤溶酶（α_2-AP）测定

DIC 纤溶亢进时生成大量纤溶酶，α_2-AP 被消耗而减少。

7.纤溶酶原（PLG）测定

DIC 时大量纤溶酶原被吸附到纤维蛋白血栓上并转变为纤溶酶，因而血中 PLG 含量明显降低，它是反映纤溶亢进的直接证据之一。

8.纤维蛋白 B β1-42 肽和 Bβ15-42 测定

纤维蛋白原在纤溶酶作用下从 B β 链裂解出肽段 B β1-42，纤维蛋白单体或纤维蛋白在纤溶酶作用下从 Bβ 链裂解出肽段 B β15-42，此两种产物为纤溶标志，DIC 时两者均升高，原发性纤溶时仅 Bβ1-42 升高。

（三）反映血小板激活的分子标志物检查

1.血小板 P-选择素（P-selectin）测定

P-选择素曾称血小板颗粒膜蛋白（GMP-140）。血小板在凝血酶的作用下，α 颗粒膜迅速与细胞膜融合而在表面表达并进入血中。DIC 时血小板膜表面和血中 P-选择素含量增高，是血小板激活的特异分子指标，为 DIC 的早期诊断提供了较好的实验指标。

2.血小板因子 4（PF-4）和 β-血小板球蛋白（β-TG）测定

两者是血小板被激活后由 α 颗粒释放的特异性蛋白质，DIC 时因血小板大量凝集、破坏而升高，此检查有助于 DIC 的早期诊断。

（四）其他

1.血涂片

红细胞呈盔形、三角形、新月形及红细胞碎片状者超过 2%,网织红细胞增多。

2.凝血时间

正常 7～12 分钟,高凝期缩短≤6 分钟,低凝期明显延长,>25 分钟。

3.其他

凝血酶调节蛋(TM)、前列环素(PGI₂)、组织型纤溶酶原活化素(tPA)、纤溶酶原活化素抑制物-1(Pal-1)、内皮素(ET-l)等为反映血管内皮细胞损伤的分子标志物,对 DIC 有一定的诊断价值。DIC 时凝血因子Ⅷ(FⅧ:C)活性下降,其测定对 DIC 的诊断、防治与预后判断有一定的临床意义。

尽管 DIC 的实验室诊断方法很多,但目前临床上常用的检查有以下 5 项:血小板计数,PT或 APTT,AT-Ⅲ,纤维蛋白原含量,3P 试验、F-DP 测定或 D 二聚体测定。如这些项目中有3 项阳性,结合临床特点即可作出诊断。有的认为新生儿 DIC 最可靠的实验室诊断指标为血小板计数、D-二聚体、FDP、PT、APTT 和纤维蛋白原。

五、诊断

新生儿 DIC 诊断标准众说不一。新生儿重症感染常常伴血小板下降,凝血功能异常。另外,新生儿及婴儿期以高凝和低纤溶状态为主,在出生时大多数凝血标志物较高,小婴儿的静脉穿刺可造成类似异常(凝血亢进、纤溶活跃),不能依此判断 DIC,诊断时应特别小心。

判断:存在易致 DIC 的原发疾病,有出血表现和(或)其他条件中有 1 项以上符合,是诊断DIC,所必需的。在此基础上,实验室治疗总积分小于 3 分,DIC 即可排除,积分＝3 分 DIC 可能或怀疑,积分>3 分则可确诊 DIC。

六、鉴别诊断

新生儿 DIC 主要与新生儿出血症鉴别(表 8-8)。

表 8-8　新生儿 DIC 与新生儿出血症的鉴别

项目	新生儿出血症	DIC
出血发生时间	出生后 2～3 天	不定
休克	少见	多见
呼吸功能不全	少见	多见
PLT	正常	减少(<100×10⁹/L)
FDP	正常	减低(<1.5g/L)
V、Ⅷ因子	正常	减少
鱼精蛋白副凝试验	阴性	阳性
FDP 定量	正常	升高
治疗反应	维生素 K 有效	肝素有效

七、治疗

(一)病因治疗

积极治疗原发病,如抗感染,清除病灶等。新生儿的 DIC 有其特殊性。儿童 DIC 往往来势凶猛,原发病严重,出现 DIC 已到疾病终末期。而新生儿感染所致的 DIC,感染表现重于 DIC 表现。重点是加强抗感染治疗,辅以 DIC 治疗,经常效果良好。

(二)改善微循环和纠正电解质紊乱

多用低分子右旋糖酐扩充血容量,修复破损的血管内皮,改善微循环。10～15ml/kg 静脉滴注,2～3 次/天,但在 DIC 晚期心功能不全时慎用。也可应用山莨菪碱或多巴胺,可以改善循环,可能对感染导致的脏器功能不全有帮助,对 DIC、无益。

(三)抗凝疗法

目的是阻断血管内凝血过程的发展。

1.肝素治疗

目前倾向于小剂量,连续静脉滴注,个体化,随时调整。

肝素有很强的抗凝作用,但对于新生儿 DIC 是否应用肝素以及肝素的疗效尚有争议,国内多持肯定态度。一般认为,在早期高凝阶段应用肝素效果较好。目前,多数主张应用小剂量肝素治疗(报道每次 6.25～62.5U/kg 不等),既可达到治疗效果,且可避免应用大剂量肝素时容易造成出血及血小板减少等并发症。对于严重及进展中的 DIC,在应用肝素治疗的同时应补充 AT-Ⅲ、纤维蛋白原、凝血酶原复合物等。

肝素在新生儿体内的代谢速率及受影响因素与成人不尽一致。由于健康新生儿的 AT-Ⅲ 水平通常低于成人,所以新生儿肝素半衰期短于成人。推荐治疗新生儿 DIC 所需的肝素剂量为 12.5～25U/(kg·d),溶于 10% 葡萄糖溶液 10～15ml 于 1 小时内静脉滴注,必要时每 4～6 小时重复 1 次,有效者逐渐减量。如用肝素后出血加重则停用,并用等量鱼精蛋白中和。由于新生儿肝素半衰期短于成人,注射的间隔时间非常重要,持续静脉滴注优于分次注射。

肝素的使用必须慎重,因为新生儿期容易导致颅内出血。

监测凝血时间,维持在 20～30 分钟(试管法)。新生儿由于采血困难,临床上对肝素治疗的监护指标,可以毛细血管凝血时间做参考,通常以全血凝血时间较治疗前延长 1～2 分钟为度。

有报道应用低分子量肝素治疗 DIC 的效果优于普通肝素,其抗凝作用稳定,半衰期长,且出血不良反应也小于普通肝素,但须行抗 Xa 监测,尤其是对肾衰竭者应慎用。推荐剂量低分子量肝素(法安明)200U/kg 皮下注射,每天一次,或 100U/kg,每天两次。

2.抗凝血因子的应用

(1)抗凝血酶(AT-Ⅲ):虽然 AT-Ⅲ 治疗 DIC 的效果尚未取得一致意见,但近年来的许多临床研究已经证明其有效。AT-Ⅲ 具有抗凝血酶、抑制活化因子 X 等作用,且 DIC 早期血浆 AT-Ⅲ 浓度和活性的降低影响肝素的疗效.故强调在确诊 DIC 后应用肝素来治疗的同时给予补充 AT-Ⅲ,使其在体内的活性达到 100%,这样可缩短 DIC 的病程,提高患儿生存率。推荐剂量 30U/(kg·d)静脉滴注。

(2)蛋白 C 浓缩剂:蛋白 C 是生理性抗凝物,蛋白 C 浓缩剂主要用于新生儿蛋白 C 缺乏患者。初步临床应用证明,对败血症并发 DIC 患儿用蛋白 C 浓缩剂后可在 24 小时内使血浆蛋白达到正常水平,并使 D-二聚体下降、血小板和纤维蛋白原上升。有研究提示.对内毒素所致 DIC,蛋白 C 浓缩剂与肝素联用可提高疗效。

3.抗血小板凝聚药

此类药物可阻抑血小板黏附和聚集.减少微血栓形成,抑制 DIC 的发展。常用药物为双嘧达莫(潘生丁),每次 5~10mg/kg,1~2 次/天。

(四)补充疗法

近年来多数学者认为,如因凝血因子低而致出血者,除输血小板外还应输注新鲜全血或新鲜冰冻血浆。一般不主张使用浓缩凝血因子,因其可能含有微量已被激活的凝血因子。贫血严重者,可输注洗涤浓缩红细胞。

补充消耗的凝血因子与血小板时,要与小剂量肝素抗凝同时进行,如出血明显,不予抗凝。有条件时监测 AT-Ⅲ,AT-Ⅲ<70% 时,仅限使用洗涤红细胞;PLT、AT-Ⅲ>70%,才可应用各种成分输血。

(五)抗纤溶药物应用

新生儿 DIC 时不主张用促纤溶药。DIC 的纤溶是继发的,只要 DIC 停止,纤溶停止。纤溶属于代偿反应。在 DIC 高凝期和消耗低凝期忌用抗纤溶药物。若病情发展出现以纤溶为主而致严重出血时,在肝素化的基础上,可应用抗纤溶药物,以助止血。若对 DIC 的动态未能确切了解或已知凝血纤溶两过程并存,以不用为宜。

(六)其他

关于 DIC 时是否应用肾上腺皮质激素尚未取得一致意见。一般认为,如果原发病需要,可在肝素化的基础上酌情使用激素治疗。

若以上治疗效果不满意时,可考虑进行换血治疗。

近年来,随着对 DIC 发病机制的认识,已有一些新的药物进入动物试验或临床试用,主要有组织因子抑制剂,如基因工程重组线虫抗凝蛋白 C2,可特异性抑制组织因子和Ⅶa、Xa 复合物的形成;组织因子抑制物(TFPI),可抑制组织因子活性及结合内毒素;二巯基氨基甲酸酯,可抑制组织因子基因转录。蛋白酶抑制剂,如抑肽酶,对纤溶酶原、血管舒缓素、纤维蛋白溶解有抑制作用。

第九章 中毒及意外伤害

第一节 中毒

一、急性中毒处理原则

某种物质通过某种途径进入人体内,在效应部位积累到一定量,而产生损害的全身性疾病称为中毒,可分为急性中毒与慢性中毒。毒物的毒性较剧烈或大量毒物突然进入人体,使机体受损并发生功能障碍,迅速引起症状甚至危及生命,为急性中毒。若少量毒物逐渐进入人体,在体内蓄积到一定程度方出现中毒症状,称为慢性中毒。小儿的中毒与周围环境密切相关,多为急性中毒。小儿急性中毒是儿科急诊的常见疾病之一,多发生在婴幼儿至学龄前期。中毒途径有:经消化道吸收、皮肤接触中毒、呼吸道吸入中毒、注入吸收中毒及经创面吸收中毒等。常见中毒机制包括:干扰酶系统、抑制血红蛋白携氧能力、变态反应、直接化学性损伤、麻醉作用、干扰细胞膜或细胞器的生理功能等。

家属若能提供详尽的病史,小儿急性中毒的诊断是相对容易的。否则,由于毒物众多,而小儿往往不能准确陈述病情,诊断极为困难。临床上,当遇到下列情况应怀疑中毒:①集体同时或先后发病,症状相似的患儿;②病史不明,症状与体征不符,或各系统病变不能用一种疾病解释;③多器官受累或意识明显变化而诊断不明者;④患儿经过有经验的医生救治积极而效果欠佳者;⑤患儿具有某种中毒的迹象。疑为中毒的患儿,应详细询问发病经过,现场检查是否有剩余毒物,体格检查注意具有诊断意义的中毒特征(如呼气、呕吐物有与某种物质相关的特殊气味,口唇、甲床发绀或樱红,出汗情况,皮肤色泽,呼吸状态,瞳孔,心律失常等),进行毒源涮查及毒物鉴定.若症状符合某种中毒而患儿家属不能提供中毒史时,可以用该种中毒的特效解毒药进行试验性治疗。

一旦发现急性中毒,应立即抢救。治疗的目的是维持生命及避免毒物继续作用于机体,把维护各系统的功能放在首位。立即终止接触毒物,迅速消除威胁生命的毒性效应,维持呼吸循环功能,尽快清除进入机体而尚未吸收或已经被吸收的毒物,快速使用该种毒物的特效解毒剂及对症支持治疗,及早防治并发症。具体处理原则:

(一)现场急救

1.阻断与毒物继续接触

立即将患儿撤离中毒现场,经呼吸道染毒地转移至通风良好、空气清新处,注意保暖,解开衣扣,清理呼吸道分泌物,保持呼吸道通畅,必要时吸氧、机械辅助通气。经皮肤染毒的迅速去除被污染的衣物,用清水彻底清洗被污染的部位。酸性毒物可用碱性液如肥皂水、碳酸氢钠溶液等清洗;碱性毒物可用冰醋酸、硼酸溶液等清洗;有机磷等可经皮肤排出的毒物中毒应间断清洗皮肤及毛发防止毒物重新吸收;特殊化学物如氯化钙、四氯化碳、苯酚等宜先用软纸软布拭去,再用清水冲洗;经眼睛染毒者用大量清水或生理盐水冲洗;经胃肠道进入的毒物立即停止服用,如患者清醒,予以催吐;动物蜇咬中毒者应立即减少活动,尽快于伤口近心端 2～3cm 处用止血带捆扎,阻断静脉和淋巴回流,防止毒物扩散吸收,止血带应每 10～30 分钟放松 1 次。

2.加强生命支持

严密观察患儿的一般状况,特别是神志、呼吸及循环状态。尽快开始生命支持,维持呼吸循环功能。如中毒患儿心搏、呼吸已停止,应迅速正确有效的心肺复苏。对中毒所致昏迷患儿应保持呼吸道通畅,维持最佳呼吸状态,尽快以最高浓度输氧,维持正常循环。

3.其他

及时由医务人员护送至医院。

(二)清除尚未吸收的毒物

1.经消化道吸收中毒

(1)催吐:适用于神志清醒、年龄较大且合作的经口服中毒患儿。用压舌板或手指刺激患儿咽部引起反射性呕吐。一般在中毒后 4～6 小时内进行.越早效果越好。禁忌证:严重心脏病、食管静脉曲张、溃疡病、昏迷或惊厥、强酸或强碱中毒、汽油中毒、煤油中毒及 6 个月以下婴儿等。

(2)洗胃:在催吐不成功,有惊厥、昏迷的经胃肠道中毒的患儿应尽早洗胃。禁忌证:强腐蚀性毒物中毒、近期胃穿孔、上消化道出血、主动脉瘤、恶性心律失常等。洗胃在中毒 6 小时内效果最好。常用的洗胃液有:温水、生理盐水或 0.45％氯化钠溶液、鞣酸、1：5000 高锰酸钾溶液、2％～4％碳酸氢钠溶液［美曲膦酯(敌百虫)中毒者禁用］、活性炭混悬液等。经口或经鼻插入胃管,对重度昏迷伴发绀明显的患儿应先行气管插管再下胃管洗胃。首次抽出物送检毒物鉴定。反复洗胃直至洗出液清澈无味为止。可将活性炭混悬液在洗胃后灌入或吞服,以吸附毒物。

(3)导泻:口服或洗胃后经胃管注入导泻药。常用的有:20％硫酸镁溶液 0.25g/kg;20％甘露醇溶液 2ml/kg;中药大黄等。

(4)全肠灌洗:适用于中毒时间较久,毒物主要存留在小肠或大肠的中毒患儿及可使肠蠕动减弱,导泻药不能发挥很好作用的药物中毒。常用洗肠液:1％温盐水、肥皂水及清水,也可加入活性炭。方法:大量洗肠液(1500～3000ml)高位连续灌洗,直至洗出液变清澈。

2.吸入毒物中毒

参见现场急救。成人经呼吸道吸入毒物中毒可早期应用支气管肺泡灌洗术,用生理盐水反复冲洗受损伤的肺组织,吸出肺泡内过多聚集的炎性细胞、感染坏死组织及潴留的分泌物,儿童中毒也可试用该方法。

3.皮肤黏膜毒物清除

参见现场急救。

(三)促进已吸收毒物的排泄

1.利尿

大量饮水,静脉滴注葡萄糖溶液冲淡体内毒物浓度,增加尿量,促进排泄。呋塞米 1～

2mg/kg 静脉注射;20%甘露醇溶液 0.5~1g/kg 静脉注射。大量利尿时适当补充钾盐,利尿期间监测出入量、血电解质水平。但利尿对大多数药物是无效的,且易引起电解质紊乱,大量输液会加大心脏负荷,引起肺水肿、脑水肿,同时肾衰竭患儿利尿无效,故随着血液净化技术的发展,现在多数学者并不提倡积极利尿。

2.酸化或碱化尿液

碱化尿液可使弱酸性毒物如水杨酸和苯巴比妥钠等肾清除率增加;酸化尿液可使弱碱类毒物排出增加,但目前较少应用。

3.吸氧或高压氧

如一氧化碳中毒患儿,应用高压氧治疗,可促进一氧化碳与血红蛋白分离。

4.血液净化

是指把患儿血液引出体外并通过净化装置,除去其中某些致病物质以净化血液达到治疗疾病目的的一系列技术,包括血液透析、血液滤过、血液灌流、血浆置换、腹膜透析等。自 1955 年医学家首次报道用血液透析治疗一例大剂量阿司匹林中毒患者以来,血液净化技术已经成为现代急性中毒治疗的重要手段。适应证:毒物或其代谢产物能被透析出体外者.中毒剂量大、预后严重者,中毒后发生肾衰竭者,有并发症且经积极支持疗法而病情日趋恶化者。应争取在中毒后 8~12 小时内采用。

(1)透析疗法:包括血液透析及腹膜透析,血液透析能代替部分肾功能,将血液中的有毒物质及身体的代谢废物排出体外。适用于小分子和部分中分子、水溶性、与蛋白结合少的毒物,如长效巴比妥、水杨酸类、甲醇、乙醇、茶碱等。

(2)血液灌流:将患儿的血液经过体外循环,用吸附剂吸收毒物后再输回体内。吸附剂为活性炭和树脂。适用于清除脂溶性、分子质量大或蛋白结合能力强的毒物,如有机磷农药、三环类抗抑郁药、洋地黄、抗组胺药、巴比妥类、百草枯等。值得注意的是:血液的正常成分如血小板、白细胞、凝血因子、二价阳离子等也能被吸附排出。

(3)血浆置换:可清除蛋白等大分子物质,适用于与蛋白紧密结合又不易被透析法清除的毒物或药物,也用于严重的药物中毒,如乙醇、镇静催眠药、阿司匹林及敌敌畏中毒等。

(4)换血疗法:当中毒不久,血液中毒物浓度极高时,可应用换血方法,但该法用血量极多,临床很少采用。

(四)对症支持治疗

对症支持治疗对中毒患儿的救治非常重要,尤其是中毒原因不明或无特效治疗时。加强护理,及时处理中毒所致的昏迷、抽搐、肺水肿、脑水肿、循环衰竭、消化道出血、急性肝肾损害、严重电解质紊乱等危重情况,保护脏器功能,预防感染,必要时可应用肾上腺皮质激素治疗。

二、常见药物急性中毒

(一)巴比妥类药物中毒

本类药物主要应用于镇静、催眠、麻醉等,可分为长效(巴比妥、苯巴比妥)、中效(戊巴比妥、异戊巴比妥)、短效(司可巴比妥)及超短效(硫喷妥钠)四类。一次摄入该类药物催眠剂量的 5~10 倍即可引起急性中毒。长期服用较大剂量的长效巴比妥类药物,较易发生蓄积中毒。静脉滴注速度过快,可发生严重的毒性反应。

1.中毒机制

抑制中枢神经系统：大剂量直接抑制延髓呼吸中枢，可致呼吸衰竭；抑制血管运动中枢，扩张周围血管，增加毛细血管通透性，降低血压导致休克；抑制体温调节中枢，导致体温过低。对心脏有负性肌力作用，使心肌收缩力减弱。抑制神经肌肉组织，使胃肠道运动减弱等。

2.临床表现

主要表现为中枢神经系统、呼吸和心血管系统的抑制。①中枢神经系统：头痛、眩晕、视物模糊、语言迟钝、思维紊乱、共济失调、嗜睡、昏迷、瞳孔缩小、对光反射迟钝。重度中毒患儿在进入抑制状态前可先出现兴奋期，表现为狂躁、谵妄、幻觉、惊厥等。②呼吸系统：呼吸中枢受抑制，呼吸浅、慢、不规则，甚至呼吸衰竭。长效巴比妥类中毒后期常因并发坠积性肺炎而加重呼吸困难。③心血管系统：低血压，甚至休克。④其他系统表现：各种形态的皮疹、恶心、呕吐、黄疸、肝损害。⑤肾损害等。

3.治疗

①口服中毒者，尽快催吐、洗胃以排出尚未被吸收的毒物。洗胃液首选活性炭混悬液，也可应用1∶5000高锰酸钾溶液或温生理盐水。洗胃后再注入活性炭（1g/kg）混悬液至胃内，并加用硫酸钠导泻，继用活性炭混悬液0.5g/kg，每2～4小时1次，直至排出活性炭大便。②输液、利尿、碱化尿液以利于毒物排泄，保持尿液pH 7.5～8.0为宜。③血液透析和血液灌流：血液透析能有效增加长效巴比妥类药物的清除，缩短血浆半衰期及昏迷时间。中短效类首选血液灌流。④呼吸抑制或昏迷患儿可应用纳洛酮。⑤纠正脱水和低血压，休克时应用血管活性药物，注意监测血流动力学。⑥对症及支持治疗：保持呼吸道通畅、吸氧、保温、预防感染，维持水、电解质及酸碱平衡，处理皮肤损害等。治疗过程中，注意监测血药物浓度。

4.预防

防止误服，长期服用该类药品应定期监测血药物浓度。肝肾功能不全患儿慎用本类药物。

（二）氯丙嗪类中毒

该类药物为吩噻嗪衍生物，是中枢性多巴胺受体阻滞剂，儿科临床常用有氯丙嗪、异丙嗪、奋乃静等。中毒多南小儿误服引起，偶有治疗剂量发生过敏反应者。

1.中毒机制

阻滞边缘系统、基底神经节及下丘脑多巴胺 D_2 受体；阻滞胆碱能 M 受体、组胺 H_1 受体及 5-羟色胺受体；抑制突触部位交感神经介质再摄取；对心肌细胞有奎尼丁样膜抑制作用；降低癫痫阈值。

2.临床表现

①神经系统：头痛、头晕、锥体外系反应（急性肌张力障碍、帕金森综合征、静坐不能、迟发性运动障碍及口周震颤，小儿以强直和不能安静为主）、癫痫样惊厥发作、昏迷、瞳孔缩小、腱反射消失。②心血管系统：低血压、休克及心律失常等。③体温过低：长期大剂量应用可导致粒细胞减少、血小板减少、溶血性贫血等，甚至发生再生障碍性贫血。

3.治疗

①平卧以防发生直立性低血压。②口服中毒者，立即给予1∶5000高锰酸钾溶液或温水洗胃，洗胃后注入硫酸钠导泻。③静脉输液、利尿以促进毒物排出。④血压降低时，可静脉滴

注血浆或右旋糖酐,尽量不用血管加压药。③纠正心律失常。⑥治疗锥体外系症状,如帕金森综合征及口周震颤应用苯海拉明,每次 1～2mg/kg,静脉注射,5～10 分钟后可重复一次,以后每 6 小时一次,共 24～48 小时;急性肌张力障碍可应用东莨菪碱肌内注射,继之口服盐酸苯海索;静坐不能患者选用地西泮、左旋多巴口服;迟发性运动障碍给予利血平。癫痫发作给予地西泮静脉注射。⑦同时注意保温、维持水电解质及酸碱平衡。⑧监测血药浓度。

4.预防

严格掌握该类药物应用的适应证及用药剂量;应用本类药物后应平卧 2 小时以上,以防直立性低血压;长期用药者监测血常规及肝功能。

（三）阿托品类中毒

阿托品是由颠茄、曼陀罗、莨菪等植物中提取的生物碱。中毒多因误服或用药过量引起。儿童最低致死量为 10mg。阿托品类中的其他药物有颠茄、莨菪碱、东莨菪碱、山莨菪碱,中毒时的临床表现与阿托品相似。

1.中毒机制

阻断节后胆碱能神经支配的效应器中 M 胆碱受体,解除和对抗副交感神经及各种拟胆碱药物的毒蕈碱样作用;刺激脊髓反射及兴奋中枢神经系统。

2.临床表现

①神经系统:烦躁不安、谵妄、意识障碍、瞳孔散大、定向力丧失、幻觉、运动失调、惊厥、昏迷。②心血管系统:心率增快、血压下降、休克。③其他:口渴、皮肤干燥潮红、尿潴留、发热等。

3.治疗

①经口服中毒者立即催吐,应用活性炭混悬液或 1％碳酸氢钠溶液洗胃,并留置活性炭混悬液于胃内,并给予硫酸钠导泻。若摄入时间超过 6 小时,应用生理盐水全肠灌洗后导泻。②及时应用阿托品拮抗剂:毛果芸香碱每次 0.1mg/kg,皮下注射或肌内注射,15 分钟 1 次,直至瞳孔缩小,症状减轻。③重症患儿给予水杨酸毒扁豆碱 0.5～2mg 缓慢静脉注射,至少 2～3 分钟,如不见效,2～5 分钟后再重复 1 次,一旦见效则停药,复发者缓慢减量至最小用量,每 30～60 分钟 1 次。④对症支持治疗:保持呼吸道通畅,必要时吸氧,物理降温。⑤静脉输液促进毒物排泄。⑥维持水、电解质及酸碱平衡。⑦对惊厥患儿.应用地西泮、水合氯醛、异戊巴比妥钠等,禁用吗啡及长效巴比妥类。

4.预防

加强宣教,教育儿童认识曼陀罗、莨菪等植物,避免采食。严格按规定剂量用药。高热及心功能不全患儿慎用阿托品。

（四）麻醉性镇痛药中毒

麻醉性镇痛药包括 3 类:天然阿片生物碱如吗啡、可待因;半合成的衍生物如海洛因、双氢可待因;合成的镇痛药如哌替啶、芬太尼、美沙酮等。小儿对吗啡敏感,超过治疗剂量即易中毒。母亲中毒可使胎儿或乳儿中毒。巴比妥类药物及其他催眠或镇痛剂与本类药物有协同作用,同时应用时易致中毒。

1.中毒机制

抑制呼吸:阿片、吗啡对中枢神经系统有兴奋和抑制作用,吗啡以抑制为主;可待因、哌替啶兴奋脊髓作用较强;提高胃肠道平滑肌及括约肌张力,减低胃肠蠕动;兴奋支气管、气管、输尿管等。

2.临床表现

①吗啡中毒:头痛、头晕、口干、出汗、恶心、呕吐、腹胀、便秘、少尿、尿潴留、皮肤瘙痒等一般中毒症状。吗啡中毒三联征:昏迷、呼吸抑制及针尖样瞳孔。严重者抽搐、惊厥、呼吸停止;体温降低、皮肤苍白、湿冷、血压下降、休克;偶有蛛网膜下隙出血及高热等。②哌替啶中毒:中枢抑制、呼吸抑制和低血压,瞳孔扩大,中枢刺激及神经肌肉兴奋症状如激动、谵妄、抽搐、腱反射亢进等,也可出现心律失常。③芬太尼中毒:呼吸抑制、肌肉僵硬、心血管抑制症状。

3.治疗

①保持呼吸道通畅,吸氧,必要时气管插管、呼吸机辅助呼吸。②口服中毒者立即予以活性炭混悬液或高锰酸钾洗胃,直肠灌入活性炭混悬液,硫酸钠或甘露醇导泻。③尽快应用阿片受体拮抗剂纳洛酮:每次 0.01mg/kg,静脉注射,如无效增加至 0.1mg/kg,可重复应用,也可静脉滴注维持。静脉注射盐酸烯丙吗啡,可消除吗啡引起的呼吸和循环抑制,并能升高血压,使体温回升,剂量为每次 0.1mg/kg,新生儿每次 0.05～0.1mg,必要时每 10～15 分钟重复 1 次,直到呼吸增快为止。④对症支持治疗:注意保暖,维持水、电解质及酸碱平衡,纠正休克,预防肺炎等。

三、常见农药急性中毒

(一)有机磷农药中毒

有机磷农药是目前国内应用最广泛的一种高效杀虫剂,其中毒占急性农药中毒首位。依据其毒性强弱,可分为剧毒类如甲拌磷,对硫磷;高毒类如甲胺磷、敌敌畏、氧化乐果;中毒类如乐果、杀螟松;低毒类如敌百虫、马拉硫磷、杀虫畏等。人体对有机磷农药的中毒量、致死量差异大。小儿中毒原因多为:误食被有机磷农药污染的食物,误用沾染农药的玩具或农药容器,母亲应用农药后未认真洗手换衣服而给婴儿哺乳,儿童在喷洒过农药的田地附近玩耍而吸入中毒等。但近年来,随着大龄儿童心理问题的增加,自服有机磷农药自杀的案例也在逐年增多。

1.中毒机制

有机磷农药进入人体后,其磷酰基与乙酰胆碱酯酶的活性部分紧密结合,生成较稳定的磷酰化胆碱酯酶丧失分解乙酰胆碱的能力,使乙酰胆碱在患儿体内大量积聚,并抑制仅有的乙酰胆碱酯酶活力,引起中枢神经系统及胆碱能神经先过度兴奋后抑制和衰竭,在临床上出现相应的中毒症状。若不及时用胆碱酯酶复能剂,中毒酶会很快"老化",生成更稳定的单烷氧基磷酰化胆碱酯酶,酶活力不再恢复,需缓慢地再生(10～30 天),才能恢复全酶活力。

2.临床表现

一般急性中毒多在 12 小时内发病,若是口服、吸入高浓度或剧毒的有机磷农药,可在几分钟到十几分钟内出现症状以致死亡。①毒蕈碱样症状:某些副交感神经和交感神经节后纤维的胆碱能毒蕈碱受体兴奋而出现内脏平滑肌收缩、腺体分泌增加,表现为恶心、呕吐、腹痛、腹泻、瞳孔缩小、视力模糊、多汗、流泪、流涕、流涎、支气管痉挛及呼吸道分泌物增多、呼吸困难、心跳减慢、大小便失禁等。②烟碱样症状:运动神经和肌肉连接点胆碱能烟碱型受体兴奋,出现类似烟碱中毒的表现,如肌束震颤、肌肉痉挛、肌无力(尤其是呼吸肌)、心跳加速、血压上升等。③中枢神经系统症状:头晕、头痛、疲乏、共济失调、烦躁、谵妄、抽搐,甚至昏迷。④中间综合征:胆碱能危象后 2～7 日发生,表现为肌肉无力、不能抬头、眼活动受累、呼吸困难甚至呼吸麻痹。⑤有机磷农药中毒反跳:有些有机磷农药口服中毒后,经急救临床症状好转,但在数日至 1 周后突然再发昏迷、肺水肿甚至死亡,这种症状复发可能与残留在皮肤、毛发和胃肠道的药物重吸收或解毒药停用过早或其他尚未阐明的机制所致,以乐果、马拉硫磷中毒多见;⑥迟发性神经病:个别中毒患儿在症状好转后 4～15 天发生迟发性神经病,主要累及肢体末端,表现为肢端两侧对称性感觉麻木、疼痛,渐向远端发展,发生瘫痪、四肢肌肉萎缩等症状,尚可出现精神抑郁、狂躁等精神症状,可能与有机磷抑制神经靶酯酶并使其老化有关,这些现象多见于中毒较重、昏迷时间较长的患儿。

根据临床表现可将有机磷农药中毒分为:①轻度中毒:主要表现为胃肠道症状和神经系统症状,如食欲缺乏、恶心、呕吐、腹痛、腹泻以及头痛、头晕、乏力,还可出现多汗、视力模糊等,胆碱酯酶活力 70%～50%。②中度中毒:除轻度中毒症状外,还有肌肉震颤、轻度呼吸困难等烟碱样症状,以及瞳孔缩小、大汗、流涎等,胆碱酯酶活性 50%～30%;③重度中毒:除中度中毒症状外.还出现昏迷、大小便失禁、肺水肿、脑水肿、呼吸麻痹等,胆碱酯酶活性小于 30%。

3.诊断

有明确有机磷农药接触史并出现以上典型临床表现即可诊断。但有时接触史很难直接问出,且小儿有机磷农药中毒临床表现有时很不典型,故如怀疑有机磷农药中毒,需反复询问病史,同时尽快行以下检查。

(1)全血胆碱酯酶活力测定:是诊断有机磷农药中毒的特异性实验室指标,且可判定中毒程度、疗效及预后。胆碱酯酶活力降低至正常人的 80% 以下即有诊断意义。

(2)尿中有机磷分解物测定:如敌百虫中毒时尿中可出现三氯乙醇,对硫磷中毒时尿中出现对硝基酚等。

(3)可采集患者呕吐物、呼吸道分泌物、洗胃抽出液等做有机磷化合物鉴定以协助诊断。

4.治疗

一旦发现有机磷农药中毒,需立即展开抢救。

(1)迅速清除毒物,防止继续吸收:立刻将患儿搬离中毒现场,脱去污染衣物,用肥皂水或 2%～5% 碳酸氢钠溶液彻底清洗被污染的皮肤、毛发等。敌百虫中毒者,用清水或 1% 盐水清洗,禁用碱性液以免加重毒性。眼部受污染者,用生理盐水冲洗后滴入 1% 阿托品溶液 1 滴。口服中毒者用 1% 碳酸氢钠溶液(敌百虫忌用)或 1:5000 高锰酸钾溶液(对硫磷、乐果、马拉硫磷忌用)反复洗胃,直至洗清为止,对不能确定所服农药品种的,最好先用清水洗胃。洗胃液温度以接近体温为宜,洗胃过程中要注意保持呼吸道通畅,防止误吸,洗胃结束后由胃管注入活性炭混悬液 1g/kg,再给硫酸钠导泻。口服时间久者,可做高位洗肠。近年来,不断报道用活性炭混悬液灌流,对重毒有机磷中毒患儿治疗效果较好。

(2)解毒药的使用

1)胆碱酯酶复活药:常用药物有解毒定、氯解磷定、双复磷等,可与磷酰化胆碱酯酶结合,解除磷酰化使乙酰胆碱酯酶活力恢复;也可与进入体内的有机磷直接结合,对解除烟碱样作用和促进患儿苏醒有明显效果。其中解磷定、氯解磷定对内吸磷、对硫磷、甲胺磷中毒的疗效好，对敌百虫、敌敌畏等疗效差，对乐果、马拉硫磷疗效可疑。而双复磷对敌百虫、敌敌畏中毒效果较氯解磷定好。

2)抗胆碱药：如阿托品、山莨菪碱，有阻断乙酰胆碱对副交感神经和中枢神经毒蕈碱受体的作用，提高机体对乙酰胆碱的耐受性，对烟碱样作用无效，也不能复活胆碱酯酶。要早期、足量、反复给药，中、重度中毒患儿需静脉给药。用药剂量由患儿的病情决定，至阿托品化后减量。阿托品化即临床出现瞳孔扩大、口干、皮肤干燥、颜面潮红、肺部啰音消失及心率加快、体温升高等；停药后如有复发征象，立即恢复用药。同时，在应用阿托品过程中要密切观察患儿全身反应和瞳孔大小，如出现瞳孔扩大、神志模糊、狂躁不安、抽搐、再次昏迷或昏迷加重、尿潴留等，提示阿托品中毒，应立即停用阿托品。

3)复方解毒剂：是一种胆碱酯酶复能剂与抗胆碱药的复方制剂。近年来，我国研制的主要有解磷（含阿托品、贝那替嗪和氯解磷定）注射液、苯克磷（含苯托品、丙环定、双复磷）注射液等。

（3）对症支持治疗：保持患儿的呼吸道通畅，清除口腔分泌物，必要时吸氧，如发生呼吸衰竭，应用呼吸兴奋剂，及时行气管插管或气管切开；心搏骤停时立即做心脏按压，静脉注射 1：10000 肾上腺素 0.1ml/kg，必要时可于心腔内注射阿托品；及时处理急性肺水肿、脑水肿；防治心律失常和休克；维持酸碱平衡，纠正水、电解质紊乱；必要时静脉滴注新鲜血液，有报道应用换血疗法抢救重症患儿效果满意。

（4）中间综合征治疗：一旦发生肌肉麻痹、呼吸衰竭迹象，应立刻气管插管或气管切开，呼吸机辅助呼吸，同时给予氯解磷定肌内注射。

（5）迟发性神经病治疗：一般 6～12 个月可恢复。应加强肌肉锻炼，应用营养神经药物如维生素 B_1、B_6、B_{12} 等，有报道加用丹参治疗迟发性神经病收到良好效果。

（6）防治病情反跳：残毒继续吸收，停药太早或减量太快可引起反跳现象，一般发生在中毒后的 2～7 天，表现为皮肤由干燥转为湿润，面色由红转白，瞳孔缩小，精神萎靡，气促，肺部啰音复现等。为避免发生反跳现象，需彻底清除毒物，阿托品化后不宜停药或减量过快。一旦出现反跳现象，应重新阿托品化，对重症患儿可采取换血疗法或血液灌流效果好。

5.预防

在生产和使用有机磷农药时应穿戴防毒面具或衣物，接触后彻底清洗，更换衣物后再给婴儿哺乳；将农药放在小儿不宜触及的地方；喷洒农药的蔬菜、果品勿即刻食用；避免小儿在喷洒过农药的田间玩耍等。

（二）拟除虫菊酯类农药中毒

该类农药是一类模仿天然除虫菊素化学结构的人工合成杀虫剂，杀虫谱广，杀虫效果强，低残毒，广泛应用于农业生产中。目前，常用的有溴氰菊酯（敌杀死）、杀灭菊酯（速灭杀丁）、氯氰菊酯（灭百可）和二氯苯醚菊酯（除虫精）等。口服及长时间皮肤吸收可引起中毒。

1.中毒机制

影响神经传导及突触传递，增加脑的兴奋性，使血液中肾上腺素和去甲肾上腺素含量增高，导致心律失常及局部刺激。

2.临床表现

经皮肤吸收者平均 6 小时出现临床症状,经消化道中毒者多在 1 小时左右发病。①局部刺激症状:接触部位出现潮红、丘疹、刺痒、烧灼感、肿胀、脱屑、疼痛、感觉异常等,常伴有面红。②消化系统症状:恶心、呕吐、腹痛、腹泻、消化道出血等。③神经系统症状:头晕、头痛、乏力、精神萎靡、多汗、流涎、口唇及肢体麻木、烦躁不安、肌肉颤动和抽搐、意识模糊,甚至昏迷。④呼吸系统:气促和呼吸困难,也可发生肺水肿。⑤心血管系统:先抑制后兴奋,可出现各种类型的心律失常。

3.治疗

目前尚无特效解毒药物,主要是清洗排毒和对症支持治疗。①迅速清除毒物:将患儿移至新鲜空气处,脱去污染衣物,用肥皂水或 2%碳酸氢钠溶液冲洗污染局部,然后涂以凡士林或可的松软膏,同时避免光照。经口中毒者,立即用 1%～2%碳酸氢钠溶液或温水洗胃,然后导泻。静脉补液加速毒物排出。②对症支持治疗:保持患儿处于安静环境中,避免各种刺激,及早使用巴比妥类药物以镇静和解痉。③维持水、酸碱及电解质平衡,少量应用阿托品以减少腺体分泌,减缓胃排空,减慢毒物的吸收。④适量应用 β 受体阻滞剂抗心律失常等治疗。⑤严重中毒者,可行血液透析或血液灌流尽快清除毒物。

(三)百草枯中毒

百草枯属有机杂环类除草剂,对人、畜有很强的毒性。可由于误服或自杀口服中毒,也可经皮肤和呼吸道吸收中毒,病死率高。

1.中毒机制

具体机制尚不明确,有学者认为人体细胞有复杂的防御机制防护氧化-还原反应中产生的"活性氧"的毒性,当存在高浓度百草枯时,细胞的防御机制破坏,"活性氧"的毒性导致细胞死亡及组织损伤。百草枯进入机体后,有明显的局部刺激症状,腐蚀作用,主要在肺组织中蓄积,破坏细胞结构,造成肺水肿及出血.导致肺纤维化,并可造成心脏、肾、消化道等多脏器损害。

2.临床表现

①局部刺激症状:皮肤接触可出现局部红肿、水疱等,口服摄入可出现恶心、呕吐、咽痛、腹泻,口咽及食管黏膜糜烂、溃疡等。②肾损害:药物从肾排泄可造成蛋白尿、血尿、少尿、无尿等。③呼吸系统损害:咯血、进行性呼吸困难和发绀、肺水肿、肺纤维化,最终可因呼吸衰竭死亡。④肝功能损害,黄疸。⑤也可造成其他脏器损害,出现相应症状。

3.诊断

有百草枯接触史,血、尿中测到毒物即可诊断。

4.治疗

目前尚无百草枯的有效解毒剂,主要是尽快促进毒物排泄及对症支持治疗。①皮肤污染患儿可用肥皂水彻底清洗,误服者,应立即催吐,应用 1%碳酸氢钠溶液洗胃,活性炭混悬液胃内保留,硫酸镁、甘露醇导泻。②尽早进行血液净化:如有条件可立即行血液灌流治疗,对提高患儿生存率有明显提高。③对症支持治疗:早期使用糖皮质激素、大量维生素 C 和维生素 E,以及利尿、补液等对症治疗,维持酸碱平衡及电解质平衡,严密监测肝、肾等脏器功能。④预防感染等治疗。

四、鼠药中毒

绝大多数杀鼠剂对人畜都产生很强的毒力,易发生中毒。现广泛应用的种类主要有敌鼠、磷化锌、安妥、氟乙酰胺、氟乙酸钠、毒鼠宁等。

(一)敌鼠中毒

敌鼠是一种茚满二酮类高毒灭鼠剂,目前常用产品有1%敌鼠粉剂和1%敌鼠钠盐。多因该类鼠药放置不当致使小儿误服,也可因误食沾染本品的粮食及毒死的禽、畜而中毒。

1.中毒机制

敌鼠的化学结构与维生素K类似,进入体内后,对维生素K产生竞争性抑制作用,使维生素K的活性减低,凝血酶原和凝血因子Ⅱ、Ⅶ、Ⅸ、x等合成受阻,起到抗凝的作用。敌鼠还可损伤毛细血管内皮细胞,使毛细血管通透性和脆性增加而加重出血。

2.临床表现

误服后先有恶心、呕吐、食欲减退、腹痛、关节痛等症状。1~2天后出现全身出血症状,包括鼻出血、齿龈出血、皮肤紫癜、咯血、便血、血尿、脑出血等,如出血严重,可出现休克。

3.诊断

对有误食或怀疑误食敌鼠,同时有以上临床表现的患儿,立即查凝血功能,患儿可有凝血酶原时间延长,凝血因子Ⅱ、Ⅶ、Ⅸ、Ⅹ中之一缺乏。患儿血小板数也可减少,束臂试验阳性。同时取呕吐物、洗胃液等做毒物鉴定以确诊。

4.治疗

①口服中毒者,应及早催吐、洗胃、导泻,禁用碱性液洗胃。②立即给予维生素$K_1$10mg肌内注射或静脉缓慢注射,每日2~3次,持续3~5天,根据病情,可酌情加量。③应用大量维生素C并酌情应用肾上腺皮质激素以减轻血管通透性,促进止血。④若失血过多,应迅速静脉滴注新鲜血,或静脉滴注凝血酶原复合物,首剂40U/kg,后每天15~20U/kg维持,直至出血停止。⑤对症支持治疗。

5.预防

将本类药品放置在儿童不宜触及的地方切勿将本类药品与食品混放。

(二)安妥中毒

安妥是一种白色或灰蓝色粉末,易溶于水,毒力弱,对鼠类毒性大,对人类毒性较低。小儿中毒多因误食本品混拌的鼠饵所致。

1.中毒机制

本类鼠药对黏膜有刺激作用,吸收后主要损害肺毛细血管,可增加其通透性,造成肺水肿、胸膜炎、胸腔积液等,还可引起肝肾细胞脂肪变性及坏死。

2.临床表现

小儿误食本类药物后引起口渴、口臭、胃部烧灼感及胀感、恶心、呕吐等消化道黏膜刺激症状。刺激性咳嗽、呼吸困难、发绀、咳粉红色泡沫痰、肺部听诊有湿啰音,若呼吸音减低,语音震颤减弱,叩诊实音或浊音,则提示胸腔积液;体温过低;肝脏受损可引起肝大、黄疸等;肾受损出现血尿、蛋白尿等;严重的患儿最后可发生意识障碍、惊厥、休克、昏迷、窒息等。

3.诊断

有安妥误服史并出现上述症状患儿及时做胃内容物毒物鉴定以确诊。

4.治疗

误服者及早催吐,用1:5000高锰酸钾溶液洗胃,并注入活性炭混悬液,继用硫酸钠导泻,忌用碱性液体或油类。皮肤接触者用大量清水冲洗。对症支持治疗:吸氧、保肝等治疗,防治肺水肿及肝肾衰竭;禁食脂肪类食物及碱性食物。

(三)毒鼠强中毒

毒鼠强义名没鼠命、四二四、三步倒、闻到死.其化学名为四亚甲基二砜四胺,是一种无味无臭的剧毒鼠药。

1.中毒机制

毒鼠强是γ-氨基丁酸(GABA)的拮抗物,与神经元GABA受体形成不可逆转的结合,使氯通道和神经元丧失功能,增加血液中许多种酶的活性,导致广泛性脏器损害。

2.临床表现

误服后出现头晕、头痛、乏力、恶心、呕吐;重症患儿突然晕倒、抽搐,可迅速因呼吸衰竭死亡。

3.治疗

本类药物目前尚无有效解毒剂。生产性中毒者,立即脱离中毒现场,误服中毒者,立即催吐、活性炭混悬液洗胃、留置活性炭混悬液于胃中,继用甘露醇导泻;有条件应用血液灌流效果好;惊厥患儿地西泮静脉注射;有报道应用纳洛酮对促进神志恢复起到重要作用;也有报道应用维生素B6对神经系统恢复效果好。对症支持治疗:保持呼吸道通畅,维持水、电解质平衡,保护各脏器功能等。

五、化学毒物类中毒

(一)一氧化碳中毒

含碳物质不完全燃烧可产生一氧化碳(CO)。CO为无色、无臭的气体,不溶于水,易溶于氨水。日常生活中,CO中毒多由于煤炉无烟囱或烟囱闭塞不通、煤气管道泄漏、家用炉灶操作不当、居室无良好通气设备、不当使用燃气热水器洗浴等引起。炼钢、炼焦,矿井打眼放炮等工业过程产生大量CO,如防护不周,易发生急性CO中毒。

1.中毒机制

CO与血红蛋白的亲和力比氧与血红蛋白的亲和力高200～300倍。CO经呼吸道进入人体后,立即与血红蛋白结合,形成碳氧血红蛋白,失去携氧能力,且不易解离,使氧解离曲线左移,造成组织窒息。高浓度的CO与线粒体中的细胞色素氧化酶结合,阻断电子传递,抑制细胞内呼吸。CO可与肌球蛋白结合,形成碳氧肌红蛋白,影响肌细胞内氧的弥散;使大量黄嘌呤脱氢酶转变成黄嘌呤氧化酶,产生大量氧自由基而损害组织。同时可使中枢神经系统蛋白质及核酸氧化导致再灌注损伤,使脂质过氧化引起不同程度的中枢神经系统脂质脱髓鞘病变。

2.临床表现

有吸入CO病史,迅速出现临床症状,依血液中碳氧血红蛋白含量不同可表现为轻、中、重度中毒。

（1）轻度中毒：（血液中碳氧血红蛋白达10%～20%）：主要表现为头痛、头晕、嗜睡、表情淡漠、眼球转动不灵、恶心、呕吐、心悸、无力或晕厥，离开中毒环境，呼吸新鲜空气后，症状可很快消失。

（2）中度中毒：（血液中碳氧血红蛋白达30%～50%）：除轻度中毒引起的上述症状加重外，患儿可出现昏睡、神志不清和浅昏迷，口唇皮肤黏膜呈樱桃红色，多脏器一过性功能损害等。经迅速抢救一般可很快苏醒而恢复。

（3）重度中毒：（血液中碳氧血红蛋白在50%以上）：上述症状继续加重，并有突发昏迷和惊厥，并发肺水肿，脑水肿或脑疝而致呼吸衰竭。引起多脏器损害，神经系统表现为急性痴呆、精神错乱、帕金森病；心脏损害表现为心律失常和心力衰竭，肝功能受损或发生中毒性肝炎，肾受损产生血尿、蛋白尿及水肿，严重者可致急性肾衰竭。若血液中碳氧血红蛋白在70%～80%，可迅速导致呼吸中枢麻痹，心脏停搏。

3.诊断

根据病史及临床表现一般可诊断。CO中毒常用实验室检查方法：①患儿血液呈樱桃红色。②以蒸馏水10ml加入患儿血液3～5滴，煮沸后呈红色，正常者为褐色。③取患儿血数滴，加入蒸馏水2ml，再加10%氢氧化钠溶液数滴，正常为绿色，阳性血为粉红色。

4.治疗

（1）迅速将患儿移离中毒现场至空气新鲜处，注意保温，轻度中毒患儿离开中毒环境后即可慢慢恢复。

（2）氧疗：吸入氧浓度越高，血液内CO分离越多，排出越快。中毒后尽快应用高压氧疗法，可以减少神经、精神后遗症的发生，并可降低病死率。①轻度中毒患儿吸纯氧。②中度中毒患儿吸含5%二氧化碳的氧，以兴奋呼吸中枢，增加呼吸量，促使碳氧血红蛋白解离。③重度中毒患儿用高压氧治疗，可加速碳氧血红蛋白的解离和CO的清除，使血氧张力增高，氧弥散和组织储氧量增加以及增加血中氧的物理溶解量。

（3）发生呼吸衰竭、呼吸肌麻痹和呼吸中枢麻痹时，应及早插管，应用呼吸机机械通气和加压给氧。

（4）防治脑水肿：及时应用甘露醇静脉注射，同时应用利尿剂及糖皮质激素。

（5）对症支持治疗：补液、维持水电解质和酸碱平衡，补充能量，应用氧自由基对抗剂、营养神经药物，必要时输血、换血治疗；昏迷患儿可应用纳洛酮促醒；防治感染；积极救治各脏器衰竭。

（二）急性氰化物中毒

氰化物是一类剧毒物，常见有氰化钾、氰化钠、氰化钙及溴化氰等无机化合物和乙腈、丙腈、正丁腈等有机物。此外，桃、杏、枇杷、李子、杨梅、樱桃的核仁及木薯含苦杏仁甙和苦杏仁甙酶，苦杏仁甙遇水，在苦杏仁甙酶的作用下分解为氢氰酸、苯甲醛及葡萄糖，故食用过多核仁可引起氢氰酸中毒。苦的桃仁、杏仁的毒性比甜的高数十倍，应避免生食。

1.中毒机制

氰化物进入人体后，随血流运送至各处组织细胞，氰酸离子迅速与细胞色素及细胞色素氧化酶的三价铁结合，使其失去传递电子的作用，而发生细胞内窒息。

2.临床表现

因食用果仁中毒,潜伏期为2～6小时,如因接触氰化物中毒,迅速出现症状,重者顿时昏迷、惊厥致死。患儿可出现恶心、呕吐、头痛或头晕、四肢无力、精神不振或烦躁不安等症状,体温略高,呼吸深快,心率加快。严重中毒患儿出现体温降低、血压下降、心率减慢、呼吸困难或不规则、瞳孔散大、对光反射消失、腱反射亢进或消失、惊厥,甚至昏迷。患儿往往死于呼吸麻痹。

3.治疗

(1)如因食用含氰果仁中毒且症状较轻者,立即催吐,用1：5000高锰酸钾溶液、5％硫代硫酸钠溶液或1％～3％过氧化氢溶液洗胃。

(2)迅速应用特效解毒药物:轻度中毒时,应用亚硝酸钠10mg/kg、25％硫代硫酸钠溶液1.6ml/kg、10％4-二甲氨基酚溶液2ml,肌内注射(依患儿体重酌减)或亚甲蓝四者中任何一种均可。①重度中毒时为了争取时间,应立即给吸入亚硝酸戊酯,将安瓿包于纱布内压碎,每隔1～2分钟吸入15～30秒,此时尽快配制1％亚硝酸钠溶液依年龄大小用10～25ml(或10mg/kg),由静脉每分钟注入3～5ml(注射时应备有肾上腺素,密切监测血压,如血压下降立即肌内注射肾上腺素,血压明显下降时应暂停注射亚硝酸钠)。②或用1％亚甲蓝溶液每次10mg/kg(即每次1％溶液1ml/kg),加25％～50％葡萄糖溶液20ml静脉注射,注射时观察口唇颜色,出现暗紫发绀即可停药。然后再用25％硫代硫酸钠溶液1.6ml/kg,于10～20分钟内静脉缓慢注入,10％4-二甲氨基酚溶液2ml肌内注射(依患儿体重酌减),继以25％硫代硫酸钠溶液1.6ml/kg静脉注射。注射后如果氰中毒症状未消失或以后症状反复,可征复上述药物一次,剂量减半。

(3)对症支持治疗:保持生命体征稳定、水电解质及酸碱平衡、镇静止惊、氧疗,必要时气管插管呼吸机辅助呼吸。

(三)亚硝酸盐中毒

亚硝酸盐中毒多由于食用硝酸盐或亚硝酸盐含量较高的腌制肉制品、泡菜及变质的蔬菜引起(即肠源性发绀),或者误将工业用亚硝酸钠作为食盐食用而引起,也可见于饮用含有硝酸盐或亚硝酸盐苦井水、蒸锅水引起。

1.中毒机制

亚硝酸盐为氧化剂,能使血液中正常的血红蛋白(含二价铁)氧化成高铁血红蛋白(含三价铁),形成高铁血红蛋白血症,高铁血红蛋白无携氧能力,使组织缺氧。高铁血红蛋白为棕黑色,当血液中高铁血红蛋白含量超过1.5％时,皮肤黏膜呈青紫色。亚硝酸盐还可使血管扩张、血压下降。

2.临床表现

轻度中毒表现为皮肤、黏膜青紫,尤以口唇、口周、甲床明显,常无缺氧症状。严重中毒患儿青紫明显,头晕、头痛、乏力、呼吸急促、心率增快、恶心、呕吐;重者昏迷、惊厥、血压下降、心律不齐、大小便失禁、呼吸循环衰竭,终因呼吸麻痹而死亡。

3.诊断

有食用含亚硝酸盐食物或接触亚硝酸盐史,出现上述表现,尤其是青紫与缺氧不成正比,应高度怀疑亚硝酸盐中毒。高铁血红蛋白鉴定：患儿出呈紫黑色，取患儿血 2ml 于试管中剧烈震荡 15 分钟，血液仍不能变成鲜红色（放置 5~6 小时后才变成鲜红色），加 1％氰化钾或氰化钠溶液 3 滴后，血液于 1 分钟内变成鲜红色。

4.治疗

①一旦发现亚硝酸盐中毒，立即催吐、洗胃、导泻，并大量饮水或静脉补液，时间较久者应予全肠灌洗。②迅速应用特异性解毒剂：轻症者可口服亚甲蓝（美蓝）每次 3~5mg/kg，每日 3 次。重症者立即以每次 1％亚甲蓝溶液 1~2mg/kg，缓慢静脉注射，若 1~2 小时症状不消失或重现，可再重复注射 1 次。维生素 C 1~2g 加于 25％~50％葡萄糖溶液内静脉注射，或加入 10％葡萄糖溶液内静脉滴注；静脉滴注还原性谷胱甘肽，重症患儿可应用细胞色素 C。③对症支持治疗：患儿卧床休息，保持安静，保持生命体征平稳，青紫严重者给以氧疗，维持水、电解质和酸碱平衡，惊厥者给以镇静剂。④危重患儿可输注新鲜血或换血治疗。

（四）有机溶剂中毒

有机溶剂多用作工业原料、实验反应介质、稀释剂、清洗剂、去脂剂、萃取剂、防腐剂、内燃机燃料等，按其化学组成可分为脂肪开链烃类、脂肪族环烃类、芳香烃类、卤代烃类、醇类、醚类、酯类、酮类等。有机溶剂有 500 余种之多，中毒机制大多尚不完全明确，在此仅简单介绍常见有机溶剂苯、甲苯中毒。

苯是重要的化工原料有机溶剂、燃料和清洁剂，为无色、透明，略具芳香气味及高度挥发性的油状液体。苯的中毒机制目前仍不完全明确。苯以蒸汽形态由呼吸道进入人体或经消化道进入人体后，在体内由肝代谢转化为酚、对苯二酚及邻苯二酚，抑制细胞核分裂，对骨髓造血系统产生抑制作用。近年来研究显示，苯具有致癌和致畸作用。

急性苯中毒患儿可出现头晕、头痛、面部潮红、胸闷、手足麻木、恶心、呕吐、黏膜刺激症状如流泪、眼痛或咳嗽等。严重中毒时迅速出现肌肉痉挛、全身抽搐、脉搏细速、血压下降、心律失常、瞳孔散大、对光反射消失，甚至因呼吸中枢麻痹而死亡。一旦发现急性苯中毒，应立即将患儿移离中毒现场，呼吸新鲜空气，注意保暖，保持患儿安静。口服中毒患儿，立即给予 5％碳酸氢钠溶液反复洗胃，葡醛内酯静脉滴注以加速与苯的结合将其排出体外。严密观察生命体征，对症支持治疗，防治肺水肿、呼吸衰竭等。

甲苯为无色易挥发液体，被广泛用于工业溶剂，多南吸入引起中毒。甲苯被吸入人体后，氧化为苯甲酸，与甘氨酸结合成马尿酸自尿中排山。高浓度甲苯蒸汽对中枢神经系统具有较强的麻醉作用，重者可导致脑水肿，对皮肤黏膜也具有较强的刺激作用。

甲苯中毒表现为流泪、咳嗽、胸闷、结膜充血、咽充血等黏膜刺激症状，头晕、头痛、全身乏力、恶心、呕吐、感觉异常，严重中毒可引起神经系统兴奋症状如烦躁不安、哭笑无常、谵妄多语，也可表现为表情淡漠、昏睡不醒等神经系统抑制症状。发现甲苯中毒，立即将患儿移至空气新鲜处，除去污染衣物及皮肤上的毒物；葡醛内酯静脉滴注加速毒物排泄；对症支持治疗。

六、食物中毒

（一）沙门菌属食物中毒

常见引起食物中毒的沙门菌属细菌有：鼠伤寒沙门菌、肠炎杆菌、猪霍乱杆菌、纽波特沙门菌及甲、乙、丙型副伤寒沙门菌等。该菌属可在水、乳、肉类等食品中生存较长时间，特别是病死性畜肉。小儿中毒多因食用家畜或家禽的肉、内脏、蛋、鱼、牛乳、羊乳引起。

1.中毒机制

大量致病菌侵入患儿体内,在肠道内继续繁殖,肠道内的大量细菌以及菌体崩解后释放出来的内毒素,刺激肠道黏膜及肠壁神经和血管,引起肠道黏膜肿胀、渗出和运动功能失调,出现不同程度的消化道症状。内毒素由肠壁吸收进入血液循环,作用于体温调节中枢及血管运动神经,引起体温上升及血管运动神经麻痹。

2.临床表现

潜伏期一般为6～24小时。发病即有发热,常为持续高热.大便为黄绿色水样便,有时为脓血便,里急后重,有些患儿可有皮疹。根据患儿临床表现,可分为以下5种类型:

(1)急性胃肠炎型:此型最多见,突发高热,体温可达39～40℃,伴畏寒、恶心、呕吐、腹痛、腹泻。大部分患儿症状较轻,1～4天可恢复。呕吐、腹泻,严重者可有脱水表现。病情严重者,可有感染性休克。

(2)类伤寒型:潜伏期3～10天,病程10～14天。患儿胃肠道症状不明显,临床表现类似伤寒,持续高热,可有相对脉缓、头痛、全身无力、肌痉挛及神经系统功能紊乱。

(3)类霍乱型:该型病情危重,发展迅速,病程4～10天。患儿剧烈呕吐、水样便,很快出现严重脱水、高热,病情严重患儿表现周围循环衰竭、昏迷、抽搐、谵妄等。

(4)类上呼吸道感染型:患儿出现发热、畏寒、全身不适或疼痛、鼻塞、咽喉炎等表现,可伴有胃肠道症状。

(5)脓毒症型:该型少见,起病突然,寒战、高热、出冷汗及轻重不一的胃肠炎症状。可有肺炎、骨髓炎、脑膜炎等并发症。

3.诊断

患儿有进食不洁食物史,出现上述临床表现,尽快行血培养。同时对可疑食物或患儿粪便、呕吐物进行细菌分离,如证实为同一血清沙门菌则可确诊。

4.治疗

立即催吐,继之以1∶5000高锰酸钾溶液反复洗胃,并用硫酸镁导泻,如已发生严重呕吐、腹泻,不再催吐、导泻,维持水、电解质和酸碱平衡。对症治疗:腹痛、呕吐严重患儿,可用阿托品肌内注射,烦躁不安者应用镇静剂;抗休克治疗;病情严重者,应用小檗碱、头孢唑林等抗感染

(二)毒蕈中毒

毒蕈俗称毒蘑菇,目前已知约有100多种,各地均有生长,有些外观与无毒蕈类相似,易被缺乏经验的人采摘食用而中毒。

1.中毒机制

毒蕈的致病性取决于其所含的毒素。一种毒蕈可含有多种毒素,一种毒素也可存在于多种毒蕈中。主要的毒素有以下几种:

(1)胃肠毒素:此类毒素包括胍啶和蘑菇酸等,存在于毒粉褶蕈、毒红菇、墨汁鬼伞、红网牛肝蕈及虎斑蘑等毒蕈中,可刺激胃肠道,引起胃肠道炎性症状。

(2)神经、精神毒素:此类毒素包括毒蕈碱、蟾蜍毒、光盖伞素及异恶唑类衍生物等,主要存

在于毒蝇伞、豹斑毒伞、角鳞灰伞、臭黄菇及牛肝革等。毒蕈碱的作用类似乙酰胆碱,能引起胆碱能节后神经纤维兴奋,同时对交感神经亦有作用;蟾蜍毒及光盖伞素主要引起幻视、幻想、哭笑无常等精神症状;异噁唑类衍生物中的一些成分可作用于中枢神经系统。

(3)溶血毒素:主要是存在于鹿花蕈中的鹿花蕈素,可引起溶血性贫血、胃肠炎症状、肝脾大、急性肾衰竭等。

(4)肝毒素:主要为存在于毒伞、白毒伞、鳞柄毒伞等毒蕈中的毒伞毒素和鬼笔毒素两大类共 11 种,可导致肝急性炎症、坏死,肝细胞空泡变性及灶性出血,同时可侵害胃肠道、心脏、肾及神经系统等。

2.临床表现

因毒蕈所含毒素不同,误食毒蕈后的中毒症状较复杂,常以某一系统的症状为主,兼有其他系统症状。可分为以下几类:①急性胃肠道症状:潜伏期较短,一般为 10 分钟~6 小时,轻、中度中毒患儿出现恶心、呕吐、上腹部不适,重度中毒患儿可出腹痛、水样便,大便中可含有黏液及红细胞,无里急后重感。部分患儿可有发热。轻者经适当治疗迅速恢复,重者可发生脱水、酸中毒、休克、昏迷和肝肾衰竭,以致死亡。②毒蕈碱样症状:潜伏期 1~6 小时,可出现多汗、流涎、流泪、血管扩张、脉缓、血压下降、肠蠕动增强、支气管痉挛、肺水肿、瞳孔缩小等副交感神经兴奋症状,可因呼吸道阻塞或呼吸抑制而死亡。③阿托品样症状:有些毒蕈含有类似阿托品作用的毒素,中毒后可出现心动过速、兴奋、惊厥、瞳孔散大、昏迷等症状。④神经、精神症状:可出现幻听、幻觉、躁狂、谵妄、精神抑郁等。⑤溶血潜伏期 6~12 小时,发生急性溶血,出现贫血、黄疸、血红蛋白尿及肝脾大等。有时溶血后可继发肾损害,导致少尿及急性肾衰竭等。⑥肝损害:潜伏期 15~30 小时,初期出现胃肠炎表现,常在 1 天内进入"假愈期",继之在 1~2 天内出现急性重型肝炎表现,表现为肝大或缩小、黄疸、出血、烦躁不安或冷漠嗜睡,最后可死于肝性脑病。⑦周围神经炎症状:有些毒蕈中毒患儿的四肢远端发生对称性的感觉和运动障碍、麻木或强直、膝反射消失等周围神经炎症状。

3.治疗

排除毒物,误食毒蕈后尚未完全吸收者应立即催吐,用 1:5000 高锰酸钾溶液洗胃,继之灌入 1g/kg 活性炭加山梨醇成混悬液于胃中,并用硫酸镁导泻。卧床休息,维持水、电解质及酸碱平衡,保护各脏器功能,对症支持治疗。对有毒蕈碱中毒症状患儿,立即肌内注射或静脉注射阿托品,每次 0.03~0.05mg/kg,每 15~30 分钟重复 1 次,直至心率增快、瞳孔散大、面色潮红。发生肝损害者,尽早保肝治疗,并给予二巯丙磺钠或二巯丁二钠解毒。对有溶血表现的患儿,立即静脉或口服肾上腺皮质激素制剂;贫血严重时,输新鲜血。严重毒蕈中毒,可用抗蕈毒血清(注射前先做皮肤试验)。如有条件.对于严重中毒患儿,应尽快行血液净化治疗。近年来,各地均有报道应用血液灌流或血液透析抢救毒蕈中毒有良好效果。

(三)变形杆菌食物中毒

变形杆菌为革兰阴性杆菌,主要分布在自然界的水和土壤中,引起食物中毒者有普通变形杆菌、莫根变形杆菌及奇异变形杆菌。该菌属食物中毒主要是由于食物被大量变形杆菌污染所致。多发生在夏秋季节。

1.中毒机制

产生细胞结合溶血因子,对人类移行细胞具有很强的黏附力和侵袭力;产生肠毒素,使蛋白质中的组氨酸脱羧而成为组胺,引起类组胺中毒过敏症状;有些菌株产生 α 溶血素,具有细胞毒效应。

2.临床表现

潜伏期为 3～20 小时,病程 1～3 天,多在 24 小时内恢复。患儿突起腹痛、腹泻、恶心、呕吐、畏寒、发热,头晕、乏力、肌肉酸痛等。腹痛为剧烈的脐周绞痛或刀割样疼痛。大便为水样便,每日数次至十余次体温 38～39℃,少数患儿为低热。莫根变形杆菌可导致过敏反应,表现为皮肤潮红、头痛、荨麻疹、醉酒状态等。重症患儿可有脱水、酸中毒、血压下降、惊厥及昏迷等。

3.治疗

对症支持治疗,维持水、电解质及酸碱平衡,发热者给予物理降温或退热药物,腹痛严重患儿可给予阿托品解痉止痛,防止休克、心力衰竭等严重并发症;有过敏反应者给予抗组胺类药物治疗,如氯苯那敏、氯雷他定等,严重者给予氢化可的松、地塞米松;一般不需抗生素,重症患儿可选用抗生素治疗,如氨苄西林等。

4.预防

注意饮食卫生,食物应充分煮熟,鱼类产品需加强卫生管理。在食品的贮存、运输及加工过程中防止与土壤或不净的水接触。

(四)葡萄球菌食物中毒

葡萄球菌食物中毒是由于进食金黄色葡萄球菌产生的葡萄球菌肠毒素引起。夏秋季多见,多因吃剩饭、乳及乳制品、鱼、肉、蛋等引起。

1.中毒机制

食物被葡萄球菌污染后,在室温下经 5 小时左右即可大量繁殖生成肠毒素,摄入含有葡萄球菌肠毒素的食物引起人体中毒。葡萄球菌肠毒素是一种可溶性蛋白质,耐热力很强。目前已发现 A、B、C、D、E 五种血清型,其中以 A 型毒素引起食物中毒最为常见。

2.临床表现

潜伏期短,多为 2～6 小时,病程较短,一般于 1～2 天内恢复。主要表现为明显的胃肠道症状,患儿恶心、反复呕吐、腹泻、中上腹痛。通常呕吐较重而腹泻较轻。呕吐物可含胆汁或带血,大便多为水样便或黏液便。严重患儿可发生脱水,甚至休克。婴幼儿对毒素的耐受力弱,故病情往往更重。

3.诊断

有可疑不洁食物摄入史,并出现以上临床表现的患儿,可取呕吐物直接染色,显微镜下如见大量葡萄球菌即可诊断。也可对可疑食物或呕吐物培养,发现大量凝固酶阳性的金黄色葡萄球菌生长,肠毒素试验阳性,食物和呕吐物分离出同一血清型可确诊。

4.治疗

对症支持治疗,维持水、电解质及酸碱平衡;重症患儿先经验给予青霉素或头孢一代抗生素抗感染,待药敏结果调整敏感抗生素。

5.预防

食品应低温保存,口 r 疑或剩余食品应加热煮透后再食用。加强对食品制作人员的管理,皮肤有化脓性炎症的不能接触食品。

(五)肉毒杆菌食物中毒

肉毒杆菌为革兰阳性厌氧菌,多滋生于土壤内、鱼及家畜的肠内和粪便中,或附着在蔬菜、水果上。中毒多因食用罐头、腊肠、咸肉或其他密封缺氧储存的食品引起。病死率高,可达50%以上。

1.中毒机制

在缺氧情况下,肉毒杆菌大量繁殖产生外毒素。外毒素为嗜神经毒素,自胃肠道吸收后,可阻断周围神经突触,释放乙酰胆碱,使神经肌肉接头处传导发生障碍,致使全身骨骼肌持续发生软瘫状态,表现为一系列神经麻痹症状。死亡病例解剖主要为肝、脾、脑、肾等水肿、出血,甚至有血栓形成。

2.临床表现

潜伏期一般为 12～48 小时,长者可达 8～10 天。潜伏期越短,病情越重,预后越差。患儿起病突然,一般无发热,胃肠道症状少,迅速发生神经系统症状,意识清楚.头痛、头晕、全身乏力,继之出现咽部症状,表现为视物模糊、眼睑下垂、复视、斜视、眼球运动障碍、眼球震颤、瞳孔散大、对光反射消失。严重患儿可有脑神经麻痹征象,表现为吞咽、咀嚼、发音及呼吸困难,最后发生呼吸衰竭而死亡。

近年来,世界范围内婴儿肉毒杆菌中毒报道很多,患儿年龄一般为 1～8 个月,由于食用蜜糖或其他污染食物以致消化道中产生大量肉毒杆菌毒素,阻断了神经、肌肉之间的传递而出现弛缓性瘫痪。患儿大多先出现 3～4 天大便不通,接着可见嗜睡,软弱无力.进食变慢或乔咽困难,口腔分泌物增多,约有半数出现呼吸衰竭,成为婴儿猝死原因之一。

3.治疗

①一旦发现立即催吐,用 1：5000 高锰酸钾溶液、1％碳酸氢钠溶液或活性炭混悬液洗胃,并给予硫酸镁或甘露醇导泻及全肠灌洗。②抗毒素治疗:尽早应用多价肉毒抗毒素对本病效果好,应用之前先做过敏试验,一次用量 5 万～10 万单位,静脉及肌内注射各半量,必要时 6 小时后可重复 1 次。③对症支持治疗:保持呼吸道通畅,吸氧,必要时行气管插管呼吸机辅助呼吸,补液促进毒物排出,保持水、电解质及酸碱平衡;青霉素预防感染等;如有条件,对重症患儿可行血液灌流。

七、动物性毒物中毒

(一)河豚毒素中毒

河豚在我国沿海及长江中下游地区均有分布,有 40 余种。河豚的某砦脏器及组织有剧毒,如卵巢、肝、脾、血液、眼球、腮及皮肤,以卵巢和肝毒性最强,肌肉一般无毒。河豚鱼肉鲜美,常因进食河豚而发生中毒。一旦中毒,症状发展迅速,往往在数小时内死亡。病死率高达40%～60%。

1.中毒机制

河豚鱼的毒素成分主要为河豚毒素及其衍生物,是一种非蛋白性、高活性神经毒素,对胃肠道有局部刺激作用。抑制神经细胞膜对钠离子的通透性,阻碍神经肌肉间冲动的传导,使神经呈麻痹状态,先是感觉神经受累,其次是运动神经,最后使呼吸中枢和血管神经中枢麻痹。

2.临床表现

一般在食用河豚半小时至 5 小时发病,进食量越多,潜伏期越短。首先出现胃部不适、恶心、呕吐、腹痛及腹泻、便血,随后出现全身不适,口唇、舌尖及肢端麻木,四肢无力,眼睑下垂,继而四肢肌肉麻木、共济失调、步态不稳,甚至全身运动麻痹,呈瘫痪状。严重中毒患儿血压及体温下降、呼吸困难、言语障碍、发绀、瞳孔先缩小后散大,最后因呼吸麻痹或重度房室传导阻滞而死亡。

3.治疗

对中毒患儿立即予以催吐,用 1‰碳酸氢钠溶液或活性炭混悬液反复洗胃,再给硫酸镁或甘露醇导泻,必要时用淡盐水或肥皂水全肠灌洗。输液、利尿促进毒素排出,维持水、电解质及酸碱平衡。尽快应用半胱氨酸解毒,半胱氨酸的成人用量为 0.1～0.2g,注射前用磷酸氢二钠缓冲液溶化,肌内注射,每日 1～2 次,儿童酌减;及早应用肾上腺皮质激素如氢化可的松或地塞米松等以减少组织对毒素的反应;呼吸困难及呼吸衰竭患儿给予吸氧、呼吸兴奋剂,必要时气管插管呼吸机辅助呼吸;对症支持治疗。

(二)毒蛇咬伤

我国毒蛇近 50 种,其中毒性强、危害大的有眼镜蛇、眼镜王蛇、金环蛇、银环蛇、海蛇、竹叶青、蝮蛇、尖吻蝮蛇等。毒蛇咬伤多见于夏秋季节,毒蛇遇到人受惊时可咬人,将毒腺内蛇毒注入人体内,使人中毒。

1.中毒机制

蛇毒是一种蛋清样澄清或微黄黏稠的液体,是复杂的混合物,含有蛋白质、多肽类、脂类、酶类及无机离子等成分,具有明显的神经毒、细胞毒、血液毒等毒性作用。①神经毒:神经毒素作用于突触后运动终板的烟碱样乙酰胆碱受体,阻滞去极化而抑制神经肌肉传导,引起呼吸肌麻痹而致死;抑制线粒体对钙离子的积聚,抑制小泡释放乙酰胆碱,引起神经肌肉传导阻滞;阻断神经肌肉突触后的传导,导致迟缓性瘫痪、呼吸麻痹。②血液毒:心脏毒素使心肌变性、坏死和出血,导致心律失常、循环衰竭,甚至心搏骤停;血管毒素使毛细血管内皮肿胀溶解、基底膜破坏、通透性增加、血液外渗引起广泛的全身出血。③肌肉毒:蛇毒对横纹肌及骨骼肌有严重破坏作用。此外,蛇毒可引起变态反应,导致免疫复合物疾病等。

2.临床表现

患儿彼毒蛇咬伤后,伤口留有毒牙痕,进入人体的毒液通过淋巴循环吸收,逐渐扩散到全身引起症状,若毒液在伤口处直接进入血液循环,则很快引起死亡。各种毒蛇的毒物成分不同。被毒蛇咬伤后的中毒症状与毒蛇的种类、毒量、咬伤部位、患儿的年龄、健康状况等有关。①神经毒症状:局部症状轻微,有时仅有局部麻木感,一般在咬伤后 0.5～3 小时出现全身中毒症状,发展迅速。患儿表现为头痛、头晕、呕吐、视力模糊、嗜睡、无力、吞咽困难、声音嘶哑、言语和吞咽困难、共济失调、牙关紧闭,严重者有肢体瘫痪、惊厥、昏迷、呼吸麻痹等。神经毒作用时间较短,若能度过 1～2 天危险期后,神经系统症状大多消失。②血液毒症状:咬伤局部肿胀剧痛,迅速向同侧肢体蔓延,重症可波及对侧肢体,局部水疱、血疱、组织坏死、伤口流血不止,全身症状有畏寒、发热、恶心、呕吐、腹痛、腹泻、心律不齐、烦躁不安、血压下降、呼吸急促、发绀、全身广泛出血、贫血、休克等。严重者可有循环衰竭及肾衰竭等。

3.治疗

被毒蛇咬伤后,应保持患儿镇静、伤肢制动,及时就地处理,减少毒素吸收。局部处理:立即在伤口近心端2~3cm处扎缚肢体,以阻断静脉血、淋巴回流,每15~20分钟放松1~2分钟,以防结扎远端肢体发生缺血性坏死。用1:5000高锰酸钾溶液、苯托溴铵溶液或5%依地酸钙钠溶液冲洗直至流出的水变为鲜红色为止。伤口局部用碘酊或75%乙醇溶液常规消毒后,以连贯两毒牙痕为中心,用消毒手术刀做十字形切口,扩创排毒,用吸引器、注射器等反复抽吸毒液,紧急情况下可用口吸(口腔黏膜无溃疡),边吸边吐,并用清水或酒漱口以防中毒。用冷开水将蛇药数片调成糊状,涂于伤口周围(伤口上不要涂药)。抗蛇毒血清:是中和蛇毒的特效解毒剂,疗效显著,须早期足量应用。蛇毒血清有单价和多价两种。如能确定毒蛇种类,宜用相应单价抗蛇毒血清。应用前须做过敏试验,取0.1ml抗蛇毒血清加1.9ml生理盐水稀释,取0.1ml于前臂掌侧皮内注射,20分钟后观察,皮丘在2cm内,周围无红晕为阴性。阴性患儿应用一次剂量的抗蛇毒血清加入葡萄糖溶液或生理盐水中静脉滴注;补液利尿、促进毒素排出。应用肾上腺皮质激素,有抗感染、抗毒、抗过敏、抗休克、抗溶血和提高机体应激能力的作用;应早期、短期、大剂量冲击疗法。预防及治疗呼吸衰竭、急性肾衰竭、休克、心搏骤停等危重症,预防破伤风,应用抗生素预防感染等。

(三)蜂蜇伤

蜇人的蜂类主要有蜜蜂、黄蜂、大黄蜂等,其腹部末端生有螫刺,与体内的毒腺相连。蜂受惊吓或感到受威胁时可蜇人。单只蜜蜂刺伤一般无关紧要,但群蜂刺伤或毒性极强的黄蜂刺伤后症状明显,重者可致死亡。

1.中毒机制

蜂毒中含有蚁酸、盐酸、神经毒碱性物质及组胺等,进入人体血液后,可损伤细胞,使血管通透性增加,组织水肿、溶血和坏死;神经毒作用于脊髓使深肌腱的反射强度增加;肥大细胞脱颗粒释放组胺,引起毛细血管扩张,平滑肌收缩等。

2.临床表现

局部症状:被蜇刺处灼痛或刺痛,很快出现红斑、风团,可有瘀点及水疱出现。全身症状:发热、恶心、呕吐、头痛、腹痛、腹泻、咽部异物感、呼吸困难、胸闷,严重者可有烦躁不安、大汗淋漓、面色苍白、晕倒,以至痉挛、休克、肺水肿、心脏及呼吸麻痹,甚至在数小时内死亡。也有患儿因对蜂毒过敏,发生吞咽困难、声门水肿、胸闷,甚至过敏性休克而死亡。个别患儿出现溶血性贫血、肾衰竭。

3.治疗

局部处理:被蜇后立即检查有无遗留螫刺,如有应小心拔除,吸出毒液,用肥皂水、1:5000高锰酸钾溶液或5%碳酸氢钠溶液清洗伤口。用1:1000肾上腺素溶液0.01mg/kg在伤口周围皮下注射,伤口肿胀者用冰袋冷敷。中药紫花地丁、半边莲、七叶一枝花捣烂外敷;抗组胺药如苯海拉明、氯苯那敏;糖皮质激素如泼尼松口服,不能口服者可静脉应用地塞米松或氢化可的松。保持呼吸道通畅,必要时行气管切开或气管插管,积极抗休克治疗.其他对症支持治疗。

第二节　电击伤

一定量的电流或电能量(静电)通过人体引起组织不同程度损伤或器官功能障碍,甚至死亡,称为电击(electrical injury),俗称触电。电击包括低压电(≤380V),高压电(>1000V)和超高压电(或雷击,10000万V和30万A)电击三种类型。小儿触电的原因多为用手触摸电器、电源插口或手抓电线的断端,偶有雨天在树下避雨时遭到雷击。

电流对人体的损伤主要表现为局部灼伤和全身反应。在全身反应中.可引起心室纤维性颤动以致心脏停搏和引起中枢神经抑制以致呼吸停止,是造成触电死亡的主要原因。

(一)发生机制

36V以下电压为安全电压,人体被低压电(220～380V)电击时,电流通过心脏,可造成心肌细胞内离子紊乱,产生致命性的心室颤动。高压电(>1000V)电击时,极易发生灼伤,强电场对细胞有一种"电穿孔"作用,造成早发和迟发的细胞损伤,细胞膜上产生很多小孔后,细胞内大分子蛋白质及DNA渗出,细胞内游离钙离子和花生四烯酸增多,最后造成肌肉和神经的"渐进性坏死"。血管坏死后形成血栓。远端肢体因缺血、缺氧,也会发生坏死。呼吸中枢因受到高压电的伤害而使呼吸麻痹,呼吸肌强直性收缩,造成呼吸暂停和窒息,由于缺氧而引起心室颤动和心脏停搏。另外,触电时由于肌肉强烈收缩,易发生肢体骨折或关节脱位。如从高空坠落,还会造成严重的复合伤,如颅脑外伤、骨折和胸腹腔内脏破裂出血等。

(二)临床表现

临床表现主要是局部组织电烧伤和电休克的全身反应。

1.全身反应

小儿以手部触电多见。

(1)轻型:触电后表现面色苍白、无力、触电手指麻木,轻度肌肉痉挛,但易于松手脱离电源,短时间头晕、心悸、恶心、呼吸急促、触电部位皮肤疼痛,一般神志清楚。

(2)重型:触电后当即昏迷,呼吸浅快或暂停.迅速发生呼吸麻痹,血压下降,心律不齐,心动过速或心室纤颤同,复苏不利,终致呼吸心跳停止,治疗及时大部分患儿可以获救。

2.局部组织损伤

触电后局部皮肤表现严重烧伤,电流通过人体流出体外形成一个电流入口和一个以上的电流出口,这是电击伤的特殊表现。一般,人口皮肤烧伤范围不大,但是烧伤严重,出口烧伤范围较大而烧伤程度较轻。皮肤烧伤多呈椭圆形黑炭状、焦糊状,表皮爆开的千裂口损伤可达皮肤下各组织,如肌肉、血管、神经和骨髓,甚至损伤骨骼、颅脑、内脏、脊髓等主要脏器。在伤后1～2周内多为进行性组织坏死性改变,故烧伤早期,仅据表皮烧伤,很难准确作出诊断。随着组织发生坏死可并发严重感染,如大血管受到伤害可因突然破溃发生致命的大出血。触电后烧伤患儿因肌肉强烈收缩,可引起骨折、脱位,或因意识丧失从高处跌下致颅脑、内脏等严重损伤。患肢深筋膜下因肌肉组织高度水肿,局部压力增高,常并发筋膜腔综合征。电烧伤波及深部肌肉组织时,引起广泛的肌肉破坏,产生大量肌红蛋白,损害肾,引起急性肾衰竭

（三）辅助检查

早期可有肌酸激酶、肌酸激酶同工酶、LDH、谷氨酸草酰乙酸转氨酶活性增高，尿中可有血红蛋白或肌红蛋白。

（四）治疗

1.现场抢救

触电者如果是年长儿，附近义无人救援，此时需要触电者镇定地进行自救。因为在触电后的最初几秒钟内.处于轻度触电状态，人的意识并未丧失，理智有序地判断处置是成功解脱的关键。触电后并不像通常想象那样会把人吸住，只是因为交流电可引起肌肉持续的痉挛收缩，所以手部触电后就会出现一把抓住电源，而且越抓越紧的现象。此时，触电者可用另一只空出的手迅速抓住电线的绝缘处，将电线从手中拉出解脱触电状态。如果触电时电器是固定在墙上的，则可用脚猛力蹬墙同时身体向后倒，借助身体的重量和外力摆脱电源。

如果发现儿童触电，作为救助者必须争分夺秒，充分利用当时当地的现有条件，使触电者迅速脱离电源。绝不可用手直接去拉触电者，这样不仅使触电者再次充当导体增加了电流的损伤，而使救助者自身的生命安全受到电击的威胁。正确的救护方法是：①关闭电源：如触电发生在家中，可迅速采取拔去电源插座、关闭电源开关、拉开电源总闸的办法切断电流。②斩断电路：如果在野外郊游、施工现场因碰触被刮断在地的电线而触电，可用木柄干燥的大刀、斧头、铁锹等斩断电线，中断电流。③挑开电线：如果人的躯体因触及下垂的电线被击倒，电线与躯体连接得很紧密，附近又无法找到电源开关，救助者可站在干燥的木板或塑料等绝缘物上，用干燥的木棒、扁担、竹竿、手杖等绝缘物将接触人身体的电线挑开。④拉开触电者：触电者的手部如果与电线连接紧密，无法挑开，可用大的干燥木棒将触电者剥离触电处。

触电者脱离电源后往往神志不清，救助者应立即进行下一步的抢救。松解患儿的上衣领口和腰带，使其呈仰卧位，头向后仰，清除口腔中的异物以保持呼吸道通畅。呼吸停止者，立即行口对口人工呼吸，心跳停止者立即在心前区叩击数下，如无心跳，则行胸外心脏按压，要坚持不懈地进行，直至患儿清醒或出现尸僵、尸斑为止，并尽快转送医院。

2.医院内治疗

(1)进行气管内插管，用呼吸机维持呼吸，正压吸氧，在心电监护下，胸外心脏按压无效时，立即开胸，行心脏直接按摩，直到患儿恢复心跳呼吸。

(2)可使用呼吸中枢兴奋药，如洛贝林、尼可刹米，针刺入中和十宣穴。心跳停止患儿在进行心脏有效按压，心脏缺血得到纠正后.可肾上腺素心内注射。

(3)患儿复苏后尚须进行综合治疗。①受伤后应常规注射破伤风抗毒素和类毒素，及长期的大剂量青霉素应用(坏死组织彻底清除洁净后停用)，以防止厌氧菌等感染。②对缺氧所致脑水肿者，可使用甘露醇、50%葡萄糖溶液等脱水。③电击伤的早期补液量，不仅取决于皮肤烧伤面积，更取决于肌肉烧毁的范围和深度。由于电击伤较深，渗出较多，因此输液量往往比相同面积的热力烧伤多。④及早应用利尿剂，预防脑水肿、肺水肿的发生，同时也有利于肌蛋白及血红蛋白的排出，以减轻肾损害。⑤及时应用碱性溶液，如5%碳酸氢钠溶液，纠正酸中毒。

(4)对由于肌肉强烈收缩造成的骨折及脱位，要复位、固定；对局部创面应进行反复多次地清创。患肢因组织坏死或严重感染无法保留时应考虑尽早截肢。并发肢体筋膜腔综合征时，应立即行筋膜切开减张术以恢复患肢血运。大血管损伤出血多发生在伤后 2 周左右，常于换药时埋在坏死组织中，已损伤血管突然破裂，故换药应仔细，给患儿镇静剂，争取合作，充分做好精神和物质准备(如血带，准备好纱布，弹力绷带)，争取主动。发现有出血迹象的大血管，可根据解剖关系及周围组织健康状况尽早处理。

(五)预防

1.重视对婴幼儿的看护

儿童的特点之一在于他们忙于用自己所有的感官去探索环境，好奇的天性和缺乏判断力结合在一起便构成了一种潜在的危险。年龄较小的幼儿可能想把一件金属物品，像钥匙、指甲刀、头发夹等插入一个没有保护的电源插座，也可能咬嚼电线而引起电击伤，因此至少要有一名照顾儿童的成人或一名负责的年龄较大的姊妹在场进行保护。

2.安全用电教育

对年长儿要经常不断地进行安全教育，加强安全用电知识教育，家长要掌握安全用电基本知识，定期检查维修电器设备，遵守用电规定，不能乱拉接电线，不能在通电的电线上晒衣物，不能接触断落的电线，火警及台风袭击时切断电源。教育儿童雷雨天不要站在高墙上、树木下、电杆旁或天线附近。

第三节　溺水

溺水是夏秋季节小儿常见的意外事故。小儿被水淹没后可将大量水分和水中的杂草污物吸入呼吸道和吞入胃内，迅即填塞呼吸道发生窒息，也可因水的刺激，喉头、气管发生反射性痉挛而窒息。溺水患儿经抢救脱险后存活 24 小时以上称溺水，水淹后当即死亡者称溺死。溺水后机体组织严重缺氧可导致呼吸、循环、神经系统的功能障碍直至衰竭死亡。

小儿溺水常发生于以下情况：①小儿到江、河、湖、海及池塘边戏水玩耍，不慎落水。②儿童到深浅莫测，杂草丛生的水域游泳，由于游泳技术不精，体力不支，杂草绕身被淹溺。③冬春季节在河湖薄冰面上行走，玩耍坠入冰洞，婴幼儿跌入水盆、水缸内。④洪水暴发，水中航船遇难。

(一)发病机制

对溺死者进行尸检时发现部分淹死者肺内有大量水分，而另一部分死者的肺内并没有水分，故可以把溺水分为干性溺水和湿性溺水。

1.干性溺水

人入水后，由于水对气管的强烈刺激，引起喉头痉挛，以致呼吸道完全梗阻，造成窒息和缺氧，心肌缺氧可引起心脏停搏。当喉头痉挛时，心脏也可反射性地停搏，此类死亡者肺内并无积水。

2.湿性溺水

人淹没于水中后会本能地屏气，然后做深吸气时被迫把大量的水吸入呼吸道，使气管和肺泡内灌入大量水，从而阻碍了肺内的气体交换，引起全身缺氧。由于水的性质不同，又可分为淡水溺水和海水溺水。

(1)淡水溺水:淡水属含电解质少的低渗性液体,大量低渗水经肺毛细血管吸收进入血液循环,在3～4分钟内血容量可增加一倍。在血液被稀释的同时也可造成低钠、低钾、低氯和低蛋白血症。电解质紊乱可引发心律失常,加之心脏负担加重和缺氧而诱发心力衰竭。低渗水渗入红细胞,使其破坏而发生溶血,红细胞破裂后释放出钾离子和血红蛋白,高血钾可使心脏停搏。大量游离的血红蛋白会堵塞肾小管,引起急性肾衰竭。淡水可损伤肺泡壁的上皮细胞,使细胞表面活性物质减少而出现肺泡塌陷,进一步影响气体交换。

(2)海水溺水:海水含3.5%氯化钠及大量钙盐和镁盐,系高渗性液体。由于肺泡内海水的渗透压高,大量血浆由血管内向肺泡腔和肺间质渗出,引起非心源性急性肺水肿和血液浓缩。高血钙可导致传导阻滞和心律失常,甚至心脏停搏。高血镁可抑制中枢神经系统和周围神经系统,使横纹肌无力.血管扩张和血压迅速下降。

3.继发性损伤

无论淡水或海水溺水的患儿,被救出水面并经复苏抢救,患儿自主呼吸,有效循环虽得到恢复,但肺水肿、肺部感染和脑部损伤,水、电解质、酸碱代谢失衡,低体温等严重的继发性损伤,若不能及时得到纠正,仍可出现继发性呼吸循环衰竭.危及生命或遗留永久性脑损伤。

(二)临床表现

1.呼吸系统

窒息、肺水肿、低氧血症,可见呼吸浅快、不规则,面部水肿,面色苍白、发绀,双眼充血,咳出血性泡沫状痰,肺部出现啰音。

2.心血管系统

脉弱、低血压、心律失常、心动过速、心动过缓、奔马律、心室纤维颤动、心脏停搏。

3.脑缺氧、脑水肿症状

谵妄、抽搐、昏迷、视觉障碍、瞳孔散大固定,肢体肌张力改变。

4.急性胃扩张

上腹膨隆。

5.低体温

核心体温低于35℃。

6.急性肾衰竭

少尿、氮质血症、酸中毒、尿中可有管型、蛋白或血红蛋白。

7.其他合并伤

如脊椎、颅脑、内脏损伤。

(三)辅助检查

(1)外周血白细胞总数和嗜中性粒细胞增多。

(2)X线检查显示肺水肿、肺不张。

(3)血液生化改变:①淡水溺水有低钠、低氯、低蛋白血症。②海水溺水有高钠、高氯、高钾,动脉血氧及血液pH异常。

（四）治疗

溺死过程极短,必须立即倾出呼吸道内积水,促使其呼吸,恢复心跳,加强护理,预防和治疗并发症。

1.现场急救

（1）清除口鼻部的淤泥、杂草和呕吐物;打开气道,头部稍向后仰并抬高颈部,以保持呼吸道通畅;对呼吸停止者,要迅速解开衣扣、裤带,然后托起下颌行口对口人工呼吸;心脏停搏者应同时行胸外心脏按压。

（2）不必过分强调排水,只有在不耽误人工呼吸的前提下可以采取简单的方法排水。让患者俯卧在救助者屈膝的大腿上,使其头下垂,按压背部,把呼吸道和胃内的积水倒出。也可把患者的腹部放在救助者的肩上,稍加抖动排水。小孩可倒提双腿使其头向下排水。排水时间不宜过长。

2.住院后的治疗

溺水以后由于肺部通气和灌注平衡的破坏,使肺内分流增多,肺泡表面活性物质被冲洗而减少,引起肺顺应性降低,以及小支气管阻力增加,这些因素即可导致肺功能不全和严重低氧血症。已经证实吸入少量水分（2.2ml/kg）,肺毛细血管内皮细胞即可受到损伤而导致 ARDS,因此溺水患儿经现场抢救后均应住院治疗,严密监护,溺水较轻患儿应监护 6～12 小时,以便安全。

（1）气管内插管:昏迷患儿应立即行气管内插管,吸出肺内存留的水分,采用呼吸机控制呼吸,改善通气,尽快提高 PaO_2,必要时可吸入高浓度氧。给予尼可刹米、安钠咖、洛贝林等中枢兴奋剂。吸氧压力要适当,过高可使肺血流量减少.造成压力性损伤,如气胸等。

（2）心脏按压:经胸外心脏按压,心跳仍不恢复的患儿,应开胸直接心脏按压。静脉注射肾上腺素 0.1mg/kg,2～3 分钟可重复使用 1 次,心脏复跳后用 10μg/kg 维持量。心跳恢复后,可用药物治疗心律不齐,出现心室纤维颤动可采用电除颤,并密切观察,心电监护。

（3）保护和减轻脑组织损伤:给予大剂量维生素 C、E 及复方丹参有助于减轻脑细胞损伤。溺水患儿早期血糖浓度常升高,可达 16.65mmol/L（3000mg/L）,而高血糖可影响乳酸性酸中毒的程度,易导致脑水肿和脑细胞死亡。降低血糖浓度可否减轻脑细胞损伤目前尚不十分清楚,故此时大多不主张给予胰岛素治疗,但在抢救时给予不含糖的溶液是较安全的预防措施。

（4）恢复体温:严重低体温患儿很难靠自身产热复温,应立即采取有效措施迅速提高核心体温。可静脉滴注 36～40℃温热液体,吸入 40～44℃热湿氧气,温热液灌洗胃、膀胱、腹腔。还可进行更快捷的血液透析、体外循环等不同方法复温,同时应不间断地行向心性按摩,促进血液循环,帮助复温。

（5）其他治疗:纠正水、电解质及酸碱失衡;应用广谱抗生素预防治疗感染;保护肝肾功能;供给足够的能量;适当给予糖皮质激素,可抑制磷酸酯酶 A_2 活性及减少脂质介质的产生,稳定溶酶体膜,可用于治疗肺水肿;气管内滴入肺表面活性物质制剂,对改善肺功能有一定作用。

（6）加强护理,防止交叉感染,避免发生呼吸道梗阻,再发生窒息和休克,注意保温,加强生命体征监测及心理护理。溺水患儿特别是出现急性肺水肿者常因严重呼吸困难而烦躁不安,加之刚度过溺水危险,会产生焦虑与恐惧,应给予较多时间陪伴,向患儿及家长解释治疗措施和目的,进行心理安慰。对于自杀溺水者应尊重其隐私权,引导其正确对待人生,保持心理反应的适度,防止心理反应的失常,配合治疗。

(五)预防

儿童是主要的溺水人群,男孩更容易发生意外溺水,要加强对男孩的看管。在暖和的季节加强孩子游泳的安全教育,要教育孩子到游泳池游泳,不要到河中游泳。在寒冷的季节溺水主要南滑冰、薄冰上骑车导致,应该加强冰上运动安全教育。如果家里有游泳池或屋前屋后有水塘、沟渠等开放性水域的,应该设置栅栏进行隔离防护,要检查没有任何物体靠在栅栏上,否则孩子会借助该物体攀爬进入游泳池。城市游泳池要设立水深标志和儿童游泳区标志,并配备报警装置和救生设备。野外水域、海滩或不适合游泳的水域设置"此处危险,禁止游泳"的警示牌。在农村,对儿童经常游泳的水塘、河流、湖泊要设置水深标志,以防儿童潜水或跳水发生意外。在海里游泳时,要注意救生员在海滩上插的红色和黄色旗子,游泳者要知道在红旗与黄旗之间的地方游泳是比较安全的。娱乐场所水域对水上娱乐设施、渔船等水上活动场所必须配备足够的救生设备。对粪坑、阴沟等危险场所进行加盖,以防孩子意外跌入。

第四节　气管及支气管异物

气管、支气管异物是小儿常见的意外事故,多见于学龄前儿童,尤以婴幼儿最常见。严重者可因引起窒息而死亡,应及时进行抢救。气管异物分为内源性及外源性两大类。

内源性异物较少见,如破溃的支气管淋巴结和各种炎症所致的肉芽假膜、脓痰、分泌物等。外源性较多见,其种类繁多,以植物性异物占多数,如花生米、瓜子、黄豆等,其他尚有化学制品,如塑料笔帽、玩具零件、小瓶塞、眼药瓶盖等。也可见到图钉、子弹头、螺母、注射针头等。气管、支气管异物多见于学龄前儿童,以婴幼儿最多见,5 岁以下者占 80%～90%。

(一)病因及发病机制

(1)小儿臼齿尚未萌出,咀嚼功能不完善,喉头保护性反射不健全,进食干硬食物,如花生米、瓜子、豆类、玉米粒等易呛入气管。

(2)小儿易将小球、铁钉及小玩具含在口中,当突然大笑、大哭或嬉戏玩耍时易将以上物品吸入气管。

(3)重症或昏迷患儿,由于吞咽反射减弱或消失,可将呕吐物、食物等吸入气管。偶遇拔牙、口腔内手术、气管镜检查时可有医源性异物如脱落的牙齿、组织等吸入气管内。

(二)临床表现

气管异物患儿主要表现为异物进入气管后立即呛咳、憋气及作呕。表现视异物的大小和停留在气管的部位而产生不同症状。异物圆钝而大者,嵌顿于喉头,可立即窒息死亡。异物较小者(如瓜子等)可在气管内随呼吸游动引起咳嗽。咳时由于异物撞击声门而出现类似风箱拉动的拍击音。将手置于颈前喉部可感到异物撞击声门的振动。如异物堵塞气管不完全而留有较小空隙时,可发生较重的呼吸困难及哮鸣音。支气管异物患儿临床表现分为四期:

1.异物进入期

异物进入支气管后出现呛咳、憋气、作呕等症状。

2.症状暂消期

此期症状短暂,异物进入支气管后,停留于某侧支气管内,症状反而轻微。但症状持续时间的长短与进入异物的性质、大小密切相关,如系植物性异物,因植物脂性刺激,引起支气管黏膜迅速出现炎性反应。如为非完全性阻塞,异物为光滑塑料、玻璃及不锈钢物品时,虽在支气管保留时间较长,可无症状或症状轻微。

3.症状再发期

由于异物刺激和感染引起局部炎症,渗出增多,可致咳嗽加重并伴发热等表现。

4.并发症期

异物未及时取出,炎症继续加重,可出现肺炎、肺不张、肺气肿或肺脓肿等并发症。

(三)实验室及其他检查

1.X线检查

一般采用X线胸透,必要时拍胸片。对于不透过X线的异物可确定其部位、大小及形状。对透过X线的异物,可以观察呼吸道梗阻的情况,如一侧肺气肿、肺不张及纵隔移位等以辅助诊断。气管异物时,因气管堵塞,患儿用力呼吸,吸气时胸腔内负压增加,回心血量增加,心影增大,呼气时缩小,呈心脏反常大小征。支气管异物时,由于异物堵塞患侧支气管,吸气时健侧肺膨胀好,患侧肺膨胀受限,纵隔向患侧移位,呼气时纵隔移向健侧(纵隔摆动),以上改变对异物的诊断都有重要的参考价值。

2.支气管镜检查

支气管镜检查对气管、支气管异物的诊断具有决定性的意义,凡高度怀疑异物存在者,应即刻行支气管镜检查。

(四)诊断

吸入异物的病史是重要的诊断依据。多数家长能明确叙述吸入异物及突然呛咳史,叙述不清者易造成误诊。应仔细询问,并结合临床表现综合分析。体格检查可有发绀、吸气性呼吸困难、喘鸣音、气管拍击音、双侧或一侧肺呼吸音减低等。X线检查发现异物或异物堵塞造成的肺部改变有助于诊断。支气管镜为最后检查手段,同时可进行诊断及治疗。

(五)鉴别诊断

1.支气管炎及肺炎

将支气管异物误诊为肺部感染而延误治疗者屡见不鲜,关键是要认真询问异物吸入及突然呛咳病史。支气管异物的发病多为突发,症状体征常有较大的变化(受异物在支气管内的位置影响)。而支气管炎及肺炎有其发热、咳嗽、喘息等自然病程及较为固定的体征。

2.支气管哮喘

支气管异物及支气管哮喘皆可有哮喘,肺部听到喘鸣音,但前者为吸气性呼吸困难,后者为呼气性呼吸困难,后者多有喘息发作史,激素、肾上腺素类药物治疗有效。前者此类药物治疗无效。

(六)治疗

小儿气管、支气管异物极少有自然咯出者,必须经支气管镜检查后将异物取出。异物在气管、支气管内存留,患儿随时有发生窒息的可能,因此尽早施行在气管镜下取出异物是十分重要的,应视为急诊手术。

若因取异物致喉部损伤而可能发生喉水肿时,术前应给以 1~2 天的抗生素及肾上腺皮质激素治疗。严重者可适当延长用药时间。喉梗阻严重者应行气管切开术。误吸入液状物时,应及时刺激咳嗽或经鼻腔将导管放入气管吸引,必要时可做直接喉镜或支气管镜吸引。

(七)预后

此病很危险,当异物嵌顿于声门或气管而致完全性梗阻时,可突然死亡。若诊断不及时,拖延了治疗时间,可致支气管炎、支气管扩张、肺气肿、肺不张、肺炎、肺脓肿等严重并发症。若能早期诊断,及时取出异物,则气管与肺部病变很快恢复。若异物存留时间很久,虽经取出,其破坏性病变往往不能完全恢复。

(八)预防

普及有关的医学知识,告诫 3 岁以下小儿少吃干果、豆类食品。养成良好的进食习惯,进食时应保持安静,勿使小儿嬉笑哭闹。应教育较大儿童不可将异物置于口中,以避免一时疏忽造成误吸。

第十章　危重患儿生命支持

第一节　危重患儿的营养支持

危重疾病使体内代谢率明显增加,营养储存迅速耗竭.再加上摄入不足,故经常发生营养不良而促使疾病进一步恶化或使愈合迟缓,特别是危重的新生儿和早产儿,本身能量储存极少,摄入受限,往往增加抢救成功的困难。合理的营养支持,能提供足够能量,限制分解代谢,防止内源性蛋白过分消耗,恢复机体免疫功能,大大提高危重患儿生存率,缩短康复时间。

(一)危重病儿的代谢特点

由于组织损伤、坏死,血流灌注不足,血肿吸收,细菌入侵增生及免疫反应等,使糖、脂肪和蛋白质同时被动员,细胞内氧化磷酸化作用加强。早期即出现肌肉、内脏蛋白质分解增加(分解为氨基酸供能),尿素氮排出增加,由于摄入不足或停止故呈负氮平衡。此时蛋白质合成并不减少.相反炎症细胞、胶原细胞、凝血因子、抗体等形成加速,肝蛋白质合成也加速,以加快组织的愈合和加强防卫,创口、炎症部位成为反应的焦点,大量蛋白质在这些部位消耗,机体却无足够的燃料维持生命器官活动。

危重疾病时,由于神经内分泌和白细胞介质的作用,使机体代谢率明显升高。已发现白细胞释放的白细胞介素能加速内源性蛋白质分解。这种代谢率增高称为危重病儿的高代谢综合征,特点是高耗氧量、高热能代谢和高尿素排泄,数天内可发生体重丧失和明显营养不良。而年龄越小营养储存越少,早产儿脂肪含量仅占体重的 $1\%\sim3\%$,足月成熟儿为 16%,1 岁儿 20%。蛋白质储存量与脂肪相似,1 岁以后脂肪、蛋白质储存占体重的百分比值才与成人相同。

(二)危重病儿能量短缺的因素和判断

1.危重病儿能量不足的因素主要有以下几种

(1)饥饿和禁食:危重病儿往往胃纳极差,摄入过少,存在饥饿状态。另一部分则因治疗需要,不允许经胃肠道摄食而造成医源性饥饿,如新生儿坏死性小肠结肠炎需禁食 $7\sim10$ 天,各种先天性畸形需手术的患者等。

(2)感染:感染性疾病伴发热,能量需要大大增加,如体温升高 $1℃$,基础代谢增加 13% 左右,败血症患儿基础代谢增加 $25\%\sim50\%$,严重者可增加 $60\%\sim74\%$。这些能量主要消耗在发热、寒战、应激、心肺工作量增加和感染创面的渗出等。

(3)损伤:意外创伤和手术后的危重患儿,体内能量消耗明显增加,临床表现为体温升高、脉搏加快、尿中尿素氮排泄增加的负氮平衡。基础代谢的增高程度和高峰出现的时间与创伤的严重程度及类型有关:中等手术约 20%,骨骼损伤为 32%,大面积挫伤为 37%,严重烧伤可达 120%。

(4)特殊疾病因素:心脏、肝、肾衰竭和恶性肿瘤晚期均是营养不良的重要因素,如肝衰竭,身体内糖、脂肪和蛋白质代谢的酶及代谢的场所受到破坏,一般的营养供给不能解决问题。另外,恶性肿瘤晚期,常常同时进行大剂量化学治疗和放射治疗,除呕吐和不能进食外,蛋白质的消耗大大地增加。

2.营养状况的估计

危重患者的营养不良直接影响治疗效果,所以在进行治疗时应充分估计是否有营养不良及其程度,方能制定措施。营养状况的估计有以下几个方面:

(1)询问病史:了解食欲、摄入量、丢失情况及近期体重的改变。

(2)体格检查:皮肤弹性、皮下脂肪厚度、肌肉萎缩情况和体重改变都是急性营养不良的重要指标,身高与同年龄儿童间的差距最多只能反映慢性营养不良。

(3)氮平衡试验:用以了解蛋白质储存情况。氮的摄入量可用摄入蛋白质×0.16 表示,排出量可测定尿中总氮量,由于 80%氮从尿中排出,因而可计算出有无负氮平衡。

(4)血浆蛋白:人血白蛋白<21g/L,转铁蛋白<2.2g/L 都提示重度营养不良,前白蛋白<0.2g/L 也是营养不良的指标之一,其半衰期为 2 天。

(5)免疫功能:营养不良伴免疫功能损害,特别是细胞免疫功能损害。结核菌素试验(PPD)阴性和淋巴细胞总数<$1.5×10^9$/L 也表明细胞免疫功能低下和营养不良。

(三)危重病儿的营养支持

危重病儿的营养支持根据营养状况、体重、高代谢的程度和病情危重程度决定营养补充的量、质及途径,以达到提供足够的热能、阻断无氧代谢、限制分解代谢、保持正氮平衡、防止内源性蛋白质继续消耗、支持免疫功能、促进伤口愈合、维持体重或增加体重的目的。

1.胃肠道营养

(1)目的:经口服或管饲给予必要的营养素、能量进行营养支持。充分利用胃肠道吸收功能,大大减少静脉输注的一系列并发症,减少细菌移位的发生,促进肠道生长发育。

选择适当的肠内营养用膳,决定于以下因素:①年龄;②营养素的需要量;③临床诊断(疾病不仅影响需要量,还影响某些营养素的消化和吸收);④能影响胃肠道功能的膳食的物理性因素(如渗透压);⑤能引起变应性的蛋白质原料;⑥胃肠道功能;⑦供给途径。

年龄不满 6 个月的婴儿,应采用母乳或接近母乳的牛奶配方,早产儿配方的蛋白质与矿物质含量均应较足月儿为高,以适应其迅速生长的需要。对需要增加热量的婴儿,可在膳食中加入中链脂肪酸(MCT 油 36kJ/ml)或 Polycose(17kJ/g),加入后并不显著增加渗透浓度。年龄超过 1 岁的儿童,其膳食选择与成人相似,如完全要素膳可采用 PEPTI-2000 Varian(百普素),4kJ/ml,滴速为 100ml/h,适用于危重患儿及营养不良患儿的术前喂养,但不适用于 1 岁以内婴儿和作为 1~5 岁儿童的单一营养来源。

(2)并发症:由于喂养速度过快、液体过冷、细菌污染或渗透压过高均可引起腹泻,管饲营养时可发生管饲综合征(高钠血症、氮质血症及脱水)。

2.静脉高营养

当不能白胃肠道供给足够营养时,可经静脉途径给予,包括热量、必需氨基酸、不饱和脂肪酸、矿物质、微量元素、维生素和水,称为完全胃肠道外营养,又称完全静脉营养(total parenteral nutrition，TPN）。如患儿可经胃肠道获得部分营养物质，尚需经静脉补充不足部分，称为部分胃肠道外营养（partical parenteral nutrition，PPN）。南于危重状态下，患儿所需热量较正常高，因此曾称静脉高营养。

（1）TPN 的适应证：危重病儿由于代谢率高，义常不能进食，胃肠道营养和一般的静脉营养不能满足其代谢，故必要时可选择静脉高营养提供足够的热能和保持正氮平衡，并保证各种维生素和微量元素的补充，保持体液平衡、电解质平衡和代谢等功能的稳定性。

（2）需要量

1）液量：视年龄、体重、是否脱水或已有液量多少、周围环境、基础疾病而异。第一个 10kg 体重按 100ml/（kg·d）计算，第二个 10kg 为 1000＋50×（体重－10），此后按 1500＋20×（体重－20）给予。早产儿因皮肤失水量大，故给 150ml/（kg·d）。发热、糖尿病、感染、呼吸衰竭、多尿、周围环境温度增高时要增加液量。少尿、周围环境湿度大、使用双壁暖箱，则适当减量。所给液体应匀速 24 小时持续静脉滴注。

2）热能需要量：成人补充热能是根据危重程度分级和高代谢程度而定的，小儿高代谢程度实际上很难测定，因此临床上要维持体重，最好按基础代谢的 150％～200％供能。年龄越小，需要越多。一般 TPN 每日热量计算方法同液量，初 10kg 体重按 418.6～502.3kJ/kg（100～120kcal/kg）计算，第二个 10kg 为 1000＋50×（体重-10），20kg 以上为 1500＋20×（体重－20）。发热、应激状态、组织破坏及疾病康复期机体对能量需求明显增加。体温每上升 1℃，热卡需求量增加 12％。心力衰竭、大手术、严重败血症、烧伤分别增加 15％～20％，20％～30％，40％～50％，100％。热量供应可从 251.2～334.9kJ/（kg·d）[60～80kcal/（kg·d）]开始，逐渐增至 502.3～837.2kJ/（kg·d）[120～200kcal/（kg·d）]。以能维持或恢复正常体重及体重合理增加，又无不良反应为宜。理想的 TPN 营养液每毫升应含热量 4.186kJ（1kcaL）。

3）葡萄糖：是 TPN 时机体最主要的非蛋白能量来源，每克葡萄糖提供热量 4.3 千卡。人体所需总热量的 60％～70％应南葡萄糖供给，未成熟儿以不超过 8～12g/（kg·d）为宜，少数可用至 20g/（kg·d），有时亦可用至 25～30g/（kg·d），但后者多需加用外源性胰岛素。给糖不要过多，否则 CO_2 生成增加；脂肪累积还可刺激胰岛 β 细胞分泌胰岛素。一般常用 10％ 葡萄糖溶液，如需高浓度时，应在 2～4 天内逐渐增加。这样胰腺可反应性地多分泌胰岛素，不致引起高血糖及糖尿。24 小时匀速给糖尤为重要，否则可致血糖波动较大。静脉输注速度一般先由 3～4mg/（kg·min）开始，渐增至 6～7mg/（kg·min）。使用外源性胰岛素时（6～12g 葡萄糖加胰岛素 1U），可增加至 9mg/（kg·min）。

4）脂肪：可补充人体不能自身合成的必需不饱和脂肪酸，并以较小容量提供较高热量，产生有效的氮储存，有利于正氮平衡；还可避免发生因摄入过多葡萄糖所致的代谢紊乱，如 CO_2 及胰岛素增加，至少应有 5％ 的热量由脂肪乳提供，否则 2 周后即可有必需脂肪酸缺乏。脂肪乳为中性液（pH 5.5～8），10％ 脂肪乳剂每毫升产热 4.6kJ（1.1kcal），20％ 则为 8.4kJ（2kcal）。与高渗葡萄糖、氨基酸液一同静脉输注，可降低液体总渗透压。在 TPN 开始 2～3 天逐渐加用，一般由 0.5～1g/（kg·d）开始，每 1～2 天增加 0.5g/（kg·d），总量不超过 3.5～4.0g/（kg·d）或小于每日总热量的 40％。

5）蛋白质：TPN 中的氨基酸是氮的主要来源，用以维持氮平衡及营养不良患儿重建细胞群活性。所需量依年龄而异,1g 氨基酸可提供热量 17.2kJ(4.1kcal)。除促进机体修复外,还要保证小儿生长发育的正常需求,因此选择氨基酸溶液时须注意必需氨基酸的比例应适合不同年龄小儿的需求。婴儿氨基酸需要量为 2～3g/(kg·d),年长儿与成人相似,为 1～2 g/(kg·d)。为保证氨基酸有效用于修补和生成新组织,而非作为热能被消耗,应与葡萄糖或脂肪乳同时静脉滴注。它与非蛋白热量之比以 1∶(150～200)为宜。

6)维生素:危重患者高代谢综合征时,维生素消耗快,早期即出现缺乏,甚至进入重症监护室以前即出现维生素缺乏,有人主张维生素用量为正常小儿的 2～3 倍。

7)电解质和微量元素:重症患者特别需要注意钙和磷的补充,葡萄糖酸钙和磷酸二氢钾均可选用。微量元素可以 4ml/(kg·d)。

(3)途径:外周静脉同普通输液方法,简便易行,少有全身继发感染。但静脉输注糖的最高浓度为 12.5%,难以提供足够热量且刺激性大,静脉可利用时间短。多用于 PPN 或短期 TPN。中心静脉适用于需 1 周以上的患儿或使用高渗如 30%葡萄糖溶液时,多选用颈内静脉、锁骨下静脉、大隐静脉、贵要静脉等处放置中心静脉导管。新生儿可采用脐静脉,一般是经皮置管。需长期保留时,多做皮下隧道以利固定及预防感染。此法需特制导管,要求技术操作严格熟练,以防可能发生相关败血症。

(4)监测:体重每天测 1 次。身长、头围、上臂围及皮下脂肪厚度每周测 1 次。血糖、血气每天测 2 次,血电解质、乳糜血清、尿素氮每天测 1 次,直到全静脉营养(TPN)全量后每周测 1～2次。肝功能、血白蛋白、胆红素、血常规(包括血小板)每周测 1 次。有条件应监测血脂及血培养。

(5)并发症及处理

1)置管中的并发症:置管穿刺过程中可发生气胸、出血等。处理:操作时规范、细致即可预防。

2)与导管相关的并发症:静脉血栓、中心静脉炎、导管断裂及感染等。处理:拔除导管,即刻行导管末端的培养,并应用抗生素。

3)代谢并发症:静脉输注过程中可能发生高血糖、低血糖、高血脂、高氨基酸血症和水电解质失衡等。处理:定时监测,注意配方的比例,及时调整。

附:中国新生儿营养支持临床应用指南

中华医学会肠外肠内营养学分会儿科协作组

中华医学会儿科学分会新生儿学组,中华医学会小儿外科学分会新生儿学组

推荐意见强度分级指南参考美国肠内肠外营养学会 2000 年指南,依据证据等级强度,将推荐意见分为了 A、B、C 三个等级。

1.肠内营养(enteral nutrition,EN)支持

通过胃肠道提供营养.无论是经口喂养还鼻饲喂养都称为肠内营养。

(1)推荐摄入量

1)能量:经肠道喂养达到 439.5～544.2kJ/(kg·d)[105～130kcal/(kg·d)],大部分新生

儿体重增长良好。部分早产儿需提高能量供应量约 627.9kJ/(kg·d)[150kcal/(kg·d)]才能达到理想体重增长速度。

2)蛋白质:足月儿 2～3g/(kg·d),早产儿 627.9kJ/(kg·d)3～4g/(kg·d)。蛋白质:热卡=1g:146～180kJ(2.8～3.1g:460～502kJ)。

3)脂肪 5～7g/(kg·d),占总能量的 40%～50%。

4)糖类 10～14g/(kg·d),占总能量的 40%～50%。

(2)喂养方式

1)母乳喂养:尽可能早期母乳喂养,尤其是早产儿。

禁忌证:①母亲患有活动性传染病,如结核病、肝炎(见注)等;②母亲为 HIV 病毒、CMV 病毒、梅毒螺旋体感染或携带者;③乳房单纯性疱疹病毒感染(另一侧无感染乳房可继续喂养);④母亲正在接受放射性核素诊疗,或曾暴露于放射性物质下(乳汁内含放射活性物质);⑤母亲正在接受抗代谢药物及其他化疗药物治疗,或对婴儿有影响的药物治疗(直至完全清除之前);⑥母亲正在吸毒、酗酒;⑦怀疑或明确诊断为遗传代谢性疾病,如半乳糖血症、苯丙酮尿症等。

注:母亲为乙肝病毒(HBV)携带者,并非哺乳禁忌证,但这类婴儿应在出生后 24 小时内给予特异性高效乙肝免疫球蛋白,继之接受乙肝疫苗免疫。

2)人工喂养

①奶瓶喂养:适用于 34 周以上具有完善吸吮和吞咽能力,又无条件接受母乳喂养的新生儿。(B)

②管饲喂养

a.适应证:①<32 周早产儿;②吸吮和吞咽功能不全、不能经奶瓶喂养者;③因疾病本身或治疗的因素不能经奶瓶喂养者;④作为奶瓶喂养不足的补充。

b.管饲方式

鼻胃管喂养:是管饲营养的首选方法。喂养管应选用内径小而柔软的硅胶或聚亚胺酯导管。①推注法:适用于较成熟、胃肠道耐受性好的新生儿,但不宜用于胃食管反流和胃排空延迟者。②间歇输注法:采用输液泵输注,每次输注时间可以持续 30 分钟至 2 小时,根据患儿肠道耐受情况间隔 1～4 小时输注。适用于胃食管反流、胃排空延迟和有肺吸入高危因素的患儿。③持续输注法:连续 20～24 小时用输液泵输注喂养法。此方法仅建议用于上述两种管饲方法不能耐受的新生儿。

鼻肠管喂养:不推荐新生儿喂养采用本喂养途径。

管饲喂养的用量与添加速度(附表1)。

3)肠道喂养禁忌证:先天性消化道畸形等原因所致消化道梗阻,怀疑或明确诊断为 NEC 者为绝对禁忌证。此外,任何原因所致的肠道组织缺血缺氧性变化,在纠正之前暂缓喂养。

4)微量肠道喂养

①适应证:适用于无肠道喂养禁忌证,但存在胃肠功能不良的新生儿,其目的是促进胃肠道功能成熟,改善喂养耐受性,而非营养性喂养。

②应用方法:生后第 1 天即可开始。以输液泵持续或间歇输注法,经鼻胃管稀释输注,标

准配方乳或母乳 0.5～1.0ml/(kg·h)或 5～20ml/(kg·d),5～10 天内持续不变。

附表 1　新生儿管饲喂养用量与添加速度

出生体重(g)	开始用量[ml/(kg·d)]	添加速度[ml/(kg·d)]
<1000	10	10～20
1001～1250	10～20	10～20
1251～1500	20	20～30
1501～1800	30～40	30～40
1800～2500	40	40～50
>2500	50	50

(3)肠内营养的制剂选择:母乳和婴儿配方乳适合新生儿各种方法和途径的肠道喂养。

1)母乳:首选母乳。在保证安全的前提下,吸吮功能不完善的早产儿可经鼻胃管喂饲。

2)早产儿配方乳:适用于胎龄在 34 周以内或体重<2kg 早产低体重新生儿,34 周以上的可以选用婴儿配方乳。

3)婴儿配方乳:适用于胃肠道功能发育正常的足月新生儿。

4)以水解蛋白为氮源的婴儿配方乳:适用于肠道功能不全(如短肠和小肠造瘘)和对蛋白质过敏的婴儿。

5)免乳糖配方乳:适用于腹泻>3 天,乳糖不耐受的新生儿,及肠道功能不全(如短肠和小肠造瘘)患儿。

6)特殊配方乳粉:适用于代谢性疾病患儿(如苯丙酮尿症患儿专用奶粉)。

(4)配方乳配制与保存:配方乳配制前所有容器需高温消毒处理,配制应在专用配制室或经分隔的配制区域内进行,严格遵守无菌操作原则。病房内配置应即配即用。中心配制,应在配置完毕后置 4℃冰箱储存,喂养前再次加温。常温下放置时间不应超过 4 天。若为持续输液泵胃肠道喂养或间歇输液泵输注,应每 8 小时更换注射器,每 24 小时更换输注管道系统。

(5)肠内营养的监测。

2.肠外营养(parenteral nutrition,PN)支持

当新生儿不能耐受经肠道喂养时,由静脉供给热量、液体、蛋白质、糖类、脂肪、维生素和矿物质等来满足机体代谢及生长发育需要的营养支持方式。

(1)适应证:经胃肠道摄入不能达到所需总热量 70%,或预计不能经肠道喂养 3 天以上。例如,先天性消化道畸形:食管闭锁、肠闭锁等;获得性消化道疾患:短肠综合征、坏死性小肠结肠炎、顽固性腹泻等;早产儿(低出生体重儿、极低和超低出生体重儿),宫外发育迟缓等。

(2)支持途径

1)周围静脉:由四肢或头皮等浅表静脉输入的方法,适合短期(<2 周)应用。优点:操作简单,并发症少而轻。缺点:不能耐受高渗液体输注,长期应用会引起静脉炎。注意:葡萄糖浓度≤12.5%。

2)中心静脉

①经周围静脉进入中心静脉:由肘部贵要静脉、正中静脉、头静脉或腋静脉置管进入上腔静脉。

优点:具有留置时间长,减少穿刺次数的优点,并发症发生率较低。

缺点:护理不当,可能引起导管阻塞、感染等并发症。

注意:①需由经培训的护士、麻醉师或医生进行,置管后需 X 线摄片定位。②置管后严格按护理常规操作与护理。

②经颈内、颈外、锁骨下静脉置管进入上腔静脉。

优点:置管时间长,可输入高渗液体。

缺点:易引起导管有关的败血症、血管损伤、血栓等。

注意:①导管需专人管理。②不允许经导管抽血或推注药物。③严格无菌操作,每 24～48 小时更换导管穿刺点的敷料。

③脐静脉插管。

优点:操作简单,可迅速建立给药通道。

缺点:插管过深易造成心律失常,引起门静脉系统产生压力增高,影响血流,导致肠管缺血及坏死可能。

注意:①插管需由经培训的有经验医生进行,置管后需 X 线摄片定位。②置管时间不超过 10 天。

(3)输注方式

1)多瓶输液:氨基酸与葡萄糖电解质溶液混合后,以"Y"形管或三通管与脂肪乳剂体外连接后同时输注。

优点:适用于不具备无菌配制条件的单位。

缺点:工作量相对大,易出现血糖、电解质紊乱,且不利于营养素充分利用。

注意:脂肪乳剂输注时间应＞16 小时。

2)全合一(all-in-one)将所有肠外营养成分在无菌条件下混合在一个容器中进行输注。新生儿肠外营养支持输注方式建议采用 all-in-onc 方式。

优点:易管理,减少相关并发症,有利于各种营养素的利用,并节省费用。

缺点:混合后不能临时改变配方。

配制:肠外营养支持所用营养液根据当日医嘱在层流室或配制室超净台内,严格按无菌操作技术进行配制。混合顺序:①电解质溶液(10% NaCl、10％KCl、钙制剂、磷制剂)、水溶性维生素、微量元素制剂先后加入葡萄糖溶液或(和)氨基酸溶液。②将脂溶性维生素注入脂肪乳剂。③充分混合葡萄糖溶液与氨基酸溶液后,再与经步骤②配制的脂肪乳剂混合。④轻轻摇动混合物,排气后封闭备用。

保存:避光、4℃保存,无脂肪乳剂的混合营养液尤应注意避光。建议现配现用。国产聚氨乙烯袋建议 24 小时内输完。乙烯乙酸乙酰酯袋可保存 1 周。注意:①all-in-one 溶液配制完毕后,应常规留样,保存至患者输注该混合液完毕后 24 小时。②电解质不宜直接加入脂肪乳剂液中。注意:all-in-one 溶液中一价阳离子电解质浓度不高于 150mmol/L,二价阳离子电解质浓度不高于 5mmol/L。③避免在肠外营养液中加入其他药物.除非已经做过配伍验证。

(4)肠外营养液的组成及每日需要量:肠外营养液基本成分包括氨基酸、脂肪乳剂、糖类、维生素、电解质、微量元素和水。

1)液体量:1 大 1 个体而异,需根据不同临床条件(光疗、暖箱、呼吸机、心肺功能、各项监测结果等)调整。总液体在 20～24 小时内均匀输入,建议应用输液泵进行输注。

2)热量:251～335kJ/(kg·d)。

3)氨基酸:推荐选用小儿专用氨基酸。生后 12～24 小时即可应用(肾功能不全者例外),从 1.0～2.0g/(kg·d)开始[早产儿建议从 1.0g/(kg·d)开始],将 0.5g/(kg·d)的速度逐渐增加,足月儿可至 3g/(kg·d),早产儿可增至 3.0g/(kg·d)。氮:非蛋白热量＝1g：419～837kJ。

4)脂肪乳剂:出生 24 小时后即可应用。早产儿建议采用 20％脂肪乳剂。中长链混合型脂肪乳剂优于长链脂肪乳剂。剂量从 0.5～1.0g/(kg·d)开始,足月儿无黄疸者从 1.0～2.0g/(kg·d)开始,按 0.5g/(kg·d)的速度逐渐增加,总量不超过 3g/(kg·d)。

5)葡萄糖:开始剂量为 4～8mg/(kg·min),按 1～2mg/(kg·min)的速度逐渐增加,最大剂量不超过 11～14mg/(kg·min)。注意监测 m 糖。新生儿不推荐使用胰岛素。

6)电解质:应每天供给,推荐需要量见附表 2。

附表 2　肠外营养期间新生儿每日所需电解质推荐量

电解质	早产儿[mmol/(kg·d)]	足月儿[mmol/(kg·d)]
钠	2.0～3.0	2.0～3.0
钾	1.0～2.0	1.0～2.0
钙	0.6～0.8	0.5～0.6
磷	1.0～1.2	1.2～1.3
镁	0.3～0.4	0.4～0.5

7)维生素:肠外营养时需补充 13 种维生素,包括 4 种脂溶性维生素和 9 种水溶性维生素。

8)微量元素:推荐量见附表 3,临床上一般应用微量元素混合制剂。

附表 3　肠外营养期间新生儿每日所需微量元素推荐量

微量元素	早产儿(kg/d)	足月儿(kg/d)
铁(μg)	100～200	50
锌(μg)	300～500	100～250
铜(μg)	20～50	20～30
硒(μg)	1～2	2～3
锰(μg)	1～3	1～3
钼(μg)	0.25～2	0.25～3
铬(μg)	0.25～3	0.25～2
碘(μg)	1～1.5	1～1.5
氟(μg)	—	20

（5）监测。

（6）出现下列情况慎用或禁用肠外营养。

1）休克，严重水电解质紊乱、酸碱平衡失调，未纠正时，禁用以营养支持为目的的补液。

2）严重感染，严重出血倾向，出凝血指标异常者慎用脂肪乳剂。

3）血浆 TG＞2.26mmol/L（200mg/dl）时暂停使用脂肪乳剂，直至廓清。

4）血浆胆红素＞170μmol/（10mg/dl）时慎用脂肪乳剂。

5）严重肝功能不全者慎用脂肪乳剂与非肝病专用氨基酸。

6）严重肾功能不全者慎用脂肪乳剂与非肾病专用氨基酸。

3.肠内联合肠外营养支持

生后第 1 天即可开始肠内喂养（存在肠内喂养禁忌证者除外），不足部分由肠外营养补充供给。

肠外营养补充热量计算公式 PN＝（1-EN /110）×70，其中 PN、EN 单位均为 kcal/（kg·d）（110 为完全经肠道喂养时推荐达到的热量摄入值，70 为完全经肠外营养支持时推荐达到的热量摄入值）。

第二节　呼吸支持

一、呼吸道管理

（一）概述

正常的上呼吸道黏膜有加温、加湿、滤过和清除呼吸道内异物的功能。呼吸道只有保持湿润，维持分泌物的适当黏度，才能保持呼吸道黏液—纤毛系统的正常生理功能和防御功能。

气管与支气管黏膜由假复层纤毛柱状上皮组成，中间夹杂有环状细胞与浆液细胞等多种分泌性上皮细胞。纤毛功能是将来自呼吸道远端各种微粒缓慢推出，后将黏液性物质咳出，纤毛节律收缩运动频率为 160～1500 次/分，体温升高时，纤毛运动频率将进一步增强。气管支气管分泌物的湿润作用：迷走神经和副交感神经刺激引起的腺体分泌及局部刺激杯状细胞产，分分泌物进而形成气管支气管分泌物。一般情况下，气管支气管分泌物总量每天约 10～100ml。黏液于气管支气管表面形成一层覆盖，可湿化空气，还限制气管支气管水分蒸发，并能携带细小异物微粒排出呼吸道。免疫功能：气管支气管分泌物中含有免疫球蛋白、溶菌酶和抑菌杀菌成分。

当患者的呼吸道解剖功能被破坏，轻则导致肺部感染，重者危及生命。

人工呼吸道是指为保证呼吸道通畅而在生理呼吸道与窄气或其他气源之间建立的有效连接，即将一导管经口/鼻或气管切开插入气管内建立的气体通道，不仅用于机械通气，也用于呼吸道分泌物的引流.以纠正患者的缺氧状态，改善通气功能，有效地清除呼吸道内分泌物，是抢救急危重患者的重要措施之一。

（二）气管导管的应用

目前，常用的人工呼吸道包括气管插管和气管切开。根据捅管途径不同，气管插管义可分为经口气管插管和经鼻气管插管。

鼻插管：患者易耐受，可放置较长的时间，口腔护理方便，插管的管径常受到鼻腔的影响而相对较细，易引起鼻窦炎等并发症。

口插管：插管成功率高，但患者不易耐受，口腔护理不易。

气管切开：能明显减少无效腔，减少呼吸功耗，患者容易耐受，并可以进食，留置时间可以很长。但是气管切开需要手术完成，创伤较大，有一定的风险。

1.气管插管

经气管插管行机械通气是抢救呼吸衰竭最常用的手段。经口气管插管由于患者耐受性差、口腔护理较困难，故仅适用于神志不轻或昏迷患者急救，插管留置时间一般不超过 3 天。经鼻气管插管因不通过咽后三角区，不刺激吞咽反射，患者较易接受，可在清醒状态下进行，且容易固定，口腔护理方便。

(1)气管插管前的准备

1)房间准备：在无 ICU 的情况下，最好准备单人房间，便于管理、抢救和治疗。室内给予通风，清除表面尘埃。

2)患者的准备：病情允许应于捅管前 4 小时停止进食，取出义齿，男性患者应剃胡须。紧急状态下进行气管插管，取出义齿，清醒患者给予必要的心理护理。

3)物品准备：ICU 应备有气管插管包，包括直接喉镜、各种型号的气管插管、导引钢丝、插管钳、牙垫、液状石蜡、纱布、宽胶布、吸痰管、手套、注射器、面罩及人工呼吸器等。另外，需准备负压吸引器、中心负压吸引及氧疗设施。每日检查物品是否齐全，同定放置位置。

(2)气管捅管过程中的配合：如患者烦躁，应给予适当镇静，必要时可给予肌松剂，约束患者的双上肢。氧气和负压处于被用状态。选择型号合适的气管插管，液状石蜡润滑气管插管，气管插管过声门后协助拔出导引钢丝，放置牙垫，同定气管插管。给予导管吸氧或呼吸机辅助呼吸。

(3)气管插管的同定：气管插管的同定方法有两种：一是用一根小纱带先在导管上打死结，经双侧面颊部，绕过枕后在耳郭前上方打死结固定，固定时不能压住耳根；二是用两根胶布在导管上交叉固定在口唇周围。经口气管插管者由于口腔分泌物易流出，造成胶布松动，应密切观察并及时更换，应避免气管插管随呼吸运动而损伤气管、鼻腔黏膜。

口腔气管捅管应选用适当的牙垫，牙垫比气管导管略粗些，避免患者咬扁导管，固定时应将牙垫的凹面贴紧气管导管，便于固定。每日将口腔气管插管移向口角的另一侧，减轻导管对局部牙齿、口腔黏膜和舌的压迫。

(4)气管插管的深度：气管插管的尖端应位于气管隆嵴上 2~3cm。可经 X 线或纤维支气管镜证实位置。导管插入呼吸道固定后，应定时检查并记录深度——即外留长度，每班交接。若以后外留部分变长说明导管有部分脱出，外留部分变短说明有下滑，应及时复位。调整气管插管深度时先抽出气囊内气体，再移动气管插管，深度合适后再将气囊充气。

(5)心理护理：气管插管虽然是有效的抢救手段，但毕竟是有创伤性的，故患者或家属会对插管后导致的一系列问题，如不能发音和说话、无法自行咳痰、要靠人工吸痰等问题感到极度焦虑和恐惧，护士应在捅管前就向患者及家属做好解释工作，讲明这些变化只是暂时性的，拔管后一切功能将恢复。在插管期间,做好患者的心理护理,采用一切尽可能简单、易理解的交流方式,如非语言交流方式:手势、写字板、卡片等,让患者尽量表达其感受,护士应及时满足其要求。

(6)口腔护理:经鼻气管插管患者的口腔护理较容易进行。经口气管插管时,由于患者无法有效吞咽,口腔分泌物较多。口腔内合适的温度和湿度,有利于细菌生长繁殖。经口气管插管时难以用棉球进行口腔擦拭,可选择口腔冲洗。冲洗前检查气囊压力,确定呼吸道无漏气。将头偏向一侧,注入口腔护理液,用负压在下方吸出,反复数次,直到口腔清洁无异味。口腔护理的液体常采用生理盐水、1%过氧化氢溶液、2%碳酸氢钠溶液或复方硼砂漱口液。

(7)拔管:拔管前应消除患者的心理负担,取得患者的配合。提高吸入氧浓度,增加体内氧储备,彻底清除呼吸道及口鼻腔分泌物,将无菌吸痰管插入人工呼吸道内,一边抽吸一边快速将气囊放气,拔除气管插管,立即给予合适氧疗。拔管前30分钟给予地塞米松5mg静脉注射,预防喉头水肿。床边备急救设备,拔管后清洁口腔,协助排痰,密切观察患者生命体征。一旦出现缺氧,应立即处理,必要时可再次插管。

2.气管切开

当需要较长时间行机械通气或短时间内不能拔除气管插管时,应选择气管切开。

(1)气管切开术前准备

1)房间的准备:同气管插管。

2)患者的准备:清醒的患者应心理护理,取得患者的配合,告知患者气管切开较气管插管舒适,易于耐受,可以吞咽、进食。

3)物品的准备:应准备气管切开专用包,负压吸引器,吸痰管,抢救物品,氧气和气管切开套管等。选择合适的气管切开套管。多选用一次性低压高容型气管切开套管。

(2)气管切开套管的固定:准备两根寸带,一长一短,分别系于套管的两侧,将长的一根绕过颈后,在颈部左侧或右侧打一死结,系带松紧度以容纳一个手指为宜。过松易致脱管甚至意外拔管,过紧容易导致患者不适,严重时压迫颈部静脉、动脉,导致血液回流不畅。注意一定要打死结,以免自行松开,导致套管固定不牢脱出。

(3)气管切口局部护理:气管切口应保持清洁干燥,尤其是导管与周围皮肤的皱褶处应仔细清洁、消毒。气管切口处无菌敷料的更换频率应视其渗出物和呼吸道分泌物的多少而定,一般每日更换2~3次,若被血液、痰液污染或潮湿时随时更换。

注意切口及套管内有无出血,有无皮下气肿、血肿。密切观察切口周围皮肤有无红肿、湿疹、出血等情况,必要时切口周围分泌物留取标本做细菌培养,观察感染的变化,用以指导用药。不进行机械通气时,气管切开管口应盖双层湿生理盐水纱布,防止灰尘、异物吸入,并改善吸入气体的湿度,根据病情给予雾化吸入。

(4)拔管:病情稳定,符合拔管指征,如患者呼吸、心率平稳,无憋气感、血气分析中 PaO_2 和 SaO_2 满意等,一般先行堵管20~48h,若堵管期间呼吸平稳,能自行咳痰,动脉血气分析满意,即可拔除气管切开管。

拔管前应先做好心理护理,消除患者的心理负担。拔管时先提高吸入氧浓度,增加体内氧储备,彻底清除气道包括口鼻腔分泌物,将无菌吸痰管放入气管切开管中,一边抽吸同时快速拔管,立即给予合适的氧疗措施。拔管后切口给予换药,用蝶形胶布拉紧并覆盖创面。每日局部换药 1～2 次,避免感染,直到愈合。拔管后密切观察患者生命体征变化。

(三)呼吸道的湿化温化

正常的上呼吸道黏膜有加温、加湿、滤过和清除呼吸道内异物的功能。呼吸道只有保持湿润,维持分泌物的适当黏度,才能保持呼吸道黏液—纤毛系统的正常生理功能和防御功能。建立人工呼吸道后,呼吸道加温、加湿丧失,纤毛运动功能减弱,造成分泌物排除不畅。因此,做好呼吸道湿化是所有人工呼吸道护理的关键。

1.病室及床单位

室内保持清洁、空气新鲜,室温在 22～24℃。可采用的地面洒水、空气加湿器等方法使相对湿度保持在 70%～80%。

2.人工呼吸道湿化的方法

呼吸道湿化的方法主要有两种:一种是呼吸机上配备的加温和湿化装置;另一种是借助护理人员.应用人工的方法,定时或间断地向气道内滴(注)入生理盐水的方法,此法只能起到呼吸道湿化的作用,吸入气体的加温还得靠呼吸机的加温湿化装置。

3.保证充足的液体入量

呼吸道湿化必须以全身不失水为前提,如果液体入量不足,即使呼吸道进行湿化,呼吸道的水分也会因进入到失水的组织而仍然处于失水状态。因此,机械通气时,液体入量必须保持2500～3000ml/d。

4.呼吸机的加温湿化器

现代多功能呼吸机上都有电热恒温蒸汽发生器。呼吸机的加温湿化器是利用将水加温至一定温度后产生蒸汽的原理,使吸入的气体被加温,并利用水蒸气的作用达到使呼吸道湿化的目的。机械通气时,湿化器的温度一般控制在 32～30℃为宜。

5.气管内直接滴注

即直接向气管内滴(注)入 0.45% 的盐水,可以采用间断注入或持续滴入两种方法。间断注入,一般每隔 15～20 分钟向呼吸道内注入 2～3ml。持续滴注方法为将安装好的输液装置挂在床旁,并连接静脉用头皮针,将头皮针刺入吸氧管内,通过氧气的吹散作用湿化呼吸道;或在气管套管口覆盖两层纱布并固定,将滴注针头别在纱布上,其滴速为每分钟 4～6 滴。此法适用于脱机的患者。

有时为协助控制肺部感染,可在湿化液中加适量抗生素。另外,5% 碳酸氢钠溶液气管内滴入,也可作为预防和控制肺部真菌感染的一项措施。

6.呼吸道冲洗

应用 2% 碳酸氢钠溶液或 0.45% 生理盐水,每次吸痰前抽吸 2～5ml 于患者吸气时注入呼吸道。行机械通气的患者在操作前给予 100% 氧气 2 分钟,以免造成低氧血症。注入冲洗液后应给予吸痰或扣背,使冲洗液和黏稠的痰液混合震动后利于吸出。对于痰液黏稠者,可以间断反复多次冲洗。但一次冲洗时间不要过长。

7.雾化吸入

可用于稀释分泌物,刺激痰液咳出及治疗某些肺部疾病。雾化液一般选择蒸馏水或生理盐水,根据病情还可加入化痰和抗菌药物。

经人工呼吸道口进行雾化吸入,在吸入过程中,可能会出现氧浓度下降、药物刺激导致气管痉挛、分泌物湿化后膨胀使呼吸道管腔变窄等导致患者呼吸道阻力增加。这些因素可使患者出现憋气、咳嗽、呼吸困难、发绀、烦躁等临床表现,因此在雾化操作前及操作中,应注意及时吸出呼吸道分泌物,氧分压低的患者雾化应与吸氧同时进行。雾化液宜现用现配。

8.人工呼吸道湿化的标准

人工呼吸道患者为湿化呼吸道所滴入的量应根据呼吸道湿化的情况来调整。判断呼吸道湿化的标准为:

(1)湿化满意:分泌物稀薄,能顺利通过吸痰管,气管导管内没有痰痂,患者安静,呼吸道通畅。

(2)湿化不足:分泌物黏稠(有痰痂或黏液块咳出或吸出),吸引困难,可有突然的呼吸困难,发绀加重。湿化不足的患者,应加强湿化,如适当增加湿化液的量或增加滴入次数。

(3)湿化过度:分泌物过分稀薄,咳嗽频繁,需要不断吸引,听诊肺部和气管内痰鸣音多。患者烦躁不安,发绀加重。对于湿化过度的患者,滴入湿化液的量和次数应适当减少,以免因呼吸道水分过多而影响患者的呼吸功能。每日湿化液总量需根据病情和痰液黏稠度调整,一般250～400ml/d,以分泌物稀薄、痰液易吸出为目标。

(四)吸痰的管理

吸痰通常是指吸出人工呼吸道内的痰液,但完整的吸痰应包括吸除鼻腔和口腔的分泌物。吸痰是保持呼吸道通畅的一个有效的方法,可以清除呼吸道及套管内分泌物,以免痰液形成结痂阻塞呼吸道。

人工呼吸道患者多见于机械通气治疗者,因此,一旦发生痰阻塞,就会直接影响机械通气的治疗效果。由于机械通气患者多数病情重,神志不清,反应迟钝,并且声门失去作用,不能形成咳嗽前的呼吸道高压,因而不能达到有效地咳嗽,呼吸道分泌物易于淤积阻塞而出现呼吸道阻力增高、通气不足,进而导致呼吸功能障碍,加重缺氧和二氧化碳潴留,所以必须积极清除呼吸道内的分泌物,保证呼吸道的通畅,因此,吸痰在人工呼吸道的护理中非常重要。

1.吸痰管的选择

根据气管导管的内径大小选用吸痰管,其外径不超过气管导管内径的1/2。成人一般选用12～14F号一次性硅胶管。若吸痰管过粗,产生的吸引负压过大,可造成肺内负压,而使肺泡陷闭.患者感到憋气。若过细则吸痰不畅。气管切开者长度约30cm,气管插管者长度为40～50cm,吸痰管应比气管导管长4～5cm,保证能吸出气管、支气管中的分泌物。

2.判断吸痰时机

采用非定时性吸痰技术:先判断患者是否需要吸痰,如痰液潴留在人工呼吸道内、口腔或鼻腔内,可听到痰鸣音、干啰音、湿啰音,患者烦躁不安,心率和呼吸频率加快,患者要求吸痰或呼吸机的吸气峰压增高,出现峰压报警、咳嗽、血氧饱和度下降等情况时应及时吸痰。尤其在体位改变、雾化治疗、气管导管或套管护理、更换呼吸机管道、调节呼吸机参数时应判断是否需要吸痰。采用非定时性吸痰技术可以减少定时吸痰的并发症,如黏膜的损伤、呼吸道痉挛等,减少患者的痛苦。

3.正确掌握人工呼吸道患者的吸痰操作

吸痰前向患者解释吸痰的注意事项,如吸痰时会有憋气等非常短暂的不适感,向患者讲明吸痰时需咳嗽配合,以利于下呼吸道痰液的清除。

检查吸痰装置是否完好,吸引负压不超过-6.7kPa(-50mmHg),以免负压过大损伤黏膜,严格执行无菌技术操作。生理情况下,通过呼吸道的过滤和清洁作用,进入肺泡的气体几乎清洁无菌。建立人工呼吸道后,吸痰时吸痰管直接进入隆突前,因此,吸痰管,湿化注入的生理盐水都必须无菌。吸痰前洗手、戴无菌手套。吸痰管应一次性使用。如果需多次使用,在吸痰后应立即将吸痰管浸泡入消毒液中,并经严格消毒后当可使用。

4.吸痰的手法

阻断吸痰管的负压,将吸痰管插入气管导管直到有阻力感或估计吸痰管接近气管导管末端,此时应将吸痰管后退1~2cm,开放负压边吸引边鼓励患者咳嗽,然后向上提拉进行左右旋转式吸引。吸痰动作要轻柔、快捷、力求吸痰彻底义不损伤黏膜,以免引起患者气管黏膜出血;每次吸痰时间不超过15秒,以免发生低氧血症。行机械通气的患者,吸痰前后应给予100%的氧气吸入2分钟。

危重患者和痰量较多的患者,吸痰时不宜一次吸净,必要时间隔3分钟以上再吸引;对于痰液黏稠不易吸出者,吸痰前向呼吸道内注入3ml生理盐水后再吸引,必要时可重复2~3次。

对气管插管的患者.应先吸净口咽部的分泌物,再吸引气管内的分泌物,以免口咽部分泌物在放松气囊时下行进入气管而发生感染。绝对禁止用抽吸过口鼻腔的吸痰管抽吸人工呼吸道,避免将细菌植入下呼吸道;每个患者的吸痰装置及出物应个人专用,并做好消毒隔离。

5.吸痰期间应密切观察生命体征的变化

如在吸痰过程中出现频繁严重的心律失常,或出现呼吸道痉挛、发绀、烦躁不安等异常情况,应停止吸痰,立即行机械通气,并提高吸氧浓度。

6.预防吸痰可能的并发症

(1)低氧血症:因负压吸引常需停止供氧。在吸除痰液的同时,也带走了部分呼吸道和肺泡内的气体。如果吸痰前、中、后未能及时、有效充分给氧,使用的吸痰管太粗,负压过高,吸痰时间过长,吸痰过于频繁更容易发生低氧f症。低氧血症的预防应针对以上可能的原因,给予相应处理。如吸痰前后均应给予100%氧气吸入.可由两人共同完成吸痰操作,对能配合的患者可指导其吸痰前深呼吸3~4次,吸痰时密切监测SaO_2、脉搏及低氧血症的症状和体征,当SaO_2低于90%时,提示低氧血症,应停止吸痰,并100%氧气吸入;应选择合适的吸痰管,以达到有效地吸引,不导致缺氧。

(2)呼吸道黏膜损伤:因呼吸道黏膜脆弱,若吸痰管太粗,负压太高,吸痰在某个部位停留时间太长,吸痰时未能旋转吸痰管等易造成黏膜损伤出血。

(3)继发感染:因末严格执行无菌操作,各种物品消毒不严格等均可引起下呼吸道继发感染,支气管痉挛,迷走神经兴奋导致心律失常和低血压等。

7.判断痰液黏稠度的方法和临床意义

痰液的黏稠度程度反映不同的临床情况,在吸痰过程中应认真观察痰液的形状,根据痰液在吸痰管玻璃接头处的形状和玻璃管内壁的附着情况,可将痰液的黏稠度分为3度:

Ⅰ度(稀痰):痰如米汤或泡沫样,吸痰后,玻璃接头内壁上无痰液滞留,提示感染较轻,如量过多,提示气管滴注过量,湿化过度,可适当减少滴入量和次数,同时应注意增加吸痰且每次吸痰时将痰液吸净。

Ⅱ度(中度黏痰):痰的外观较Ⅰ度黏稠,吸痰后有少量痰液在玻璃接头内壁滞留,但易被水冲洗干净。提示有较明显的感染,需加强抗感染治疗。白色黏痰可能与呼吸道湿化不足有关,必须加强雾化吸入或气管内滴药,避免痰痂堵塞人工呼吸道。

Ⅲ度(重度黏痰):痰的外观明显黏稠,常呈黄色,吸痰管常因负压过大而塌陷,玻璃接头内壁上滞留大量痰液且不易被水冲净。提示有严重感染,必须抗感染治疗或已采取的措施无效必须调整治疗方案。痰液太黏稠不易吸出,提示呼吸道过于或伴有机体脱水现象,必须及时采取措施。

(五)防止呼吸道阻塞

人工呼吸道阻塞可严重影响通气的效果.而呼吸道湿化不足或吸引不充分是引起呼吸道阻塞的主要原因。呼吸道阻塞可导致通气不足和二氧化碳潴留.患者表现为烦躁不安、出汗、呼吸困难、发绀甚至意识丧失等。护理中应注意:

1.做好人工呼吸道的湿化

痰液黏稠时,需反复湿化,反复彻底吸引直至痰液变稀薄。但要注意防止湿化过度,及时、彻底的有效吸痰,吸痰管要插到有效深度,以便将气管内导管口以下的痰液吸净。吸引时,如导管下端有阻力不易插入,则提示呼吸道有阻塞,可能为痰痂,也可能为充气气囊脱落到气管导管末端。气囊脱落及异物阻塞、一次性套管扭转是机械通气护理不当的严重并发症,可使患者窒息死亡,要引起高度重视。定时清洗消毒或更换:气管切开者,如改用金属套管,要注意定时清洗消毒内套管,最好采用流水冲洗内套管以防止异物存留在套管内。

2.翻身时注意事项

给气管切开患者翻身时,能脱离呼吸机的,尽量暂时脱机后翻身;不能脱机的患者,要在移动患者头颈部与气管导管的同时,将呼吸机连接管一起移动,避免气管导管因过度牵拉扭曲或脱出而导致呼吸道阻塞。

呼吸道阻塞除以上原因外,还有其他因素,如呼吸道大出血、呕吐物误吸,或有气管食管瘘引起的误吸、针头或玻璃接头的坠入等,在护理过程中,应注意避免发生。

(六)防止气压伤

气管导管和气囊压迫气管黏膜造成气管黏膜水肿、糜烂、溃疡以至狭窄,是机械通气的严重并发症。为减轻气囊对局部黏膜的压迫,应尽量使用高容低压形气囊,避免过度充气,或采用带有双气囊的导管,交替使用以减少气管黏膜局部压迫。气囊充气时.最好能用气囊压力表测量其内压力,把压力控制在 25mmHg(2.45kPa)以下为宜。研究证明气囊压力在 40mmHg(4.0kPa)时,可导致黏膜的缺血性损伤,超过 50mmHg(6.7kPa)时,可导致柱状上皮的坏死。尤其在低血压时,对患者的危害更大。

没有条件测量气囊内压时,临床上通常用最小闭合容量技术,即气体刚能封闭气道,听不到漏气声后再注入 0.5ml 为宜,一般注气 7～10ml。也有人主张用最小漏气技术,即气囊充气量最好使气囊和气管壁之间,在吸气高峰时允许漏气 50ml 左右,这样使气管壁受压部位的缺血最轻。

气管插管和气管切开前,应先检查气囊是否漏气,了解气囊充气量和压力。在不使用呼吸机时,气囊不要充气,有利于呼吸。使用机械通气时,气囊必须充气,以保证潮气量。患者进食时,气囊要充气,并抬高床头$15°\sim30°$,以防吞咽的食物或液体误入气管引起阻塞或吸入性肺炎。

(七)提供心理社会支持

对所有人工呼吸道行机械通气的患者,无论其意识清醒与否,均应受到尊重。治疗和护理过程中,要主动亲近患者,细致地解释。鼓励的语言和精神安慰可增强患者的自信心和通气效果。教会患者用非语言方式表达需求和进行交流。护士服务态度应和蔼,动作轻柔、稳重,与患者交流时保持语调正常,利于增加患者的安全感和自信心。多与患者家属沟通,安排家属及关系密切者探视,以满足双方对安全、爱、归属等层次的需求,缓解患者的焦虑、恐惧等心理负担。

二、机械通气

(一)概述

机械通气是临床上利用机械提供一定的驱动压以克服呼吸机管路和呼吸系统的阻力,把一定潮气量的气源按一定频率送入肺内的方式,达到维持、改善和纠正患者因诸多原因所致的急、慢性重症呼吸衰竭(包括肺通气衰竭、肺氧合衰竭)的一种治疗措施。

(二)常频机械通气参数调节原则

机械通气的基本目的是促进有效地通气和气体交换,包括CO_2的及时排出和O_2的充分摄入,使血气结果在正常范围。

1.CO_2的排出

CO_2极易从血液弥散到肺泡内,因此,血中CO_2的排出主要取决于进出肺内的气体总量,即每分肺泡通气量,其计算公式为:

每分肺泡通气量=(潮气量-无效腔量)×RR

无效腔量是指每次吸入潮气量中分布于气管内,不能进行交换的气体,其量通常不变。定容型呼吸机的潮气量可通过旋钮直接设置;定压型呼吸机的潮气量主要取决于肺的顺应性和吸、呼气时肺泡内的压力差,故其潮气量主要取决于吸气峰压(peak inspiratlon pressure,PIP)与呼气终末正压(peak end expir-atory pressure,PEEP)的差值,差值大则潮气量大,反之则小。频率的增加可使每分肺泡通气量增加,$PaCO_2$下降。当$PaCO_2$增高时,可通过增大PIP与PEEP的差值(即提高PIP或降低PEEP)或调快呼吸机频率来使$PaCO_2$降低,反之亦然。

2.O_2的摄取

动脉氧合主要取决于平均气道压(mean airway pressure,MAP)和吸入氧气分数(fraction of inspired oxygen,FiO_2)。MAP是一个呼吸周期中施于气道和肺的平均压力,MAP值等于一个呼吸周期中压力曲线下的面积除以该周期所用的时间,其公式为:

$$MAP=K\times(PIP> TI\ PEEP\times TE)/(TI+TE)$$

K:常数(正弦波为0.5,方形波为1.0);T1:吸气时间;TE:呼气时间。

MAP应用范围一般为$5\sim15cmH_2O$。从公式可见提高PIP、PEEP及吸/呼(inspiration/

expiration-ratio,I/E)中任意一项均可使 MAP 值增大,PaO_2 提高。在考虑增大 MAP 时,须注意下列几个问题:①PIP 的作用大于 PEEP 及 I/E;②当 PEEP 达到 $8cmH_2O$ 时,再提高 PEEP,PaO_2 升高则不明显;③过高的 MAP 可导致肺泡过度膨胀,静脉回流受阻,心排血量减少,氧合降低,并可引起肺气压伤。除增加 MAP 外,提高 FiO_2 也是直接而有效增加 PaO_2 的方法。

临床上应根据 PaO_2 和 $PaCO_2$ 值的大小,遵循上述原则,并综合考虑各参数正、副作用进行个体化调定,原则是在保证有效通换气功能的情况下,使用最低参数,以减少机械通气的并发症。

3.适宜呼吸机参数的判断

临床上以患儿口唇、皮肤无发绀,双侧胸廓适度起伏,双肺呼吸音清晰为宜。动脉血气结果是判断适宜参数的金标准,初调参数或参数变化后 15～30 分钟,应检测动脉血气,如结果偏于表 11-1 中的范围,应立即调整参数,否则,若病情稳定可每 4～6 小时监测血气。临床上常用动脉化毛细血管血监测 PCO_2,$TcSO_2$ 代表去吧脉血氧饱和度。末梢循环不良者应进行动脉血气检测,每天至少做一次动脉血气。有条件的单位应根据呼吸力学(如肺顺应性、时间常数、呼吸道阻力及呼吸波形等)监测参数调整。

4.参数调节幅度

一般情况下每次调节 1 个或 2 个参数,每次参数变化的幅度(表 10-1)。

表 10-1 呼吸机参数变化幅度表

呼吸机参数	调节幅度
PIP	$1～2cmH_2O$
PEEP	$1～2cmH_2O$
TI	$0.05～0.1s$
RR	5 次/分
FiO_2	0.05

(三)呼吸机治疗的目的

(1)维持适当的通气量,使肺泡通气量满足机体的需要。

(2)改善肺气体交换功能,维持有效的气体交换,纠正低氧血症及急性呼吸性酸中毒。

(3)减少呼吸肌做功.改善呼吸肌疲劳,减轻呼吸窘迫,降低呼吸氧耗。

(4)改变压力容积关系,防止或逆转肺不张,改善肺的顺应性,防止肺的进一步损伤。

(5)肺内雾化吸入治疗,促进肺或气道的愈合。

(6)预防性机械通气用于休克等情况下呼吸衰竭的预防性治疗,防止并发症的发生。

(四)常频机械通气的临床应用

机械通气指征:①在 FiO_2 为 0.6 的情况下,PaO_2＜50mmHg 或经皮血氧饱和度＜85％(发绀型先天性心脏病除外);②$PaCO_2$＞60～70mmHg 伴 pH＜7.25;③严重或常规治疗无效的呼吸暂停。具备其中之一者。已确诊为 ARDS 者可适当放宽指征。

(五)应用呼吸机的适应证

(1)通气泵衰竭:呼吸中枢病变、胸廓功能障碍、呼吸机疲劳,脑部炎症、外伤、肿瘤、脑血管意外、药物中毒等所致的中枢性呼吸衰竭。

(2)换气功能障碍:功能残气量减少、V/Q 比例失调、肺血分流增加、弥散障碍。小儿重症肺炎、ARDS、重症支气管哮喘、呼吸肌无力、新生儿重症肺疾病。

(3)需强化呼吸道管理者,保持呼吸道通畅,防止窒息。

(4)使用某些有呼吸抑制的药物时。

(5)心血管功能支持。

判断是否行机械通气可参考以下条件:呼吸衰竭一般治疗方法无效者;呼吸节律异常或自主呼吸减弱或消失;呼吸衰竭伴有严重意识障碍;严重肺水肿;PaO_2 小于 50mmHg,尤其是吸氧后仍小于 50mmHg;$PaCO_2$ 进行性升高,pH 动态下降。严重心脏疾病:先天性心脏病、心力衰竭、心肺复苏。

(六)呼吸机治疗的相对禁忌证

(1)大咯血或严重误吸引起的窒息性呼吸衰竭。

(2)伴有肺大疱的呼吸衰竭。

(3)张力性气胸。

(4)先天性心脏病继发的呼吸衰竭。

(5)气胸及纵隔气肿未行引流者、肺大疱、低血流量性休克未补充血容量者、缺血性心脏病及充血性心力衰竭。

判断是否行机械通气除考虑以上因素外,还应注意动态观察病情变化,若使用常规治疗方法仍不能防止病情进行性发展,应及时应用;在出现致命性通气和氧合障碍时,机械通气无绝对禁忌证。

(七)呼吸机的操作方法

呼吸机与患者的连接。

1.鼻(面)罩

用于无创通气。选择适合于每个患者的鼻(面)罩对保证顺利实施机械通气十分重要。

2.气管插管

经口插管和经鼻插管的比较。

3.气管切开

指征:颌面外伤患儿;原发病需因应用较长时间机械通气者;严重 ARDS 患者;因气管插管不能保证口鼻腔护理者;仍不能顺利吸出气管内分泌物的患者;上呼吸道狭窄或阻塞的患者;解剖无效腔占潮气量比例较大的患者,如单侧肺。

气管切开的优点是无效腔减少,便于吸痰,减少了呼吸道内分泌物梗阻的危险性,且不影响进食。气管切开损伤大,不能反复应用。

(八)撤离呼吸机指征

一般条件:

(1)引起呼吸衰竭的病因解除或呼吸衰竭好转。

(2)停止应用镇静药物。

(3)停止应用神经肌肉阻滞剂。

（4）神志正常。

（5）败血症或明显发热。

（6）心血管循环正常。

（7）呼吸泵功能稳定。

肺气体交换 $FiO_2 \leqslant 0.4$ 和 $PEEP < 5cmH_2O$ 时，PaO_2 为 $60mmHg$，PaO_2/PAO_2 为 0.35，$D(A\text{-}a)O_2 < 35\ mmHg$，$PaO_2/FiO_2$ 为 200。

第三节　血液净化

一、概述

血液净化技术是指各种连续或间断清除体内过多水分、溶质方法的总称。其基本原理是通过弥散、对流、吸附清除血液中的各种内源性和外源性"毒素"；通过超滤和渗透清除体内潴留的水分，纠正电解质和酸碱失衡，完成对溶质及水的清除和转运，使机体内环境接近正常而达到治疗的目的。血液净化技术源自肾替代治疗技术，近年来迅速发展，已成为一门跨学科专业，广泛用于医学各专业中，成功地治疗了许多疑难重症，尤其在 ICU，血液净化疗法发挥着巨大的作用。

二、基本原理

（一）溶质清除原理

溶质清除原理包括弥散、对流、吸附作用。

1.弥散

经半透膜两侧的浓度梯度使溶质从浓度高的一侧向浓度低的一侧做跨膜移动，并逐渐达到膜两侧的浓度相等。腹膜、透析器中的中空纤维膜均是半透膜。应用于血液透析、腹膜透析中。

2.对流

在跨膜压的作用下，液体从压力高的一侧通过半透膜向压力低的一侧移动，液体中的溶质也随着水透过半透膜而移动。人的肾小球即是以对流方式清除溶质和水分，应用于血液滤过中。

3.吸附

利用异性电荷相吸，同性电荷相斥的原理，选择与被吸附物质不同电荷或亲水性低的透析膜，可达到吸附某种溶质的作用。也可利用化学吸附剂、阴阳离子交换树脂、活性炭的微孔结构、免疫吸附柱，吸附毒物或致病因素等，从而达到清除的效果。应用于血液灌流、免疫吸附等模式中。

（二）水的清除

水的清除包括渗透、超滤。

1.渗透

膜两侧的渗透梯度使水由低渗透压的一侧向高渗透压的一侧做跨膜移动，从而达到脱水的目的。

2.超滤

水在压力梯度作用下做跨膜移动。水的超滤量与膜两侧水压梯度成正比。通过在动脉血路上加一血泵或在静脉血路上加一输液的螺旋钮使静脉血路阻力加大,均可使血侧为正压;通过在透析液侧加一负压泵可使透析液侧为负压。膜两侧压力梯度称跨膜压。加大跨膜压可增加水的超滤量。单位时间的超滤量取决于膜材料的通透性、透析器有效的膜表面积、水压力梯度、渗透梯度。

二、血液净化疗法

血液净化的方法包括血液透析、血液滤过、血液灌流、免疫吸附、血浆置换、血液透析滤过、连续性肾替代疗法等,从广义上讲,腹膜透析也包括在血液净化技术之内。

(一)血液透析

血液透析简称血透,通俗的说法也称之为人工肾、洗肾。

1.原理

血液透析通过血液与透析液之间溶液的弥散和超滤来达到治疗的目的,包括溶质的移动和水的移动,即血液和透析液在透析器(人工肾)内借半透膜接触和浓度梯度进行物质交换,使血液中的代谢废物和过多的电解质向透析液移动,透析液中的钙离子、碱基等向血液中移动。从而清除血液中的代谢废物和毒物,调整水和电解质平衡,调整酸碱平衡。血液透析具有人体肾的部分功能,但不能代替肾的内分泌和新陈代谢功能。

血液透析所使用的半透膜厚度为 $10\sim20mm$,膜上的孔径平均为 $3nm$,所以只允许分子质量为 1.5 万以下的小分子和部分中分子物质通过,而分子质量大于 3.5 万的大分子物质不能通过。因此,蛋白质、致热原、病毒、细菌以及血细胞等都是不可透出的。

2.透析器

透析膜是透析器的主要部分,膜材料有以下几种:如铜仿膜、醋酸纤维膜、聚丙烯腈膜、聚甲基丙烯酸甲酯膜、血仿膜等。

3.透析机

主要装置包括透析液供应装置和电子监测系统。监测系统可监测透析液温度、电导、流量、动静脉压力、气泡、漏血等,通过发光和发声装置,以保证透析过程的安全。

4.透析液要求

①可去除体内代谢废物,如尿素氮、肌酐、尿酸等;②保留机体需要的物质.如葡萄糖、氨基酸等;③维持电解质、酸碱平衡;④与血液等渗;⑤对机体无害,无致热原、细菌、病毒,便于制备,易保存,不发生沉淀;⑥ 配方要求,钠 $135\sim145mmol/L$,钾 $0\sim4mmol/L$,钙 $1.5\sim1.75mmol/L$,镁 $1.0\sim2.0mmol/L$,氯 $100\sim110mmol/L$,醋酸根 $35\sim40mmol/L$,葡萄糖 $11.1mmol/L$,渗透压 $280\sim300mmol/L$,pH7.4 左右。碳酸氢钠透析液纠正酸中毒快,适用于醋酸盐透析液不适应者、老年患者、心血管系统不稳定者,碳酸氢钠浓度为 $35\sim40mmol/L$。先将配制好的浓缩透析液与透析用水按 1：34 的比例混合,稀释成透析液。

5.透析指征

(1)急性肾衰竭:①水中毒(急性肺水肿、脑水肿);②高钾血症,血钾≥6.5mmol/L;③酸中毒,二氧化碳结合力≤15mmol/L,pH＜7.25;④血尿素氮≥21.4mmol/L,或血肌酐≥530.4umol/L;⑤高分解代谢状态,血尿素氮每日升高＞8.93mmol/L,肌酐升高＞176.8μmol/L,血钾升高＞0.5mmol/L,二氧化碳结合力下降＞2mmol/L,尿酸升高＞59.48mmol/L;⑥无高分解代谢,持续无尿2天以上,或少尿4天以上;⑦少尿2天以上伴有下列一项者:体液潴留,如眼结膜水肿、心脏奔马律、中心静脉压增高;尿毒症症状,如持续呕吐、烦躁、嗜睡;血钾＞6mmol/L,心电图有高钾改变。

(2)慢性肾衰竭:①血尿素氮≥28.6mmol/L;②血肌酐≥707.2μmol/L;③非糖尿病患者内生肌酐清除率为10~15ml/min,糖尿病者为15~20ml/min;④血钾≥6.5mmol/L;⑤二氧化碳结合力≤15mmol/L;⑥有尿毒症症状;⑦少尿、无尿或水潴留所致肺水肿、脑水肿先兆患者;⑧严重贫血、神经病变及骨病患者。

(3)急性药物或毒物中毒:凡是能经透析膜被透出的药物或毒物、分子质量小、与血浆蛋白结合力低或不与组织蛋白结合的。透析应争取在服毒后16小时内进行。

(4)其他透析指征:如顽固性心力衰竭、高血钾、代谢性酸中毒、急性肺水肿、高血压等对内科非透析疗法等常规治疗方法治疗效果不佳者。

6.相对禁忌证

血液透析无绝对禁忌证.但在下述情况下应慎重考虑:严重休克或低血压;严重出血倾向、大手术后3日内;严重贫血,Hb＜30g/L;心功能不全或严重心律失常不能耐受体外循环;严重感染;不合作或精神异常者。对于水潴留、严重心功能不全、低血压患者可考虑做持续肾替代疗法。

7.并发症

血液透析中最常见的并发症包括低血压、痉挛、恶心呕吐、头痛、胸痛背痛、皮肤瘙痒、发热寒战等。另外,还有一些少见并发症,如失衡综合征、首次使用综合征、心律失常、心脏压塞、颅内出血、惊厥、溶血、空气栓塞等。

(二)腹膜透析(peritoneal dialysis,PD)

1.原理

PD是利用腹膜作为半渗透膜,利用重力作用将配制好的透析液经导管灌入患者的腹腔内,保留一段时间,使血液和周围组织的代谢废物通过弥散和过滤作用进入腹腔透析液.通过腹腔透析液不断更换,以清除体内代谢产物、毒性物质、过多水分及纠正水电解质平衡紊乱的治疗方法。

腹膜透析时血内毒素或毒物依次通过腹膜毛细血管内皮细胞间隙、基膜孔隙和腹膜间皮孔隙后到达腹腔,与腹腔内透析液成分进行扩散。通过腹膜两侧的血液和透析液之间的渗透压梯度,决定水的清除率。当腹透液的渗透压越高时,血内过多的水分由渗透压低的血侧向腹透液侧移动的水越多.脱出的水量越多。

2.腹膜透析特点

与血液透析相比,腹膜透析有以下特点:持续溶质交换和超滤;更有利于中分子毒素清除;传染性疾病交叉感染危险性低;可由患者及家属自行完成,无须频繁往返医院;腹膜透析简单易行,无须特殊医疗器械,降低医疗费用。

3.适应证

(1)急性肾衰竭:临床上在发生急性肾衰竭2～3天内,凡有下述指征之一时,即应透析:①已出现尿毒症症状;②有水钠潴留表现;③高分解代谢型肾衰竭,血尿素氮每天上升≥8.93mmol/L;④血尿素氮≥28.6mmol/L,血肌酐≥442μmol/L;⑤血钾≥6.5mmol/L;⑥酸中毒补碱不能纠正者。

(2)慢性肾衰竭:①慢性肾衰竭代偿期并发感染、水电解质紊乱、心力衰竭等加重肾衰竭;②血尿素氮≥28.6mmol/L,血肌酐≥530μmol/L,血钾≥6.5mnlol/L,二氧化碳结合力≤15或肌酐清除率<10ml/min;③肾移植术前准备,等待肾移植的晚期患者,需要用透析维持;④肾移植术后无论是否发生排斥或急性肾衰竭,均可用腹透治疗。

(3)严重水钠潴留:非透析疗法无效时,如肾病综合征,高度水肿,尿量少,用激素不能诱导利尿,利尿剂亦无效。临床症状严重的患者,或心力衰竭应用利尿剂和洋地黄无效的患者.均可采用腹膜透析排出过多的液体。

(4)急性中毒:小分子药物中毒(分子质量<5000),如巴比妥类、水合氯醛、格鲁未特、异烟肼、水杨酸盐、醇类、酚类、汞剂、砷剂、苯丙胺等,均可使用腹膜透析抢救。

(5)严重酸碱失衡或电解质紊乱:用非透析疗法不能纠正者,如①肾衰竭所致高钾血症,血钾≥6.5mmol/L;②严重稀释性低钠血症,限制水分见效太慢,而补充氯化钠又有危险者;③严重代谢性酸中毒,因循环超负荷不能补充碱性药物者;④严重高钠血症;⑤严重高钙血症。

(6)弥漫性腹膜炎及重型急性胰腺炎:不论是否有肾衰竭均为腹膜透析适应证,且应在炎症局限以前便开始透析。

(7)其他:如肝性脑病、急性高尿酸血症、高胆红素血症(完全性阻塞性黄疸患者的术前准备)、精神分裂症、牛皮癣等,均可采用腹膜透析治疗。

4.禁忌证

(1)绝对禁忌证:无绝对禁忌证,下述情况一般不宜行腹膜透析:①由于感染或恶性肿瘤致广泛性腹腔内粘连;②腹壁广泛感染,或腹部没有完整皮肤,没有地方可选做插管入口。

(2)相对禁忌证:①新近腹部手术,因透析液刺激可延迟愈合,增加出血和感染的危险,故术后最好3天后才开始腹透;②新近经腹腔腹膜后手术,术后2～3无内不宜腹透;③外科横隔切口或撕裂,一般宜于术后数日愈合后再行腹透;④腹腔有局限性炎症,腹透可导致炎症扩散者,最好不做腹透;⑤肠梗阻患者,因肠管膨胀,植入腹透管较困难,且易发生透析管引流不畅,影响透析效果;⑥腹腔内血管疾患,如多发性血管炎、严重动脉硬化、硬皮病等可降低腹膜透析效果;⑦呼吸功能不全患者,如必须做腹膜透析,宜适当减少置换液,以免影响呼吸功能;⑧晚期妊娠或腹内巨大肿瘤;⑨严重创伤致高分解代谢状态;⑩各种原因引起的长期不能摄入足够热量和蛋白质的患者,不适合慢性腹膜透析。

5.并发症

包括腹膜炎、水电解质紊乱(如高钠血症、低钾血症、低血容量等)、心血管并发症、肺部感染、肺不张、腹疝、硬化性腹膜炎、营养物质(如蛋白质、氨基酸、维生素)丢失、高脂血症、肥胖等。其中以腹膜炎最常见。

（三）血液灌流(hemoperfusion,HP)

血液灌流是血液借助体外循环，引入血液灌流器(内有吸附剂)中，以吸附清除某些外源性和内源性毒物，达到血液净化的一种治疗方法。其与血液透析的区别是：血液透析借超滤和透析作用去除小分子代谢废物及水分，而血液灌流依赖于吸附剂、酶、活细胞等对血液成分进行吸附粘除或加工处理。常用的吸附剂有活性炭、树脂。

1.适应证

(1)急性药物或毒物中毒：对分子质量较大，脂溶性较高，在体内易与蛋白结合的药物和毒物，HP疗效为佳。

1)HP可清除的药物及毒物如下

镇静催眠类：巴比妥类、甲喹酮、格鲁末特、地西泮、硝西泮、水合氯醛、苯海拉明等。

解热镇痛药：对乙酰氨基酚、阿司匹林、水杨酸类等。

抗精神失常药：奋乃静、氯丙嗪、丙咪嗪、阿米替林等。

心血管药：洋地黄类、奎尼丁、普鲁卡因胺等。

抗生素：氨基糖苷类、青霉素类、头孢菌素类、四环素类、磺胺类、异烟肼、万古霉素等。

抗癌药：环磷酰胺、甲氨蝶呤、氟尿嘧啶。

内源性毒素：氨、尿酸、胆红素、乳酸、内毒素等。

农药及灭鼠药：有机磷农药、有机氯杀虫剂、毒鼠强、氟乙酰胺、百草枯等。

生物毒素：毒蕈毒素、蛇毒、河豚毒素、鱼胆毒、中草药等。

工业中毒：砷化氢、重金属、有机苯等。

2)在已知灌流器能吸附的前提下，具备以下指征之一，应立即行HP。

Ⅰ.严重临床症状.如低压、低体温、心力衰竭、呼吸衰竭；深度或中度昏迷；药物或毒物的浓度已达到致死量者，或虽未达到，但估计毒物会被继续吸收者；该毒物后期才出现生命危险者。

Ⅱ.患有肝病或肾病，估计有解毒功能障碍者。

Ⅲ.出现急性肾衰竭者，此时宜并用血液透析治疗。

Ⅳ.摄取未知成分和数量的药物和毒物，出现深度昏迷者。

Ⅴ.脂溶性高的毒物或药物进入人体后主要分布于脂肪组织，易引起二次中毒，应密切观察病情，必要时可连续HP治疗2～3次。

3)治疗时机选择：一般在中毒后6～8小时内开始为最佳时机，原则上只要有血液净化指征，应尽早进行，治疗越早，效果越好。

(2)尿毒症：HP对肌酐、尿酸及中分子物质有良好的清除作用，对改善患者消化系统、神经系统症状及心包炎有效；但对尿素、酸中毒、电解质无纠正作用，故可与血液透析串联使用以提高疗效。

(3)肝性脑病的治疗：HP不仅能降低血氨、清除假神经递质，还可使芳香族氨基酸下降。但肝昏迷患者若有凝血功能障碍，HP时应注意。

(4)其他：如利用免疫吸附，清除内毒素、肿瘤坏死因子、白介素-1等治疗感染性疾病；用于高脂血症、牛皮癣、甲状腺危象等疾病治疗。

2.禁忌证

无绝对禁忌证;但严重血小板减少、血细胞减少或其他凝血功能障碍者应禁用。

3.并发症

手术中低血压、血小板减少及凝血功能障碍、电解质紊乱(以低钾、低钠最常见)、血栓形成、空气栓塞等。

(四)血浆置换(plasma exchange)

将患者异常血浆(含抗原抗体免疫复合物或毒物等)分离后清除之,再将剩余的血细胞成分加入正常人的血浆或羧甲淀粉或置换液混合后再回输入体;或将异常血浆分离后再用吸附法去除血浆中有害物质,将净化的血浆再输回体内。南于血浆置换法不仅可以清除体内中、小分子的代谢毒素,还清除了蛋白、免疫复合物等大分子物质,因此,对有害物质的清除率远比血液透析、血液滤过、血液灌流为好。同时又补充了体内所缺乏的白蛋白、凝血因子等必需物质,较好的替代了肝的某些功能。

1.特点

①可以清除小分子、中分子及大分子物质,特别对与蛋白结合的毒素有显著的作用。②对肝衰竭中常见的电解质紊乱和酸碱平衡失调的纠正有一定的作用,但远不及血液透析和血液滤过。对水负荷过重的情况无改善作用。③采用这种方法需要大量血浆,能补充人体必要的大量蛋白、凝血因子等必需物质,但多次大量输入血浆等血制品,有感染各种新的病毒性疾病的可能。④适用于各种重型肝炎患者。⑤置换以新鲜冷冻血浆(fresh frozen plasma,FFP)为主,可加部分代替物如低分子右旋糖酐、羟乙基淀粉等。

2.适应证

(1)各种原因引起的中毒:如毒蕈碱中毒、有机磷农药中毒、急性药物中毒、毒鼠强中毒、急性重金属中毒(如砷化氢中毒)、毒蛇咬伤中毒以及食物中毒等,只要临床诊断明确,就应尽快行血浆置换,以便迅速清除患者体内的毒素。不论毒素是与蛋白质、血脂结合,还是溶解在患者的血浆中,血浆置换都可以直接将毒素清除,尤其是与蛋白质、血脂结合的毒素,效果更佳。

(2)肾疾病:如肺出血肾炎综合征、狼疮性肾炎、紫癜性肾炎、IgA肾病、膜增生性肾炎及移植肾的急性排斥反应等用激素或其他免疫抑制剂不能完全控制时,可采用血浆置换治疗,能很好改善临床症状,保护肾功能。

(3)自身免疫性疾病:如系统性红斑狼疮、结节性多动脉炎、皮肌炎、类风湿性关节炎等,血浆置换疗法能去除各种自身抗体和免疫复合物,尤其是患病早期,患者体内存在大量抗体.但尚未引起组织、器官损伤时,应尽早进行血浆置换,以减少组织、器官的损伤,改善症状。对那些用激素和免疫抑制剂效果不好且危及生命的重症患者,血浆置换与免疫抑制剂(如环磷酰胺)合用,可控制病情发展,改善症状。

(4)血液系统疾病:如自身免疫性溶血性贫血、溶血性尿毒症综合征等,血浆置换可迅速清除患者体内的抗红细胞抗体,减轻溶血的发生;对血栓性血小板减少性紫癜,血浆置换是目前最有效的方法,它可以迅速清除患者体内的微小血栓,挽救患者的生命。高黏血综合征患者经血浆置换后,可以清除体内多余的蛋白质和血脂,改善症状。

(5)神经系统疾病:如重症肌无力、多发性神经根炎、系统性红斑狼疮的神经系统损害和多发性硬化等,用血浆置换可迅速去除血浆中的有害物质,使神经组织的损害降至最低限度,从而使患者快速脱离危险。

(6)急、慢性肝衰竭:如暴发性病毒性肝炎、药物中毒性肝损害、肝性脑病等,血浆置换可以迅速清除体内因肝功能异常而积蓄的代谢废物.缓解病情。

(7)家族性高胆固醇血症,血浆置换可排除患者体内过多的胆固醇,抑制动脉粥样硬化的发展。

(8)甲状腺危象:血浆置换可以清除体内过多的激素,并供给与甲状腺激素自由结合的血浆蛋白质,稳定病情。

(9)血友病抑制物:对输注Ⅷ因子无效的甲型血友病患者,血浆置换可快速清除抗Ⅷ因子抗体,达到止血的目的。不仅如此,通过血浆置换治疗,将健康新鲜的血浆置换人患者体内,还可减轻血友病患者出血症状。

3.禁忌证

①活动性出血或出血倾向十分明显;②弥散性血管内凝血;③休克及血流动力学不稳定;④对肝素、鱼精蛋白、血浆过敏;⑤严重全身及局部感染;⑥躁动或其他原因无法配合治疗。

4.并发症

包括出血倾向、感染、过敏反应、电解质紊乱(如低钙血症、低钾血症等)、药物同时被清除等。

(五)血液滤过(hemo filtration,HF)

血液滤过是通过机器(泵)或患者自身的血压,使血液流经体外回路中的一个滤器,在滤过压的作用下滤出大量液体和溶质.即超滤液;同时,补充与血浆液体成分相似的电解质溶液,即置换液,以达到血液净化的目的。

1.原理

HF模仿肾小球的滤过功能,但没有肾小管的重吸收和分泌功能,而是通过补充置换液来完成肾小管的部分功能。其通过对流作用和跨膜压清除溶液和部分溶质,溶质清除率取决于超滤量和滤过膜的筛漏系数。HF对中分子物质清除率高于血液透析。

2.方式

根据置换液输入方式的不同分为:前稀释法、后稀释法。

(1)前稀释法:置换液在滤器前输入,其优点是血流阻力小,滤过稳定,残余血量少和不易形成蛋白覆盖层。但由于清除率低,需要大量置换液。

(2)后稀释法:置换液在滤器后输入,减少了置换液用量,提高了清除率。目前普遍采用此法。

3.适应证

与血液透析基本相同,适用于急、慢性肾衰竭,但在下列情况下优于血液透析:①高血容量致心力衰竭;②顽固性高血压;③低血压和严重水钠潴留;④维持性血液透析患者合并高磷血症、继发性甲状旁腺功能亢进、肾性骨营养不良、尿毒症心包炎及周围神经系统病变;⑤常规血液透析不能控制的体液过多;⑥中、大分子毒物中毒。

4.禁忌证

同血液透析。有严重出血倾向,重症心脏疾病及血容量严重不足,血压过低者应禁用或慎用血液滤过。

5.并发症

可出现与血液透析相同的并发症,此外尚有致热原反应、败血症丢失综合征等。

(六)血液透析滤过(hemo diafilt ration,HDF)

血液透析滤过是在血液透析的基础上,采用高通透性的透析滤过膜,增加超滤和溶质对流转运,同时输入等量置换液量的一种血液净化方法。其原理与血液透析基本相似,包括溶质弥散转运、溶质对流转运和水分超滤。由于 HDF 超滤量多,溶质对流清除比例明显增加,且采用高通透析滤过器,清除中分子毒素效果好。HDF 将透析与滤过合二为一,弥补了二者的不足,即通过弥散高效清除小分子物质,又通过对流高效清除中分子物质,故治疗效果更加理想。另外,与血液透析相比,HDF 具有更稳定的血流动力学状态,使患者在透析过程中低血压、头痛、恶心、呕吐等不良反应明显减少,故其尤其适用于对普通透析不能耐受的患者。

(七)连续性肾替代疗法(continuous renal replacemeni therapy,CRRT)

连续性肾替代疗法系指各种可以连续缓慢清除水和溶质的治疗方法。CRRT 作为一种新技术,在重症急性肾衰竭、全身炎症反应综合征(SIRS)、急性呼吸窘迫综合征(ARDS)、多脏器功能障碍综合征(MODS)和急性坏死性胰腺炎等危重病的救治中已经和正在发挥其独特的优势,成为现代抢救危重病患者的主要措施之一。南于其临床应用已远远超出传统的肾病范畴,近年主张应称之为持续性血液净化更合适。

1.治疗模式分类

缓慢连续超滤、连续动静脉血液滤过、连续静静脉血液滤过、高容量血液滤过、连续动静脉血液透析、连续静静脉血液透析、连续静静脉高通量透析、连续动静脉血液透析滤过、连续静静脉血液透析滤过等。

2.作用原理

利用弥散、对流、吸附、超滤的作用去除有害物质及过多的水分。不同治疗模式的清除原理不同,如血液透析以弥散清除为主,血液滤过以对流和部分吸附清除为主,免疫吸附和血液灌流则以吸附清除为主。不同物质被清除的方式也不同,如小分子物质弥散清除效果好,中、大分子物质以对流和吸附清除效果好。因此,应根据不同的临床需要选择恰当的治疗模式。

3.CRRT 优势

血流动力学状态稳定;电解质及酸碱平衡紊乱逐渐纠正;代谢控制好;及时清除多余的容量;炎性介质不断清除;补液方便,便于营养支持。

4.适应证

(1)急性肾衰竭:①合并高钾血症、酸中毒、肺水肿;②合并心力衰竭;③合并脑水肿;④合并高分解代谢;⑤合并急性呼吸窘迫综合征;⑥血流动力学不稳定;⑦心脏外科手术后;⑧心肌梗死;⑨脓毒症。

(2)慢性肾衰竭维持性血液透析:①急性肺水肿;②血流动力学不稳定;③少尿而又需要大量补液时(如全静脉营养、各种药物治疗);④慢性液体潴留(如肾性水肿、腹水);⑤酸碱、电解质平衡紊乱(如代谢性酸/碱中毒、低钠血症、高钠血症、高钾血症)。

(3)非肾疾病:如全身炎症反应综合征、多脏器功能障碍综合征、急性呼吸窘迫综合征、挤压综合征、乳酸酸中毒、急性坏死性胰腺炎、心肺旁路、慢性心力衰竭、肝性脑病、药物或毒物中毒。

5.并发症

包括临床并发症(如出血、血栓、感染、过敏反应、低体温、营养丢失、血液净化不充分、低血压、低血容量等)和技术并发症(如血液通路不畅、血流下降和体外循环凝血、管路连接不良、气栓、滤器功能丧失、液体和电解质失衡等)。

参考文献

[1] 许峰.实用儿科机械通气操作手册[M].北京:人民卫生出版社,2018.

[2] 李振芳.实用儿科药物剂量速查手册[M].北京:中国医药科技出版社,2018.

[3] 谭金童,王俊超,杨圣春.现代儿科临床诊疗学[M].武汉:湖北科学技术出版社,2017.

[4] 何利君,张广清,廖卫华.儿科护理健康教育[M].北京:科学出版社,2018.

[5] 陈玉瑛.儿科护理学[M].北京:科学出版社,2018.

[6] 朱丽辉,谢鉴辉.儿科静脉治疗护理标准化操作程序[M].长沙:湖南科学技术出版社,2018.

[7] 赵南.儿童教育发生学[M].北京:中央编译出版社,2016.

[8] 崔明辰,王振敏.儿科学[M].西安:第四军医大学出版社,2015.

[9] 赵正言.儿科疾病诊断标准解读[M].北京:人民卫生出版社,2018.

[10] 朱翠平.儿科急症救治临床指引 配增值[M].北京:人民卫生出版社,2018.

[11] 王伟迪.妇产与儿科常见病治疗学[M].长春:吉林科学技术出版社,2018.

[12] 刘凤爱.实用临床儿科疾病理论与实践[M].北京:科学技术文献出版社,2018.

[13] 支立娟,陈圣洁,巩文艺.儿科用药指导手册[M].北京:中国医药科技出版社,2017.

[14] 任为.临床儿科诊疗与儿童保健[M].上海:上海交通大学出版社,2018.

[15] 吴少祯.中国儿科医学史[M].北京:中国医药科技出版社,2015.

[16] 甘卫华,于宝生,焦泽霖.儿科临床处方手册[M].江苏凤凰科学技术出版社,2017.

[17] 张贤锋.实用儿科疾病诊断与治疗[M].延吉:延边大学出版社,2017.

[18] 王文强.儿童行为与精神障碍症状表现及其干预[M].厦门:厦门大学出版社,2015.

[19] 曾丽娟.儿科护理[M].武汉:湖北科学技术出版社,2014.

[20] 耿蓉娜.实用儿科疾病临床诊断与护理[M].北京:中国科学技术出版社,2017.

[21] 江荷叶.儿科主治医师资格考试考点速记[M].北京:中国医药科技出版社,2015.

[22] 胡仪吉,申昆玲,沈颖.儿科学[M].哈尔滨:黑龙江科学技术出版社,2014.

[23] 罗小平,刘铜林.临床医师诊疗丛书 儿科疾病诊疗指南[M].北京:科学出版社,2017.

[24] 谢鑑辉,高红梅,陈立华.儿科护理常规[M].长沙:湖南科学技术出版社,2015.

[25] 张道友,陈斌.临床医学概论[M].合肥:中国科学技术大学出版社,2014.

[26] 张建.儿科神经系统疾病病例解析[M].北京:人民卫生出版社,2017.

[27] 罗开源,李新维.儿科学[M].北京:中国医药科技出版社,2014.

[28] 卞成磊.儿科疾病诊断与治疗[M].上海:上海世界图书出版公司,2017.

[29] 王丽芹,付春华,裴晓霞.儿科病人健康教育[M].北京:科学出版社,2017.

[30] 李玲.新编妇产科与儿科学[M].北京:科学技术文献出版社,2014.

[31] 达志海.最新儿科疾病诊疗指南[M].兰州:甘肃文化出版社,2017.

[32] 张大华.儿科护理工作指南[M].北京:人民卫生出版社,2017.